KiWi 433

Über das Buch:
Seit etwa zwanzig Jahren wird die Bevölkerung mit »Ernährungsaufklärung« malträtiert. Im Rahmen von Angstkampagnen sollen sie sich cholesterinfreie Light-Margarine aufs salzarme Vollkornbrötchen schmieren und zu den fettreduzierten Soja-Würstchen ihren Ökosenf geben. Honorige Gesellschaften liefern dazu die passenden »wissenschaftlichen« Studien – finanziert vom Steuerzahler.
Auch wenn die Botschaft bei allen angekommen ist: Niemand ist bis heute davon gesünder geworden. Inzwischen widmen sich ganze Klinik-Abteilungen jenen Menschen, die sich nach solchen Theorien – egal ob »wissenschaftlich-anerkannt« oder »ganzheitlich-unorthodox« – ernährt haben und krank geworden sind.
Inzwischen weiß man, daß künstliche Süßstoffe dick machen, Light-Produkte nur dem Umsatz der entsprechenden Herstellerfirmen nützen, Kochsalz den Blutdruck der meisten nicht erhöht, das Cholesterin aus der Ernährung keinen Einfluß auf Herz-Kreislauf-Erkrankungen hat, Jod schon lange nicht mehr vor dem Kropf schützt und Vollwertkost Darmkrankheiten begünstigen kann.
Tatsache ist, daß wir in einer Überflußgesellschaft leben. Trotzdem würde den meisten Menschen Essen ohne Angst, aber mit Lust mehr Gesundheit garantieren als die ganze »Aufklärung« und die dazu offerierten »gesunden« Produkte. Je mehr wir über unser Eßverhalten nachdenken und uns ausmalen, was wir nicht essen sollten, desto begehrenswerter erscheint es uns. Es ist an der Zeit, Bilanz zu ziehen und unsere Ernährungstheorien zu überprüfen.

Die Autorinnen – Der Autor:
Andrea Fock, geboren 1961, Dipl. Biol., Universität Hamburg. Autorin und Realisatorin von Fernsehfilmen, Redaktion »Ratgeber Technik«.
Ulrike Gonder, geboren 1961, Ernährungswissenschaftlerin, Mitarbeiterin verschiedener Institutionen auf dem Gebiet Gesundheit, Ernährung und Marketing.
Karin Haug, geboren 1957, Dipl. Chem., Dr. rer. nat., Universität Heidelberg. Übersetzerin für »Spektrum der Wissenschaft«, Autorin und Realisatorin von Fernsehfilmen, Redaktion »Wissenschaft«.
Udo Pollmer, geboren 1954, Lebensmittelchemiker, Universität München. Dozent, Journalist und Unternehmensberater.

Weiterer Titel bei k & w:
Iß und stirb, Chemie in unserer Nahrung, 1982, KiWi 270, 1992.

Udo Pollmer
Andrea Fock
Ulrike Gonder
Karin Haug

Prost Mahlzeit!

Krank durch gesunde Ernährung

Kiepenheuer & Witsch

1. Auflage 1996

Umschlaggestaltung Rudolf Linn / Manfred Schulz
Umschlagmotiv The Image Bank, München
Gesamtherstellung Clausen & Bosse, Leck
ISBN 3-462-02555-4

INHALT

Danksagung

Wesentliche Teile der hier vorgestellten Überlegungen und Konzepte wurden im Rahmen meiner Tätigkeit an der Fachhochschule Fulda entwickelt. Mein besonderer Dank gilt daher den vielen Studenten, die durch ihre unbefangenen Fragen, ihre Geduld, die ich auf manche Probe stellte, und durch ihre stete Freundlichkeit entscheidend zum Gelingen beitrugen.

Zugleich danken die Autoren herzlich für die kritische Durchsicht des Manuskripts oder ausgewählter Kapitel:
Herrn Prof. Dr. Michael Böttger, Institut für Botanik, Universität Hamburg,
Frau Prof. Dr. Gisla Gniech, Institut für Psychologie und Kognitionsforschung, Universität Bremen,
Herrn Prof. Dr. Klaus-Dieter Jany, Bundesforschungsanstalt für Ernährung, Karlsruhe,
Herrn Prof. Dr. med. Karl Pirlet, em. Ordinarius der Universität Frankfurt,
Herrn Prof. Dr. Hermann Schildknecht, em. Ordinarius der Universität Heidelberg.

U. P.

1 Wie gesund ist gesunde Ernährung?

Ja, wir stellen sie in Frage, die »gesunde Ernährung«, – so wie sie landauf, landab verkündet wird. Wir finden, sie hat zu viele Fehler, Mängel und Widersprüche. Und wenn man's ganz nüchtern betrachtet, – sie funktioniert auch gar nicht. Oder wissen Sie genau, wie Sie sich gesund ernähren müssen? Und – tun Sie es auch? Wohl kaum. Sie glauben es zu wissen, aber Sie halten es einfach nicht durch. Nein, wir finden nicht, daß Sie noch weiter aufgeklärt werden sollten in Sachen gesunder Ernährung. Sie selbst sind wahrscheinlich in Ordnung. Das System ist falsch – die klassische Lehre der Ernährungsberatung, der bewußten Ernährung, der »vernünftigen« Ernährung, der Diäten. Alle diese Empfehlungen gehen an der Realität vorbei.
Wir sollen uns ausgewogen und abwechslungsreich ernähren, so lautet die Botschaft der Experten. »Wer topfit sein will und auch bis ins Alter hinein leistungsfähig, muß seine Ernährung richtig zusammenstellen.« [50] Schmecken darf es auch, aber bitte bloß nicht zuviel Fett, zuviel Süßes, zuviel Salz, zuviel Fleisch, zuviel Alkohol, zuviel Kalorien. Wir bekommen »Checklisten für jeden Tag«, mit denen wir überprüfen sollen, ob wir heute auch genug Getreidekörner, Brot, Gemüse, Obst, Milch, Käse und Fisch gegessen haben. Schokolade, Bier und Kuchen sucht man auf diesen Listen vergeblich. Das sei zwar nicht verboten, hört man, aber man müsse halt sehr vernünftig damit umgehen. »Seltene Ausrutscher« nehme der Körper nicht so übel, »ständige Fehler« allerdings schon. [50]
»Trinken Sie viel Wasser bzw. Mineralwasser, verdünnte Obstsäfte, Gemüsesäfte, ungesüßte Kräuter- und Früchtetees und in Maßen Kaffee oder schwarzen Tee. Vermeiden Sie bei Alkohol jede Gewöhnung«, empfiehlt die Deutsche Gesellschaft für Ernährung. [50]
Mögen Sie ungesüßten Kräutertee? Ist das Bierchen nach Feierabend, die vierte Tasse Kaffee oder die feucht-fröhliche Party nun schon ein Sündenfall? Wer weiß. Jedenfalls hat man schnell ein

schlechtes Gewissen, wenn man sich die Geburtstagstorte bei der Freundin schmecken läßt. Oder ein saftiges Steak mit reichlich Kräuterbutter. Wie feiern wohl die Ernährungsberater Geburtstag und Weihnachten? Mit ganz leicht gesüßten Vollkornplätzchen, gedünsteter Putenbrust und sparsam gesalzenen Kartoffeln? Nehmen Sie noch ein Gläschen vom verdünnten Orangensaft?

Wir bekommen heute mehr Ernährungsaufklärung verpaßt als je zuvor – und doch beklagen 90 Prozent der Bundesbürger, daß sie die Informationen schlecht verständlich oder widersprüchlich finden. [18] In Illustrierten, Funk und Fernsehen hören wir ständig von neuen Diäten – und trotzdem hat die Zahl der Dicken nicht abgenommen. Wir kämpfen gegen unseren Körper um die Pfunde, probieren gutgläubig jede von »Ernährungsexperten« entwickelte Diät aus – und wiegen mehr denn je. Da stimmt doch etwas nicht.

Es stimmt hinten und vorne nicht.

- ▷ Haben Sie bisher geglaubt, Kartoffeln und Nudeln machen dick? Falsch.
- ▷ Meinten Sie, mit Kalorienzählen und Light-Produkten könnten Sie abnehmen? Geht nicht.
- ▷ Dachten Sie, Sie müßten sich bewußter ernähren, um gesund zu bleiben? Vergessen Sie es schnell wieder.
- ▷ Finden Sie Vitamine besonders wichtig? Es gibt wichtigere Stoffe in der Nahrung.
- ▷ Sollten Sie nicht wesentlich mehr Calcium aufnehmen? Je mehr Sie aufnehmen, desto mehr scheidet Ihr Körper aus.
- ▷ Sparen Sie am Salz in der Suppe, weil Sie sonst einen hohen Blutdruck bekommen könnten? Beenden Sie die faden Zeiten lieber wieder.
- ▷ Fürchten Sie, zuviel Cholesterin zu sich zu nehmen? Tun sie es ruhig, es macht nämlich nichts.

Mit dem Verstand ist Essen kaum steuerbar – auch wenn es die meisten Intellektuellen nicht wahrhaben wollen und als gute Deutsche lieber an mangelnde Selbstbeherrschung glauben als an fehlende Genußfähigkeit. Vielleicht kennen Sie den Effekt: Sie erwerben auf der Kirmes eine Tüte gebrannter Mandeln. Die ersten lutschen sie anfangs und zerkauen dann die freigelegten Mandeln. Bald wird die frisch eingeworfene Mandel sofort zerbissen. Wer sich nun bemüht fürderhin zu lutschen, scheitert meist. Wir haben nicht einmal unsere Kiefer im Griff.

Was soll da Ernährungsberatung, die empfiehlt, von der Schokolade täglich nur zwei Stückchen zu genießen und dann einfach aufzuhören? Wo doch jeder weiß, daß die Mehrzahl der Menschen nicht mehr aufhören kann, bis die Tafel weggeputzt ist. Dem Opfer wird prompt Willensschwäche vorgehalten. Daß Spezialisten vorher genau analysierten, wie man es anstellen muß, daß der Mensch nicht mehr aufhören kann, wird verschwiegen. Und während die Kunden schuldbewußt ihre Kalorien zählen, machen sich Hersteller von Erfrischungsgetränken daran, bei Kindern »Nachdurst« zu erzeugen. [733]

Essen ist ein Trieb. Die Nahrungsaufnahme, die Auswahl der Speisen, der Appetit sind entwicklungsgeschichtlich älter als die sexuelle Fortpflanzung. Sie sind im Instinkt, dem limbischen System, verankert und dem Verstand auf Dauer nicht zugänglich. Dies hat die Biologie so festgelegt – ob es uns paßt oder nicht. Daher eignet sich dieses Gebiet so trefflich für pseudoreligiöse Moral- und Selbstbeherrschungsvorstellungen. Keiner will sich diesen Trieb eingestehen. Für einen Naturwissenschaftler klingt dies alles banal, für Ernährungsexperten ist es offenbar ein Buch mit sieben Siegeln.

Wir vertrauen heute auf Nährwerttabellen, Kalorientafeln und wissenschaftliche Empfehlungen. Lebensmitteltechnologen isolieren Eiweiß, Fett und Kohlenhydrate, mixen sie mit Emulgatoren, Stabilistatoren, Farb- und Aromastoffen wieder zusammen und stellen dieses Kunstprodukt in die Regale unserer Supermärkte. Und schon sind die Zeiten nicht mehr fern, wo uns die Marketingabteilungen der Nahrungsmittelkonzerne die Rundum-sorglos-Pille für jeden Tag andrehen werden, die alles enthält, was der Mensch so braucht, natürlich cholesterin-, salz- und zuckerfrei.

Appetit läßt sich nicht kontrollieren. Empfehlungen an den Verbraucher, Gusto auf Lungenhaschee statt auf Gummibärchen zu entwickeln, sind absurd. Je mehr wir über unser Eßverhalten nachdenken und uns ausmalen, was wir nicht essen sollten, desto begehrenswerter erscheint es uns. Wer stets darüber räsoniert, wie er sich richtig verhalten sollte, wird doch nur verklemmter. Und ob Liebesnacht oder Abendessen: die Lust kann einem ganz schön vergehen, wenn die Gedanken nur noch um Vorschriften, Verbote und Verstöße kreisen.

Es ist an der Zeit, Bilanz zu ziehen und all die Theorien und Empfehlungen vorurteilsfrei zu überprüfen. Als Motto möge dabei das alte Wissenschaftler-Bonmot dienen: »Unsere gesicherten Erkenntnisse von heute sind die großen Irrtümer von morgen.«

2 Kalorien & Nährstoffe: Die Magie der Zahlen

Gehen wir doch einmal zusammen einkaufen. Am besten in Ihrem Supermarkt. Dort gibt es genügend Parkplätze, und eine Riesenauswahl hat man auch. Hier können wir zwischen den Regalen schlendern und in Ruhe auswählen. Durchs Drehkreuz gezwängt, und schon stehen wir vor der Obst- und Gemüseabteilung. Nein, Erdbeeren jetzt im März, das muß nun wirklich nicht sein. Aber ein paar Apfelsinen, wegen des Vitamin C, und natürlich die mineralstoffreichen Bananen wandern in den Einkaufswagen. Für Sonntag abend könnte man zwei Avocados mitnehmen. Die sind aber unheimlich fett. Ob das auch gesund ist? Mit dem unguten Gefühl, daß wieder einmal der Appetit über die Vernunft gesiegt hat, legen wir die Avocados dazu.

Am Kühlregal mit Milchprodukten greifen wir als aufgeklärte Verbraucher zur frischen Magermilch, denn da ist wenig Fett und Cholesterin drin. Und auch wenn sie uns nicht wirklich schmeckt, die Light-Margarine muß mit, schließlich stand es gestern wieder in der Zeitung, daß durch cholesterinreiche Ernährung mehr Menschen zu Tode kommen als durch Verkehrsunfälle. Noch was zum Trinken? Ja natürlich, beinahe hätten wir's vergessen: Der Multivitaminsaft für die Kinder. Für die ist es jetzt zur Grippezeit besonders wichtig, genügend Vitamine zu bekommen.

So, jetzt brauchen wir noch Brot. Das kauft sich am schönsten an der Bedienungstheke. Warum schaut die Dame hinter der Theke bloß immer so hilflos, wenn sie gefragt wird, ob das knusprige Dunkle oben links auch richtiges Vollkorn sei? Welches nehmen wir heute? Das Wald-, Jogging-, Vier-, Sechs- oder Siebenkornbrot? Am besten das mit den sieben Körnern, das ist ballaststoffreich und soll die Verdauung fördern.

Müsli fürs Frühstück fehlt noch, das ist gesund. Nehmen wir das mit den Früchten oder lieber das Müsli mit den Schokostückchen? Vielleicht doch lieber die bewährten Cornflakes, die schmecken den Kids immer noch am besten. Laut Werbung können die lieben Kleinen mit einem Schälchen Knusperkrümel ihren ganzen Tagesbedarf an »lebenswichtigen Vitaminen« decken. Cornflakes, so lesen wir, enthalten in 100 g exakte 357 Kalorien, 7,2 Gramm Eiweiß, 0,6 Gramm Fett, 79,7 Gramm Kohlenhydrate und 4 Gramm Ballaststoffe. Bloß gut, daß die Experten wissen, was das heißt. Außerdem sind noch jede Menge Vitamine und Mineralstoffe drin, z. B. 0,06 Milligramm Vitamin B1, 2,3 Milligramm Niacin, 2 Milligramm Eisen und 13 Milligramm Calcium. [12] Was das wohl sein mag, das »Niacin«? Und eigentlich sagen uns die ganzen Zahlen auch nichts ...

Kalorien, Joule, Vitamine, Fett, Mineralstoffe, ja sogar Spurenelemente gehören heute zum täglichen Sprachgebrauch. Kindergartenkinder wissen längst, daß in Obst »gesunde Vitamine« stekken – auch wenn sie natürlich keine Vorstellung davon haben, was sich hinter diesem Begriff verbirgt. Überhaupt fragt man sich, wie die Menschheit jahrtausendelang ohne die vielen Berater, Tabellen und Diäten auskam, die heute anscheinend notwendig sind, um gesund zu bleiben. Wer sagte den Menschen in der Steinzeit, ob sie wirklich ihre 900 Milligramm Calcium, 200 Mikrogramm Jod und 1,2 Milligramm Vitamin B1 pro Tag aufgenommen hatten? Und wer sagte ihnen, ob die ausgegrabene Wurzel auch genügend Ballaststoffe enthielt oder warnte zu Beginn der Jagdsaison vor dem Cholesterin im erlegten Wild?

Haben wir es da nicht besser? Mit umfangreichen Nährwertabellen und Computerprogrammen können wir bis zur dritten Stelle nach dem Komma genau ermitteln, was in den Lebensmitteln steckt. Und die Empfehlungen nationaler Gremien wie der Deutschen Gesellschaft für Ernährung (DGE) sagen uns, wieviel von welchem Nährstoff wir brauchen. [1]

Es gibt in diesen Tabellenwerken Richtwerte, Schätzwerte und Empfehlungen für Eiweiß, Fett, Kohlenhydrate, Kalorien, 13 Vitamine und mindestens 11 Mineralstoffe. Doch genau darin liegt ein großes Problem: Zum Leidwesen der Ernährungsberater essen die Menschen nämlich keine Nährstoffe, sondern Lebensmittel.

Das bedeutet, daß die Nährstoffzahlen in eine passable Speisenfolge »übersetzt« werden müssen – was ein außerordentlich mühsames Unterfangen ist. Wer sich einmal die Mühe machen will, einen Wochenplan so zusammenzustellen, daß die offiziellen Empfehlungen für eine gesunde Ernährung hundertprozentig eingehalten werden, wird verzweifeln.
Selbst mit dem Computer kostet es Stunden und viele Nerven, die Werte zu optimieren. Dabei wäre es für so eine elektronische Rechenmaschine sicher ganz einfach, alle die Lebensmittel auszusuchen, die die meisten Nährstoffe enthalten. Die Kunst an der Sache ist es, diese Pläne so zu gestalten, daß man das Resultat auch essen kann. Oder was würden Sie sagen, wenn Sie zur Erfüllung der Nährwertnormen am Tag zwei Heringe, ein halbes Pfund gebratene Leber, fünf Scheiben trockenes Vollkornbrot, einen Teelöffel Maiskeimöl verspeisen und zwei Liter Wasser trinken müßten?
Die Gretchenfrage lautet also: Kann das Ganze denn auch zu gescheiten Mahlzeiten verarbeitet werden? Und hier wird die Rechnerei und Planerei schon schwieriger. Ohne Leber oder Fisch gelingt es zum Beispiel kaum, die geforderten 5 Mikrogramm Vitamin D ins tägliche Essen zu bekommen. Aber wer will schon täglich Fisch essen? Und Lebertran, der ebenfalls Vitamin D enthält, ist auch nicht jedermanns Sache.
Um die empfohlene Calciummenge zu bekommen, baut die Diätassistentin reichlich Milchprodukte in den Plan ein. Darin ist aber außer dem Mineralstoff Calcium auch eine Menge Eiweiß enthalten. Stimmt dann der Calciumwert, dann ist schon so viel Eiweiß im Plan, daß kaum noch Platz für Fisch oder Fleisch bleibt. Fisch soll aber nicht nur fürs Vitamin D, sondern auch für die Jodversorgung wichtig sein.
Eine simple Vinaigrette für den Salat bringt die gesamte Fettbilanz durcheinander – es sei denn, man begnügt sich beim Öl mit einem Teelöffel voll. Gänzlich zum Verzweifeln bringt einen das Vitamin B1. Eine hundertprozentige »Bedarfsdeckung« wäre leicht mit Schweinefleisch oder Leber hinzukriegen. Gebratene Leber ist aber fast schon ein Tabu, denn wegen der Cadmiumrückstände

und des Cholesterins soll es sie nur alle zwei Wochen geben. Und Schweinefleisch geht auch nicht jeden Tag, denn maximal drei Fleischmahlzeiten in der Woche sollen ja genügen. Vollkornbrot mit Leberwurst wäre noch eine gute Kombination, um viel Vitamin B1 zu bekommen. Aber die Leberwurst wiederum ist zu fett, und mit trocken Brot alleine ist es einfach nicht zu schaffen ...

Das Kalorienlotto

Beim Lesen von Ernährungsratgebern drängt sich der Eindruck auf, daß gesunde Ernährung und die »richtige« Figur nur dann möglich sind, wenn man weiß, wieviel Nährstoffe die Maschine Mensch braucht. All die Zahlen soll man kennen und vor jeder Mahlzeit erst einmal richtig rechnen. »Langfristig«, so heißt es in einer häufig verkauften Nährwerttabelle, könne »ein Mensch sich nur dann richtig ernähren, wenn er weiß, was die Lebensmittel enthalten, und wenn er ihre Bedeutung für den chemischen Betrieb des Organismus kennt.« [3] Professor Volker Pudel, heute Präsident der DGE, forderte vor Jahren, ganz im Trend der Zeit sogar, der Ratsuchende müsse »die Kalorien für viele Nahrungsmittel auswendig lernen, damit er informiert eine Auswahl treffen kann«. [4] Wie hat die Menschheit nur vor der Erfindung dieser unseligen Tabellen überlebt?

Nährwerttabellen: Wer rechnen will, braucht Zahlen

Also, brav die Zahlen auswendig gelernt, dann ist alles ganz einfach: Her mit den Empfehlungen für die Nährstoffzufuhr, dazu eine Kalorien- und Nährwerttabelle und schon kann's losgehen. Einfach abzählen wie im Kinderreim, abwiegen und runterschlukken. Denn solange es nur um die reinen Kalorien geht und man die übrigen Empfehlungen »vergißt«, ist die Rechnerei noch recht simpel. Doch ist sie auch richtig?

An der Wiener Universitätsklinik ließ man Diätassistenten den Nährwert der Patientenkost einmal genau berechnen. Diätassistenten sind in Nährwertberechnungen geübte Leute. Über 38 Tage wurde die Abspeckkost pummeliger Jugendlicher mit zwei Methoden ermittelt. Erst rechneten die Diätassistenten, danach wurden die gleichen Lebensmittel im Labor analysiert. Der mit Hilfe von Tabellen berechnete Kaloriengehalt des Essens lag um ein Drittel höher als der, den die Chemiker fanden. Bei den Kohlenhydraten lagen die Diätassistenten und die Analytiker mit ihren Werten 44% auseinander, beim Eiweiß betrug der Unterschied um die 50% und beim Fett über 60%. Die Schlußfolgerung der Autoren: die ganze Rechnerei ist »aufgrund der großen Fehlermöglichkeiten für die Beurteilung der tatsächlichen Nahrungszufuhr ... nicht geeignet«. [5]

Das ist eigentlich kein Wunder. Unsere Lebensmittel stammen aus aller Herren Länder. Schwer vorstellbar, daß alle Tomaten oder Äpfel, egal woher sie kommen, wann sie geerntet, wie sie gelagert oder transportiert wurden, gleich viele Kalorien, Vitamine oder Mineralstoffe enthalten sollen. In den Nährwerttabellen sind alle Tomaten gleich, egal ob frisch oder vergammelt, ob aus dem Treibhaus oder vom Freiland. Alles wird über den Kamm des Durchschnittswertes geschoren. In Wirklichkeit schwanken alle Werte in weiten Bereichen, beim Vitamin-C-Gehalt von Äpfeln zum Beispiel um den Faktor 10 – je nach Sorte. [6,675,703] Andere Einflüsse wie Witterung, Boden, Schädlingsbefall, Klima, Erntezeitpunkt, Düngung usw. sind dabei noch gar nicht berücksichtigt.

Merkwürdig ist auch, daß sich die Lebensmittel scheinbar alle paar Jahre gravierend verändern. Zumindest mit jeder Neuauflage der Tabellen. Oder wie ist es sonst möglich, daß 100 g Roggenvollkornbrot 1978 noch 240 kcal lieferten, 12 Jahre später aber nur noch 80 Prozent davon, ganze 194 kcal? [7,137] Findet etwa eine schleichende Entwertung unserer Lebensmittel statt? Mitnichten. Die Nährwerttabellen täuschen eine Präzision vor, die nicht existiert und eine Starrheit, die sich die Natur gar nicht leisten könnte. Sie müssen daher nach jedem aufgedeckten Meßfehler verändert werden.

Die schnellen Fortschritte in der Analytik bringen es außerdem mit sich, daß Meßwerte, die älter als 10 Jahre sind, heute vielfach als wertlos gelten. Ein Ende dieser Entwicklung ist nicht abzusehen. Was wird man in 10 Jahren von unseren Zahlen sagen? Unser Wissen wandelt sich ständig. Was heute richtig ist, kann morgen überholt und übermorgen falsch sein. Bei der Ernährung sollten wir uns solche Experimente aber nicht leisten. [704]

Kohlenhydrattabellen: Pech für Diabetiker

Für den Kaloriengehalt der Kohlenhydrate gab es lange Zeit gar keine Analysenwerte. [702] Die Zahlen wurden nach einer simplen Formel errechnet: Man zog vom Gesamtkaloriengehalt eines Lebensmittels einfach die Kalorien für Fett und Eiweiß ab. Hat man dabei vergessen, daß Lebensmittel aus sehr viel mehr Substanzen bestehen als aus diesen dreien?

Als man endlich die Kohlenhydratzahlen analytisch überprüfte, betrug der Fehler zwischen dem errechneten und dem gemessenen Wert um die 40%. [5] Korrekturen werden klammheimlich vorgenommen, zum Beispiel bei der nächsten Auflage der Tabelle oder in der Rubrik »Kurzberichte« der einschlägigen Zeitschriften. So meldete die *Ernährungs-Umschau* im Dezemberheft 1993 lapidar: »Kohlenhydrat-Austauscheinheiten sind lediglich Schätzwerte«. [9] Gemeint sind hier die Tabellen für Zuckerkranke, mit deren Hilfe sie Lebensmittel mit etwa gleichem Kohlenhydratgehalt gegeneinander austauschen sollten.

Nachdem Generationen von Diätassistenten Tausende von Diabetikern nach diesen »Broteinheiten-Tabellen« beraten haben, meint nun der Ausschuß Ernährung der Deutschen Diabetes-Gesellschaft, man bräuchte das alles nicht so eng sehen. Begründung: »Die biologische Schwan-

kungsbreite der einzelnen Kohlenhydratträger liegt ... im Schnitt bei 20-30%, [10] so daß eine starre Festlegung von Kohlenhydrat-Austauscheinheiten ... nicht mehr gerechtfertigt erscheint.« [9]
Wie viele Diabetiker haben sich umsonst bemüht, ihre Pläne einzuhalten, haben umsonst gewogen und getauscht? Wie viele haben sich wohl über ihre Blutzuckerwerte gewundert, die nicht so verliefen, wie erwartet? Nun stehen die Diabetiker vor einem Scherbenhaufen: Die alten Vorschriften waren sinnlos. Was nun?

Manchmal verändern sich allerdings wirklich die Lebensmittel und nicht die Analysenwerte. So haben es die Schweinezüchter seit dem Zweiten Weltkrieg geschafft, den Fettgehalt des Schweinefleisches drastisch zu verringern. Beim fettesten Teilstück, dem Schweinebauch, ist der Fettgehalt um rund die Hälfte zurückgegangen. In Nährwerttabellen findet sich noch Schweinebauch mit 30 bis über 40% Fett .[137] Neue Analysen der Kulmbacher Bundesforschungsanstalt für Fleischforschung weisen dagegen gerade mal 20 Prozent Fett aus. [10] Auch Rind- und Geflügelfleisch sind fettärmer (und damit geschmackloser) geworden. Pläne, die mit den herkömmlichen Nährwerttabellen berechnet wurden, sind daher mittlerweile schlichtweg falsch.
Einen höchst amüsanten Weg schlug man bei den Ballaststoffen ein. Vor Jahren beschlossen die Experten, daß Ballaststoffe keine Kalorien zu haben hätten. [11] Sie seien unverdaulich, hieß es. Dieser Beschluß blieb der Natur jedoch bis heute verborgen. Ballaststoffe wie z. B. Pektin und Zellulose liefern ungeniert Kalorien und zwar manchmal nicht zu knapp (s. Tab. 1). Zwar verfügt der Mensch selbst nicht über die Enzyme zum Aufschluß der Ballaststoffe, aber er hat ja noch eine Darmflora. Unbeschadet von den menschlichen Verdauungssäften erreichen die Ballaststoffe den Dickdarm. Dort tun sich dann unsere Darmbakterien an ihnen

gütlich. Beim Abbau des vermeintlichen Ballastes entstehen die »berüchtigten« Gärgase und sogenannte kurzkettige Fettsäuren, vor allem Essigsäure, Propionsäure und Buttersäure. Diese Fettsäuren werden vom Darm aufgenommen und vom Menschen als Energiequelle genutzt. [11] Mit anderen Worten: sie liefern Kalorien. So kommt es, daß das ehemals kalorienfreie Pektin, ein Ballaststoff, der zum Beispiel in Äpfeln vorkommt, heute immerhin 283 Kalorien pro 100 g liefert. [11] Das ist etwa soviel wie in 100 g Sahneeis. [12]

Tab. 1: Kalorien im Laufe der Jahre. [7, 11, 137]

Lebensmittel	Kalorien pro 100 g 1978	Kalorien pro 100 g 1989/90
Kartoffel	87	68
Karotten	35	24
Wirsing	33	20
Sellerie	38	16
Roggenvollkornbrot	240	194
Avocado	240	205
Pektin	0	283
Zellulose	0	121

Könnte man denn diese Tabellen nicht auf den neuesten Stand bringen? Man könnte schon. Nur würde es, wegen der natürlichen Schwankungsbreiten, niemandem etwas nützen. Der Kaloriengehalt einer Kartoffel kann 20 Prozent über oder unter dem Durchschnittswert liegen. Tabellengläubige würden sich völlig falsch ernähren, ohne es zu wissen. Sie sehen: Zahlen aus Nährwerttabellen und daraus berechnete Werte sind nicht nur falsch, sondern auch sinnlos.

Wieviel Kalorien braucht der Mensch?

Glauben Sie nicht auch, so etwa 1.000 Kalorien pro Tag seien genug? Viele Menschen glauben das, sicher weil wir jahrelang mit irgendwelchen 1.000-Kalorien-Diätplänen traktiert wurden. Wieviel Kalorien brauchen Sie denn nun wirklich? Um die Wahrheit zu sagen: man weiß es nicht genau. Interessanterweise stammen die Daten für den Energiebedarf noch aus der ersten Hälfte dieses Jahrhunderts. Amerikanische Forscher haben sie vor ein paar Jahren einmal nachgemessen. [13] Sie untersuchten Männer und Frauen und fanden heraus, daß der Energiebedarf große individuelle Schwankungen zeigt. Die Menschen brauchen also unterschiedlich viel Energie.

Das Körpergewicht allein kann übrigens zur Erklärung der unterschiedlichen Werte nicht herhalten. Selbst wenn gleichschwere Menschen verglichen wurden, entpuppten sich die »anerkannten« Normen als Spekulation: Der Energieumsatz ohne körperliche Anstrengung schwankte unabhängig vom Alter zwischen 1200 und 2200 kcal. Dies zeigt, daß der Ruhe- oder Grundumsatz eben nicht vom Körpergewicht bestimmt wird. Fazit: der Kalorienbedarf des Einzelnen ist weitgehend unbekannt. Er kann jedenfalls nicht einfach aus einer der gängigen Tabellen abgelesen werden. [13]

Warum ist das so? Unser Körper ist nun mal keine Maschine, die gleichförmig läuft und immer gleich viel Energie verbraucht. Steht dem Organismus viel Energie zur Verfügung, geht er verschwenderisch damit um. Hat er wenig, dann spart er eben. Hinzu kommt die Veranlagung: der eine futtert wie ein »Scheunendrescher« und bleibt schlank dabei, während andere »vom bloßen Hinsehen« dick werden. Würde der Stoffwechsel des Menschen tatsächlich so starr arbeiten, wie es Tabellenwerte glauben machen, so müßte ein Mensch, der täglich zwei Stückchen Schokolade (das entspricht etwa 50 Kalorien) zuviel ißt, innerhalb von 10 Jahren rund 25 Kilo überflüssiges Körperfett ansammeln. Lachen Sie nicht! Ähnliche Schicksale wurden den Lesern älterer Ernährungsbroschüren allen

Ernstes angedroht. [751, 798] Würde der »Sünder« mit 85 Jahren das Zeitliche segnen, hätten die Sargträger wahrscheinlich 200 Kilo zu schleppen. Umgekehrt könnte man ausrechnen, wann eine Zwanzigjährige sich in Luft aufgelöst haben müßte, wenn sie sich täglich 50 Kalorien vom Mund absparen würde.
Da biologische Systeme wie unser Körper sehr flexibel auf veränderte Umweltbedingungen reagieren müssen, kann das statische Modell nicht stimmen.

Wie wird der Energie- oder Kalorienbedarf ermittelt?

Nach der gängigen Lehrmeinung hat der Mensch einen Grund- oder Ruheumsatz, etwa vergleichbar mit dem Benzinverbrauch eines Motors im Leerlauf. Dazu kommen der Leistungsbedarf für körperliche Arbeit, Energie für die (essensbedingte) Wärmebildung und – so der Mensch noch jung ist – Energie fürs Wachstum. Der Ruheumsatz macht in der Energiebilanz den größten Brocken aus, die »innere Hitze« nur einen geringen Teil. Der Leistungsumsatz richtet sich danach, wie anstrengend Arbeit und Hobbies sind. [14]
Mit allerlei Durchschnittswerten wird nun der Ruheumsatz berechnet, also die Energie, die wir für den »Leerlauf« unseres Körpers brauchen. So entscheidet letztendlich die Statistik, daß 25- bis 50jährige (!) Männer, die 1,74 m groß sind, 73 kg wiegen, während die Frauen dieser Altersgruppe, die 1,65 m messen, 60 kg wiegen. [1] Was für Erwachsene schon fragwürdig erscheint, wird bei den Kindern dann völlig willkürlich: Die Werte für Säuglinge und Kinder »wurden aus Ernährungserhebungen bei ... normal wachsenden Säuglingen und Kindern in westlichen Ländern abgeleitet. Hierzu wurden die Durchschnittswerte der ermittelten Energiezufuhrdaten um 5% erhöht, und zwar bei Säuglingen zur Kompensation angenommener Erhebungsfehler und bei

Kindern von 1 bis unter 10 Jahren zur Kompensation einer wünschenswerten höheren körperlichen Aktivität.« [1] Da wird abgeleitet, angenommen, erhöht und kompensiert – und am Ende kommt eine angeblich auf wissenschaftlichen Erkenntnissen basierende Zahl für alle heraus.
Dieser Grundumsatz wiederum dient als Grundlage für die »Richtwerte« in den Tabellen, die uns vorschreiben wollen, wieviel Kalorien wir zu uns zu nehmen haben. Hier fließt dann auch noch der Arbeitsumsatz ein, und für die Zeit nach Feierabend erfolgt ein pauschaler Zuschlag von 200-300 Kalorien. [1] Wer fragt schon danach, ob die Sekretärin mit dem Auto oder dem Fahrrad zur Arbeit fährt? Ob sie überwiegend an ihrem Schreibtisch sitzt oder den ganzen Tag zwischen den Abteilungen und den Büroetagen unterwegs ist? Wer fragt, ob sie zuhause ein kleines Kind oder die Getränkekisten in die dritte Etage schleppen muß? Angenommen, wir wüßten es: Könnten wir dann anhand einer Tabelle exakt sagen, wie hoch ihr tatsächlicher Energieumsatz ist, wieviel Kalorien sie wirklich braucht? Wir könnten es nicht, weil jeder Körper anders mit den »Kalorien« umgeht.

Ehrlicherweise sind es die Urheber der Tabellen selbst, die auf die Unzulänglichkeiten ihrer Werke hinweisen. [1] Im »Kommentar« stehen die entscheidenden Worte. Dort entdeckt der aufmerksame Leser z. B., daß »Einzelpersonen ... ihre Energiezufuhr nicht nach diesen Richtwerten bemessen« können. [15] Vielmehr würden diese Zahlen im »Großverpflegungsbereich oder für die Berechnung der Nährstoffdichte benötigt« – eine merkwürdige Begründung. Kann denn, was für den einzelnen Menschen fragwürdig ist, für die Masse richtig sein? In der Praxis hat sich diese Erkenntnis offensichtlich auch nicht durchgesetzt. Zu groß scheint die Verlockung der Zahlen. Wo man auch hinsieht, ist zu lesen, daß eine

35jährige Frau mit leichter körperlicher Tätigkeit 2.000 Kalorien pro Tag benötige.

Die Liste der Fragwürdigkeiten ließe sich fortsetzen. So verordnen die Nährstoffempfehlungen allen Schwangeren vom vierten Monat an zusätzlich 300 Kalorien. [1] Das Forschungsinstitut für Kinderernährung in Dortmund fand dagegen heraus, daß diese Zahl zu hoch ist: Dort empfiehlt man Schwangeren nur 100-200 Kalorien zusätzlich zu essen. [16]

Auch im Deutschen Institut für Ernährungsforschung in Potsdam-Rehbrücke ist man der Frage nachgegangen, wieviel Schwangere gegessen haben, die gesunde Kinder zur Welt brachten. [17] Wie zu erwarten, verhielten sich die schwangeren Frauen sehr unterschiedlich. Die zusätzlich verzehrten Kalorien lagen aber meistens unter den empfohlenen Mengen. [17, 758] Es stellte sich außerdem heraus, daß dünne Schwangere viel mehr essen müssen, um tüchtig zuzunehmen. Umgekehrt ist es bei molligen Frauen gar nicht so wichtig, ob sie so viel mehr essen, wie gefordert. Sie haben genug Reserven, und der Körper versorgt ohnehin zuerst das wachsende Kind im Mutterleib. Das ist, von der Natur aus betrachtet, auch vernünftig.

Tab. 2: Kalorien-Richtwerte für Männer im Vergleich. [1]

Alter	BRD kcal/Tag	andere europäische Länder kcal/Tag
7 - 9 Jahre	2000	1900 - 2800
10 - 12 Jahre	2250	2300 - 2800
13 - 14 Jahre	2500	2700 - 3300
15 - 18 Jahre	3000	2800 - 3700
19 - 24 Jahre	2600	2600 - 3500
25 - 50 Jahre	2400	2400 - 3500
51 - 64 Jahre	2200	2200 - 3500

Spätestens beim Vergleich der Energie- und Nährstoffempfehlungen verschiedener Länder (Tab. 2) wird klar, daß solche Empfehlungen oder Richtwerte kaum wissenschaftlich begründet sein können, sondern daß es sich eher um (gesundheits-)politische Kennzahlen handelt, die mit dem tatsächlichen Bedarf eines Menschen wenig zu tun haben: Während deutsche Jungs mit 17 Jahren 3.000 Kalorien essen sollen, schwanken die Empfehlungen ausländischer Kommissionen je nach Nationalität von 2800 bis 3700 Kalorien pro Tag.
Was bringen da verbindliche Zahlen für alle? Ein anderes Kuriosum: Es gibt Beobachtungen, die zeigen, daß Übergewichtige im statistischen Durchschnitt nicht eine Kalorie mehr essen als Schlanke. [18] Der Versuch, »Bedarfszahlen« für alle Menschen festzulegen, ist da wenig hilfreich. Was dem einen nützt, kann dem nächsten schon schaden. Das klingt vielleicht banal, wird aber offensichtlich wenig beachtet. Um einen Vergleich zu bringen: Niemand käme auf die Idee, die Schuhgröße und die Fußgesundheit zu untersuchen, um dann allen Bürgern den vermeintlich gesündesten Normstiefel zu empfehlen.

Unser Körper ein Kohleofen, unser Darm ein Glühdraht?

Überall gibt es Kalorientabellen, sie verfolgen uns in Form von Kalorien- oder Jouleangaben auf Lebensmitteletiketten und stehen unter Kochrezepten. Woher kommen diese ganzen Zahlen? Wer hat sie wann gemessen?
Grundlage dieser Zahlen ist ein Gerät namens Bombenkalorimeter. Das ist ein Metallgefäß mit dicken Wänden. Die Lebensmittel werden darin unter starkem Druck mit einem glühenden Draht entflammt und verbrannt. Wie bei jeder Verbrennung wird dabei Energie in Form von Wärme frei, und diese Wärmeenergie läßt sich präzise messen. [165] Das Ergebnis wird in Kalorien oder Joule angegeben und heißt »physikalischer Brennwert«.
Der Mensch ißt aber nicht nur, er geht auch aufs stille Örtchen.

Wenn dabei etwas herauskommt, hat er folglich nicht die gesamte Energie der gegessenen Lebensmittel »verbrannt«. Ein Teil wird also ungenutzt wieder ausgeschieden. Daran denkt die Ernährungswissenschaft gerade noch: Zur Bestimmung des Energiegehaltes der Lebensmittel werden auch Urin und Kot im Kalorimeter verschmurgelt und vermessen. Das Ergebnis zieht man dann von den vorher gegessenen und gemessenen Kalorien ab. Heraus kommt dann der Kaloriengehalt, der in den Tabellen steht. Er wird »physiologischer Brennwert« genannt. [14] Das klingt zwar plausibel, ist aber ziemlich blauäugig, denn unsere Ausscheidungen bestehen zu einem beträchtlichen Teil aus den ausgeschiedenen Mikroben unserer Darmflora (s. S. 106ff) und der abgeschilferten Darmschleimhaut - und nicht nur aus Kalorien, die übrig bleiben. [231]
Hier wird also versucht, menschliche Verdauungsvorgänge in einem Metallgehäuse mit Überdruck und Glühdraht nachzuahmen. Was das wohl bringt? Die Berechnung von Kalorien durch Verbrennen im Kalorimeter mag für Erdöl und Braunkohle ein gutes Verfahren sein. Für die menschliche Ernährung ist es wenig brauchbar. Schließlich ist unser Körper kein Kohleofen, in dem nach jeder Mahlzeit die Flammen lodern.
Zwischen dem Energieverbrauch eines Motors und dem Stoffwechsel bestehen deutliche Unterschiede. Erinnern Sie sich noch an den Physikunterricht? Da gab es zum Beispiel die schiefe Ebene: Rollt man eine Kugel diese Schräge hinauf, so muß man Energie aufwenden. Herunter kullert sie von alleine. Das heißt, daß die vorher aufgewendete Energie nun wieder frei wird. Bei diesem Experiment geht es - wie beim Bombenkalorimeter - um Physik. Scheucht man einen Ernährungsexperten einen Berg hinauf, so verbraucht auch er Energie. Aber im Gegensatz zur oben beschriebenen Kugel strengt ihn auch der Abstieg mächtig an. Das ist Biologie. Im Stoffwechsel wird nichts »verbrannt«. Vielmehr werden die Stoffe mit unterschiedlichen Wirkungsgraden ineinander umgewandelt. Das bringt und kostet mal mehr und mal weniger Energie.
Daß Bauchspeck nicht immer etwas mit der Kalorienzufuhr zu

tun haben muß, zeigt auch die illegale Verwendung von Hormonen in der Tiermast. Warum macht man das wohl? Weil sich damit die Gewichtszunahme der Tiere um bis zu 30 Prozent steigern läßt, obwohl Hormone keine Kalorien enthalten. [752, 753] »Brennwerte« aus Kalorientabellen nehmen auf die Vorgänge im Körper eben keine Rücksicht.

Sollten Sie jemals Kalorien gezählt haben ...

... so war es umsonst. Ihre Angst vor dem Zuviel ebenso wie Ihr Vertrauen in »die« Wissenschaft. Erstens: Wir wissen nicht, wie viele Kalorien in den Lebensmitteln stecken, die wir gerade essen. Zweitens: Wir wissen nicht, wie viele Kalorien der einzelne benötigt. Und drittens: Es ist völlig unbekannt, wieviel Ihr Körper von der verspeisten Nahrung tatsächlich nutzt.
Würde das Körpergewicht wirklich so stark von der Rechnerei abhängen, wie die Tabellen uns glauben machen wollen, gäbe es gar keine normalgewichtigen Lebewesen auf der Erde. Steigt ein Fuchs auf die Waage, bevor er sich für Nachbars Hühnchen entscheidet? Liest der Hase irgendwelche Empfehlungen, bevor er Möhren knabbert? Aus diesem Blickwinkel wird klar, daß die Natur gerade bei einem so existentiellen Lebensbereich wie der Nahrungsaufnahme nichts dem Zufall überlassen konnte.
Die Evolution mußte Rückkopplungssysteme entwickeln, die das Überleben unter allen Umständen sichern. Wenn das nicht funktioniert hätte, gäbe es die Menschen längst nicht mehr. Aufgabe solcher Rückkopplungssysteme ist es, Nahrungsaufnahme und Körpergewicht zu regulieren. Diese Mechanismen sind sehr alt, und sie arbeiten sehr zuverlässig - auch wenn (oder vielleicht gerade weil) sich ihre Arbeit unserem Bewußtsein weitgehend entzieht. So kommt es, daß überwiegend unser Appetit steuert, was wir essen und nicht der Verstand. Es ist auch der Grund dafür, daß sich unser Körpergewicht nicht beliebig variieren läßt. Es gibt feste Grenzen für den Körper, die er nach Möglichkeit nicht über-

oder unterschreitet. Natürlich kann es sein, daß ein Wert »falsch eingestellt« ist. Dies läßt sich aber nicht durch Kalorienzählen beheben. Mehr dazu in Kapitel 7.

Wir brauchen daher keine Tabellen, keine Regeln und Vorschriften, um gesund zu essen. Das alles ist aus Sicht der Evolution bestenfalls »neumodischer Schnickschnack«. Was wir aber dringend brauchen, sind eine Lebensweise und vor allem Lebensmittel, die uns tatsächlich gesund erhalten. Wir brauchen physiologische Lebensmittel, die den Bedürfnissen unseres lebendigen, in Ernährungsfragen erzkonservativen Körpers angepaßt sind. Gesunde Ernährung darf nicht vom Tagesgeschäft der Wissenschaft abhängen. Sie muß übermorgen noch genauso gesund sein wie vorgestern.

Vitamine – das Geschäft mit der Gesundheit

Obst ist gesund, weil es Vitamine enthält. Wie gesund müssen dann erst Multivitaminsäfte sein? Mit einem einzigen Glas decken sie den gesamten Tagesbedarf eines Erwachsenen!

Überhaupt scheinen Vitamine für alles gut zu sein. Neugeborene brauchen sie, um zu gedeihen; Sportler für die Fitneß; Frauen, um fröhlich zu sein; Männer für die Potenz; Greise, um agil zu bleiben. Lebensmittel werden nach ihrem Vitamingehalt in »gesund« oder »ungesund« eingeteilt.

Seit man die ersten Vitamine synthetisch, also billig herstellen konnte, begann ihr Siegeszug rund um die Welt. Ginge es nach den Herstellern, würde wohl bald alles mit Vitaminen angereichert – und der gleiche Boom beginnt bei den Mineralstoffen. Vitamine sind zum Synonym für Gesundheit geworden. Ständig heißt es, wir bekämen zuwenig davon, litten gar Mangel. Angeblich essen wir zuwenig B-Vitamine (deswegen sind wir so unkonzentriert und müde), zuwenig Vitamin C (deswegen sind wir ständig erkältet), zuwenig Vitamin E (deswegen drohen uns Altersflecken und Herzinfarkt) und so weiter und so fort. Auf

diese Weise läßt sich mit vitaminierten Pillen, Brausetabletten, Säften, Bonbons, Milch, Joghurts und Hundefutter Umsatz machen.
Hilft die Drohung mit dem Damoklesschwert »Vitaminmangel« nicht mehr oder kommt das Geschäft ins Stocken, lassen sich stets neue, bisher noch wenig erforschte Wirkungen der Vitamine finden. Sie sollen dann als »Rostschutzmittel« der Arterienverkalkung vorbeugen oder als »Schutzschild« gegen Zigarettenrauch und Umweltstreß wirken. Um die dafür nötige Vitaminmenge aufzunehmen (Sie ahnen es sicher schon), reichen die Gehalte in unserem Essen plötzlich nicht mehr aus. Wir brauchen mehr Vitamine, viel mehr!

Die Vitamin-B-Story

Wie wichtig sind die Vitamine wirklich für unsere Gesundheit? Was ist an den ganzen »Vitaminmangel-Stories« dran? Werfen wir doch mal einen Blick zurück in die Zeit, als die Vitamine entdeckt wurden.
Anfang des 17. Jahrhunderts grassierte in Japan eine Krankheit, Beri-Beri genannt, die viele Menschenleben forderte. Der Beri-Beri werden vielfältige Symptome zugeschrieben, so zum Beispiel Gewichtsverlust, Appetitlosigkeit, Herzbeschwerden bei geringsten Anstrengungen, Brennen und Kribbeln in den Füßen, Konzentrationsschwäche, Reizbarkeit und Depressionen. [14] Um 1860 war ein Drittel der japanischen Marinesoldaten daran erkrankt. Bald erkannte man, daß die Beri-Beri etwas mit dem Essen zu tun hat: Immer, wenn Reis durch andere Lebensmittel ersetzt wurde, verschwand sie. Ein japanischer General sorgte dafür, daß die Seeleute keinen Reis mehr bekamen, sondern Gerste, rote Bohnen, Gemüse, Fisch, Fleisch und Milch. Damit war die Beri-Beri von den Schiffen verschwunden, und der General wurde für seine Verdienste um die Marine in den Adelsstand erhoben. [19]
Gut dreißig Jahre später war der holländische Arzt Christiaan Eijkman der Ursache der Krankheit auf der Spur. Seine Laborhühner,

die er mit den Resten aus der Küche des nahegelegenen Militärhospitals gefüttert hatte, wurden krank. [669] Nach drei bis vier Wochen dieser »Resteverwertung« waren die Hühner unterernährt, schwach auf den Beinen und zeigten Zeichen einer Nervenentzündung, was Eijkman als Beri-Beri interpretierte. [669, 387]
Das Krankenhausessen bestand in erster Linie aus gekochtem weißem Reis. Bekamen die Vögel statt dessen ungeschälten Reis zu picken, erholten sie sich innerhalb weniger Tage. Diese guten Heilungserfolge mit Vollkornreis veranlaßten Eijkman und andere Forscher seiner Zeit, in den Randschichten des Reiskornes nach dem Faktor zu suchen, der seine Hühner vor Siechtum schützte. Man fand schließlich in der Reiskleie ein Gemisch verschiedener Substanzen. Einer dieser Stoffe half dem Geflügel wieder auf die Beine. Er erhielt den Namen Vitamin B1 – die Vitamine waren entdeckt! [19-21, 669]
Auch andere Wissenschaftler verfütterten Weißmehl oder weißen Reis an Geflügel und erzeugten damit immer wieder die gleichen Symptome. Kein Wunder, daß die Tiere bei der weichen Stärkekost krank wurden. Federvieh braucht nun mal harte Körner. Eigens dafür hat es schließlich einen Kropf und einen speziellen Muskelmagen.
In der Euphorie über den neuentdeckten Stoff übertrug man die an Hühnern und Tauben gewonnen Erkenntnisse nun auf den Homo sapiens: Die Beri-Beri des Menschen wurde flugs zur Vitamin-B1-Mangelkrankheit erklärt, weil Hühner und Tauben wackelige Knie bekamen, wenn sie weißen Reis picken mußten. Seither wird die Meinung vertreten, polierter Reis und Weißmehl verursachten einen Mangel an Vitamin B1. Aufgrund dieser Beobachtung werden uns bis heute Vollkornreis und Vollkornsemmeln empfohlen.
Wenn also Beri-Beri wirklich eine Vitaminmangelkrankheit ist, dann müßten Kranke mit Vitamin B1 zu heilen sein. Hier werden wir allerdings das erste Mal von dem schönen Vitaminkonzept enttäuscht: Die Verabreichung von Vitamin B1 alleine, so schreiben die Professoren Elmadfa, Universität Wien und Leitzmann, Universität Gießen, »kann nicht alle Symptome von Beri-Beri beseiti-

gen«. [14] Gegen die Vitaminmangel-Hypothese spricht noch mehr: So starben eben noch gesunde Soldaten innerhalb von drei Tagen an der Krankheit. [21] Zur Entwicklung eines Vitaminmangels ist jedoch sehr viel mehr Zeit nötig. Auch war die Beri-Beri schon im alten China vor rund 4500 Jahren bekannt, lange bevor die Menschheit polierten Reis kannte. [19] Die Vitaminmangeltheorie kann also nicht ganz stimmen.

Doch was ist dann die Ursache der Beri-Beri? Ein japanischer Schimmelpilz-Experte war der Sache bereits 1891 nachgegangen. [19] Er besuchte eine von der Beri-Beri heimgesuchte Region. Dort sammelte er Reiskörner vom Feld und aus den Kornspeichern (ungeschälten Reis wohlgemerkt), stellte alkoholische Auszüge daraus her und verabreichte diese an Kaninchen, Frösche und Meerschweinchen. Die Ergebnisse waren verblüffend: Extrakt von frisch geernteten Körnern war harmlos, während sich der Extrakt von ungenügend getrockneten Reiskörnern aus den Lagern als hochgiftig erwies und zum Tode führte. Nach dem Zweiten Weltkrieg gelang es anderen japanischen Forschern, eines der Gifte aus Schimmelpilzen auf dem Reis zu identifizieren, das Citreoviridin. [19, 23] Professor Ramesh Dalvi von der Tuskagee Universität in Alabama weist darauf hin, daß inzwischen bekannt sei, daß Citreoviridin als Ursache der Beri-Beri bekannt sei, »insbesondere bei den Menschen, die als Grundnahrungsmittel Reis verzehren«. [23] Es gibt zahlreiche Beobachtungen aus Asien, die zeigen, daß Beri-Beri nur beim Verzehr von unsachgemäß gelagertem, von verdorbenem, verschimmeltem Reis auftritt. Bei guter Reisqualität wird auch niemand krank - egal, ob poliert oder Vollkorn. [19, 23, 531, 670, 755, 756]

Trotz dieser frühen Einsichten hielt sich die Theorie vom Vitaminmangel hartnäckig. Und das, obwohl man zum Beispiel die Nervenschäden, die Vitamin-B1-Mangel beim Menschen verursachen sollte, nie nachweisen konnte. Auch die Befindlichkeitsstörungen wie Abgeschlagenheit, Müdigkeit, Depressionen und Gereiztheit, die immer wieder mit Vitamin B1 in Verbindung gebracht wurden, dürften ganz andere Ursachen haben. Wahrscheinlich sind solche

Erscheinungen etwas ganz Normales: In Ernährungsversuchen bekommen die Versuchsteilnehmer meist eine sehr eintönige Kost, manchmal über Wochen. Man kann sich leicht vorstellen, daß ihnen dabei der Appetit vergeht, daß sie sich schlapp und müde fühlen. Der Medizinprofessor Hans Glatzel hält die Symptome des angeblichen Vitaminmangels daher für »unspezifische Ausdrucksphänomene monotoner Ernährung«, eine nette Umschreibung für den ›Anstaltskoller‹. [22]
In Vitamin-B1-Untersuchungen nannten häufig alle Testpersonen solche Beschwerden, unabhängig davon, ob ihre Kost nun viel oder wenig Vitamin B1 enthielt. Und interessanterweise verschwanden die »psychischen« Symptome alleine dadurch, daß es wieder »Normalkost« gab (egal, wieviel B1 enthalten war). Es half auch schon mal, daß man den Probanden sagte, sie bekämen nun eine Vitamin-B1-Zulage. [22]
Die Vitamintheorien, auf die sich die Ernährungsberatung beruft, stammen aus der Zeit vor dem Zweiten Weltkrieg. Es wäre sicher lohnend, die Ergebnisse einmal mit modernen Methoden nachzuprüfen. Oder hat man etwa Angst davor, daß sich dabei das klassische Vorzeigevitamin der Wissenschaft als nur für Tauben und Hühner bedeutsam erweisen könnte?

Beri-Beri ist kein Einzelfall . . .

. . . denn auch bei der Krankheit Pellagra (zu deutsch »kranke Haut«) ist zweifelhaft, ob es sich wirklich um einen Vitaminmangel handelt. Ursache der Pellagra soll ein Mangel an Niacin sein, einem weiteren Vitamin der B-Gruppe. Pellagra tritt überwiegend dort auf, wo Mais gegessen wird, obwohl Mais reichlich Niacin enthält. [24] Dieses Niacin kommt jedoch in gebundener Form vor (wie übrigens bei allen Getreidearten) und ist für den Körper so nicht verfügbar. [387] Unter südamerikanischen Indianern, die ihren Mais traditionell mit Kalkwasser behandeln und zu Tortillas verarbeiten, ist die Pellagra unbekannt. Dies versuchte man damit zu erklären, daß die Kalkwas-

serbehandlung das Niacin aus seinen Bindungen freisetzen könnte. [387] Wäre diese Theorie korrekt, müßten wir alle an Pellagra leiden, denn wir pflegen unsere niacinarmen Weizen- und Roggenmehle nicht in Kalkwasser einzuweichen.
Die Ursache der Krankheit ist offenkundig eine andere: Bereits bei ihrer Entdeckung im 18. Jahrhundert wurde die Pellagra mit dem Verzehr von verdorbenem Mais in Verbindung gebracht. [21] Auch häuften sich Pellagra-Erkrankungen im Frühjahr, wenn die letzten, gammeligen Wintervorräte aufgegessen wurden. [25] Das alles deutet auf eine Schimmelpilzvergiftung hin. Das Pilzgift ist bekannt, es heißt T2-Toxin. [815] Die Gifte stören unter anderem den Niacinstoffwechsel und rufen so die typischen Pellagrasymptome hervor. [387]
Im übrigen kann Niacin vom Körper selbst gebildet werden, und zwar in einer Menge, die »mehr als genügt, um den Bedarf zu decken«, wie der Wissenschaftliche Lebensmittelausschuß der Europäischen Kommission feststellt. [754] Stoffe, die der Körper selbst herstellen kann, sind der Definition nach keine Vitamine. [14]

Empfehlungen – ein Politikum

Anscheinend gehört es zum Nationalstolz von Regierungen, für das jeweilige Volk Empfehlungen für die Nährstoffzufuhr zu publizieren. Aber auch internationale Vereinigungen wie die Weltgesundheitsorganisation WHO geben solche Empfehlungen heraus. [21]
Schaut man sich die Empfehlungen für die Vitaminzufuhr in verschiedenen Ländern an, könnte man meinen, der Vitaminbedarf ändere sich mit der Nationalität. So wurden
- ▷ einem Amerikaner 60 mg Vitamin C empfohlen,
- ▷ ein Brite muß mit 30 mg auskommen,
- ▷ ein Franzose braucht 80 mg,

▷ ein Italiener 45 mg,
▷ Deutsche sollen dagegen jeden Tag 75 mg Vitamin C essen. [671]

Außerdem verändert sich der Bedarf anscheinend alle paar Jahre, denn beim Vitamin B_{12} zum Beispiel sank die bundesdeutsche Empfehlung 1991 von 5 auf 3 μg.

Von heute auf morgen benötigten wir von diesem Vitamin anscheinend 40% weniger. [1, 63]

Bis heute tragen die Zahlen für die Vitaminzufuhr, die uns für jeden Tag angeraten werden, eher spekulative Züge. Die ordentlich, aufs Komma genau nach Alter und Geschlecht unterteilten und in Tabellen aufgelisteten Zahlen täuschen Präzision vor. Die Realität sieht jedoch anders aus: Der genaue Bedarf ist vielfach nicht bekannt. [671,754]

Unterstellen wir einmal, alle »offiziellen« Vitamine seien tatsächlich lebensnotwendig. Wie kommen die Mengen zustande, die uns täglich empfohlen werden? Bei Folsäure, einem weiteren Vitamin der B-Gruppe, heißt es, daß für Erwachsene 50-100 Mikrogramm (μg) täglich ausreichen, um Mangelerscheinungen zu verhindern. Weil die Werte aber »nur mit wenigen Versuchspersonen« ermittelt wurden, beschloß man, einen größeren »Sicherheitszuschlag in Höhe von 50%« zuzugeben. [1] Solche Werte sind äußerst spekulativ. [671] Da die Folsäure aus Lebensmitteln wiederum nur zum Teil ausgenutzt werden kann, [671] erhöht man die Zahlen nochmals und empfiehlt Erwachsenen, täglich 300 μg Folsäure aufzunehmen. [1] Das ist ein Vielfaches des Ausgangswertes. Zudem ist es immer noch unbekannt, wieviel Folsäure tatsächlich in den Lebensmitteln steckt. Die Analysenmethoden sind noch ungenau, und die Ergebnisse weichen erheblich voneinander ab. [27, 58]

Sind die Kenntnisse über genaue Bedarfszahlen bei Erwachsenen »nur« lückenhaft, so liegen für Kinder und Jugendliche manchmal gar keine Daten vor. Das hindert die entsprechenden Experten jedoch nicht daran, aufs Mikrogramm genaue Empfehlungen für die Jüngsten herauszugeben. Bei der Folsäure heißt es, für Kinder lägen »keine experimentellen Daten« zur Ermittlung des Bedarfs vor. »Es handelt sich um Schätzungen, die auf der Grundlage der für Erwachsene erhobenen Befunde basieren.« [1] Für Erwachsene hatte man aber, wie wir gerade feststellen mußten, auch keine repräsentativen Zahlen. Auf dieser unsicheren Datenbasis wird nun »unter Berücksichtigung von Körpergewicht, Bioverfügbarkeit und Sicherheitszuschlägen« eine Empfehlung für die tägliche Folsäureaufnahme für Kinder und Jugendliche »errechnet«. [1] Woher will man wissen, ob »Sicherheitszuschläge« überhaupt in Frage kommen, wenn man weder den Bedarf der Menschen noch die Gehalte der Lebensmittel kennt? Unterm Strich bleiben jedenfalls nichts als Hypothesen, Annahmen, Zuschläge, Vermutungen und fragwürdige Zahlen.

Wie Empfehlungen entstehen

Wie die einzelnen Zahlenwerte der sehr detaillierten Empfehlungen entstehen, gehört zu den am besten gehüteten Geheimnissen der Ernährungswissenschaft. Kein Wunder: Es gibt bis heute keine Methode, um den tatsächlichen Bedarf zu ermitteln. Genau wie der Kalorienbedarf schwankt er von Mensch zu Mensch und ist daher eine individuelle Größe. [2, 14, 21, 671, 754]
In den USA geben die Experten immerhin ehrlich zu, daß »solche Zahlen auf der Basis von Annahmen bezüglich mutmaßlicher Gesundheitsgefahren beschlossen werden«. [21] Die wichtigste dieser Annahmen ist, daß der Mensch über Vitaminspeicher verfüge, die stets gefüllt, seine Gewebe gesättigt, ja »durchtränkt« sein müßten mit Vitaminen. Zudem gehen die Experten davon aus, daß die Prozesse im Körper, bei denen Vitamine benötigt werden, mit Höchstgeschwindigkeit ablaufen sollten. [1, 28, 65]
Die so »angenommene« Menge eines Nährstoffes wird nun willkürlich mit allerlei Zuschlägen versehen, wo doch Abschläge wissenschaftlich besser zu begründen wären. Als ob unser Körper nur dann optimal arbeiten würde, wenn sein »Tank« ständig überfließt und sein »Motor« auf Hochtouren läuft. Dies wäre für ihn unwirtschaftlich und belastend.
Das hochgradig Spekulative dieser Empfehlungen kann man sogar den Schriften der Vitaminanbieter entnehmen.

So bestätigt der Chemiekonzern Hoffmann-La-Roche, daß sich der »Vitaminbedarf nur annäherungsweise ermitteln läßt. Selbst bei ausgedehnten Tierversuchen können die Resultate nur für die speziellen Umstände des jeweiligen Experimentes gelten. Das Kriterium, das der Versuchsanordnung zugrunde gelegt wird, bestimmt weitgehend die Beurteilung des Ergebnisses ...«. Was für's Tier schon höchst unsicher ist, wird für den Menschen zur reinen Spekulation: »Beim Menschen lassen sich dagegen Vitaminbedarfszahlen nicht mit derselben Sicherheit angeben wie beim Tier.« [817]

Die Frage, wieviel Vitamine der Mensch braucht, läßt sich also nicht so einfach beantworten. Nicht nur der Bedarf ist meist unbekannt, auch ist es nicht möglich, allgemeingültige Grenzwerte für eine optimale Vitaminzufuhr festzulegen. [776] Es ist auch gar nicht klar, ob eine Sättigung der Körpergewebe mit Vitaminen, die gefüllten »Speicher«, wirklich sinnvoll ist. Nicht prall gefüllte Speicher, ja selbst niedrige Vitaminmeßwerte sind noch lange kein Zeichen für einen Vitaminmangel. [22, 776] Die Fettspeicher sollen ja bekanntermaßen auch nicht überquellen. Wieso gilt gerade das bei Vitaminen als optimal?

Die Vitamin-D-Story

Auch Vitamin D ist eigentlich gar kein Vitamin, denn der Körper kann in der Haut mit Hilfe der Sonnenstrahlen aus Cholesterin ausreichende Vitamin-D-Mengen bilden. [58, 754] Von seiner Wirkungsweise her betrachtet ist Vitamin D eher ein Hormon. [2, 21, 58] Bei Erwachsenen hält es der Wissenschaftliche Lebensmittelausschuß der Europäischen Kommission gar für »zwecklos«, Empfehlungen für die Vitamin-D-Zufuhr auszusprechen, »da der Vitamin-

D-Stand bei den meisten Erwachsenen nicht von der Ernährung abhängt.« Es gebe jedoch »einzelne Personen, die Vitamin D mit der Nahrung zuführen müssen«. [754]

Dessen ungeachtet gelten Säuglinge und die Muttermilch den Ernährungsberatern als wichtigste Mangelkandidaten für Vitamin D. Ausgerechnet dem einzigen Lebensmittel, das eigens für den Menschen gemacht ist, wird ein Mangel, ein Konstruktionsfehler unterstellt. Um der Rachitis, der kindlichen Knochenverformung, vorzubeugen, sollen alle stillenden Mütter ihren Säuglingen Vitamin-D-Tabletten verabreichen: »Von größter Bedeutung«, so die Expertenmeinung, sei die regelmäßige Vitamin-D-Pille für die Babies. Die Vitamin-D-Gehalte von Frauenmilch und Kuhmilch reichten »für eine Deckung des Bedarfs keinesfalls aus«. [1] Es läßt sich unschwer vorstellen, welchem Druck die Mütter damit ausgesetzt sind. Nichts ist für sie schlimmer, als das Gefühl, ihr Kind nicht ausreichend zu versorgen.

Kaum jemand verrät den Müttern aber etwas über die Gefahren einer Vitamin-D-Überdosis. [2, 58, 67, 75] Immerhin sieht die Vitamin-D-Vergiftung einer Rachitis recht ähnlich [30, 337, 755], denn werden »große Mengen Vitamin D gegeben, so wird Kalk aus den Knochen mobilisiert«, so Professor Ernst Lindner von der Universität Gießen. [337] Vitamin D ist so riskant, daß es Lebensmitteln, ähnlich wie Vitamin A, nur unter strengen Auflagen zugesetzt werden darf. [31]

Verantwortlich für die Mangeltheorie der Muttermilch ist ein fehlendes Verständnis für biologische Systeme. Hier wird dem Herrgott Schlamperei unterstellt! Hat er vergessen, der Muttermilch genügend Vitamine mitzugeben? Wie kommt es, daß die Menschheit überlebt hat, ohne sich die teuren Vitamin-Präparate kaufen zu können? Bevor es Vitamin-D-Tabletten gab, galt übrigens ebendiese Muttermilch als bewährtes Heilmittel gegen Rachitis. [757]

Wozu braucht der Mensch Vitamin D? Unter anderem, um den Mineralstoff Calcium aus dem Darm ins Blut aufnehmen zu können. In Muttermilch ist von Natur aus wenig Vitamin D enthalten. Trotzdem wird das Calcium der Muttermilch vom Säugling hervor-

ragend verwertet. Wie kommt's? Wir wissen heute, daß es mindestens zwei Stoffe sind, die die Funktion des Vitamin D als Calciumtransporteur im Säuglingsdarm übernehmen: der überreichlich vorkommende Milchzucker sowie bestimmte Eiweiße der Muttermilch, die Phosphocaseine. [29, 64, 72, 74, 590]
Da es der Körper mit Hilfe des Sonnenlichtes selbst herstellen kann, bilden gesunde Kinder genügend Vitamin D, sobald sie an die frische Luft kommen. [68, 754, 759] Eine Vitamin-D-Vorsorge ist also nur in bestimmten Fällen notwendig und »bedarf«, so die DGE, »sorgfältigster ärztlicher Überwachung«. [1] Im übrigen hat sich gezeigt, daß sich der Vitamin-D-Gehalt der Milch nicht mit Vitamingaben an die Mutter erhöhen läßt. [32, 651] Man darf daher annehmen, daß der Säugling vor diesem Vitamin geschützt werden soll. Es gibt Hinweise, daß zuviel Vitamin D Arteriosklerose begünstigen kann. [71, 73, 337, 650, 755] Vitamin D kann außerdem recht giftig sein. So waren 1991 in den USA Tote zu beklagen, als in einer kleinen Molkerei das der Milch zugesetzte Vitamin D nicht gleichmäßig verrührt war. [33] Und schließlich ist Vitamin D ein sehr probates Rattengift, wenn alle anderen Gifte versagen. [34, 343, 415, 816]

Nur eine optische Täuschung

Wieviel von den angeblich so gesunden Vitaminen ist wohl in unserer Nahrung enthalten? Leider weiß auch das niemand so genau. Die Bestimmung der Vitamingehalte in Lebensmitteln ist nicht so leicht, wie man es sich vorstellt. Beim Vergleich verschiedener Nährwerttabellen ahnt man jedoch, daß die Werte wohl nicht so sicher sind: für ein und dasselbe Lebensmittel finden sich manchmal so viele Angaben, wie es Tabellen gibt. Das liegt nicht nur an den Schwankungsbreiten, denen die Vitamingehalte in den einzelnen Lebensmitteln je nach Anbauweise, Erntezeitpunkt, Lagerung usw. unterliegen.
Nehmen wir das Vitamin B6 (Pyridoxin). Hinter dieser Bezeichnung verbergen sich sechs verschiedene Verbindungen mit so zungenbrecherischen Namen wie Pyridoxalphosphat, Pyridoxaminphosphat

oder Pyridoxinsäure. Sie wirken alle unterschiedlich. Die Pyridoxinsäure ist zum Beispiel wirkungslos. [35] Den Tabellen ist das egal, in ihnen zählt auch die völlig unwirksame Pyridoxinsäure zu den Vitaminen. Doch damit nicht genug: Ein Großteil des Pyridoxins in pflanzlichen Lebensmitteln konnte mit den herkömmlichen Analysenmethoden gar nicht erfaßt werden, da es in gebundener Form vorliegt. [36] Niemand weiß, wieviel von diesem gebundenen Vitamin B6 dem Menschen zugute kommt. [760] Wieviel genau der einzelne nutzen kann, dürfte in erster Linie von seiner Darmflora abhängen.
Das gleiche Problem finden wir beim Vitamin B2 (Riboflavin). Als Hauptlieferanten gelten Milch und Milchprodukte. Manchmal ist es sogar mit bloßem Auge zu erkennen: Bei Sauerrahm oder Joghurt scheidet sich eine Flüssigkeit ab, die vom Vitamin B2 leicht grünlichgelb gefärbt ist. Dank dieser Farbe wird es anderen Lebensmitteln, wie Gurkenkonserven, als Farbstoff beigemengt. Auch hinter dem Namen Riboflavin steckt eine ganze Gruppe von Stoffen. Die chemische Analyse erlaubte bisher keine Unterscheidung der einzelnen Verbindungen. Mit neuen Methoden untersucht, sieht der Riboflavingehalt der Milch ganz anders aus als bisher behauptet: Es zeigte sich, daß das dritthäufigste »B2-Vitamin« der Milch ein Antivitamin ist. [38] Das bedeutet erstens, daß die Milch weniger Vitamin B2 enthält als in den Tabellen angegeben ist und zweitens, daß die Vitaminwirkung des »richtigen B2« durch das Antivitamin möglicherweise erheblich gestört ist.
Auch viele Angaben über den Vitamin-B12-Gehalt von Lebensmitteln sind falsch. Dieses Vitamin kommt nur in tierischen Lebensmitteln vor. Spuren davon fand man jedoch in fermentierten pflanzlichen Lebensmitteln (z. B. Sauerkraut) und Algen. [39] Diese Speisen wurden Veganern (Menschen, die alle tierischen Lebensmittel ablehnen) zur Verhütung eines Vitamin-B12-Mangels empfohlen. Wer sich an diesen Rat hielt, hat jedoch möglicherweise Pech gehabt: Die bisher angewandte Untersuchungsmethode erfaßte alle möglichen Stoffe und nicht nur das Vitamin. [40] Das angebliche Vitamin B12 z. B. in Spirulina-Algen entpuppte sich als optische Täuschung: Es sieht dem »richtigen« Vitamin zwar ähnlich, bewirkt aber das Gegenteil. Es blockiert das Vitamin B12. [40]

Wo bekommen Veganer ihr Vitamin B12 her?

Interessanterweise bekommen nicht alle Veganer den ihnen prophezeihten Vitamin-B12-Mangel. Das liegt zum einen daran, daß der Körper einen Vorrat für mehrere Jahre anlegt und vorhandenes Vitamin B12 in einem inneren Kreislauf wiederverwertet. Zuweilen holt sich der Mensch sozusagen auf Umwegen, was er benötigt. Als einmal der Speiseplan gesunder iranischer Veganer inspiziert wurde, stellte sich heraus, daß sie ihr Gemüse nicht besonders gründlich wuschen. Und genau darauf befand sich genügend Vitamin B12. Es kam dorthin über die Düngung mit Fäkalien. [40, 761]
Zunächst unerklärlich war auch folgende Beobachtung: Mehrere streng vegetarisch lebende Hindus erkrankten durch Vitamin-B12-Mangel an perniziöser Anämie, nachdem sie von Indien nach Großbritannien ausgewandert waren. Schließlich zeigte sich, daß sie nach dem Umzug ins britische Königreich krank wurden, weil dort das Obst und Gemüse gründlich gewaschen wurde, und weil die Anbaumethoden anders als in ihrer Heimat waren. In Indien hatten die Hinterlassenschaften von Insekten und bestimmten Bakterien auf Gemüse und Obst sowie das »Weniger-gründlich-Waschen« die Hindus mit genügend Vitamin B12 versorgt. [151] Vielleicht ist das der Sinn eines Verhaltens, das aus unserer Sicht mangelnde Hygiene bedeutet.

Die PQQ-Story

Bis heute steht nicht einmal endgültig fest, welche Stoffe überhaupt Vitamine sind. Erst vor wenigen Jahren wurde ein längst bekannter Stoff als mögliches Vitamin »entlarvt«: Pyrrolchinolinchinon, kurz PQQ genannt. Es hat sich bei Mäusen und Ratten als notwendig für

eine gesunde Haut, für die Fortpflanzung und das Nervenwachstum erwiesen. [42-45] PQQ kommt in hoher Konzentration im Gehirn vor. Eine interessante Beobachtung beim Menschen machten holländische Forscher: Sie fanden heraus, daß PQQ von Schwangeren für den Mutterkuchen gebraucht wird. Daher steigt der Bedarf an PQQ in der Schwangerschaft. In Saurem, wie zum Beispiel Speiseessig, ist reichlich davon enthalten. Die Forscher nehmen nun an, daß der Heißhunger auf Saures, den viele schwangere Frauen verspüren, auf diesen erhöhten PQQ-Bedarf zurückzuführen ist. [41]
Das PQQ ist sicher nicht der letzte Stoff, der sich irgendwann einmal als nützlich erweisen wird. Aber selbst bei altbekannten Vitaminen ist die Wirksamkeit längst nicht so eindeutig, wie es Nährstoffempfehlungen und Nährwerttabellen suggerieren. Greifen wir das populärste Vitamin heraus: Vitamin C.
Ohne Vitamin C erkrankt der Mensch an Skorbut. Mit Zitrusfrüchten oder Paprika läßt sich Skorbut leicht heilen. Der ungarische Wissenschaftler Albert Szent Györgyi hat das Vitamin C 1933 als wirksame Substanz identifiziert. Seither wird Vitamin-C-Pulver als genauso wirksam angesehen wie Orangensaft. Die Sache hat allerdings einen Haken: Skorbut läßt sich auch mit noch so viel Vitamin-C-Pulver nicht völlig heilen. [762] Es bleiben Schäden an den Blutgefäßen. [46] Ißt man dagegen frische Orangen oder Paprika, dann genügt schon wenig, und der Skorbut verschwindet. [20, 21, 673]
Des Rätsels Lösung ist ein weiterer Inhaltsstoff von Früchten: ein Flavanol, auch Vitamin C2 genannt. [46] Weder dieser Wirkstoff noch Vitamin C können für sich alleine einen Skorbut völlig heilen. Die Kombination der beiden wirkt jedoch schon in geringen Mengen. Frische Früchte sind also aufgrund ihres Flavanolgehaltes ungleich wirksamer als Vitamin-C-Pulver (Ascorbinsäure). [673]
In den dreißiger Jahren, als Albert Szent Györgyi das Vitamin C erforschte, war ganz selbstverständlich immer von beiden Substanzen die Rede. Im Laufe der Jahre verschwand das Flavanol merkwürdigerweise aus der wissenschaftlichen Literatur, und unter Ernährungsberatern ist es so gut wie unbekannt. Wo ist es geblieben? Warum hat keiner der Experten sein Verschwinden bemerkt?

Krank durch Vitamine

Unermüdlich wollen uns Anbieter von Vitaminpräparaten davon überzeugen, daß wir alle zu wenig Vitamine zu uns nehmen, womit sie Stoffe meinen, die sie uns verkaufen wollen. Da mag mancher den Eindruck gewinnen, man könne nie genug davon bekommen - schon gar nicht bei der heutigen Umweltverschmutzung. Der Medizinprofessor Glatzel bezeichnet den heutigen Umgang mit den Vitaminen als »Vitamanie«. [22] In der Tat scheinen die Menschen heute nicht nur Angst davor zu haben, selbst zu wenig Vitamine zu bekommen. Sicherheitshalber stopfen sie auch noch ihre Hunde, Katzen, Pferde und Sittiche damit voll.

Das Märchen von der Harmlosigkeit aller wasserlöslichen Vitamine wie B oder C scheint unausrottbar. Sie gelten immer noch als unschädlich, weil der Körper wasserlösliche Stoffe ja schnell wieder ausscheiden könne. Ein lächerliches Argument: Auch Zyankali ist wasserlöslich ...

Schaut man statt in die bunten Werbebroschüren einmal in die Literatur, so finden sich zahllose Hinweise auf Nebenwirkungen. Gerade hier bewahrheitet sich wieder einmal die alte Weisheit des Paracelsus, nach der alle Stoffe giftig sein können; entscheidend ist eben nur die Dosis. Wer weiß schon, ob wir mit dem morgendlichen Multi-Vitamin-Joghurt, dem Mega-Vitamin-Pudding zum Mittag und dem abendlichen Giga-Vitamin-Saft nicht schnell die Grenze zur Überdosis überschreiten? Durch Vitamine im Übermaß kann es zu Vergiftungen und - so paradox es klingen mag - zu Mangelerscheinungen kommen.

Skorbut durch Vitamin C

Wie schon oft, waren die Vereinigten Staaten von Amerika auch Vorreiter bei der »Vitamanie«. Als die Vitamine dort zur Mode-Wunderdroge aufstiegen, kam es auf den Entbindungsstationen zu einer unerklärlichen Erscheinung: Es gab bei den Säuglingen

Eine Flasche Multivitamin-Nektar (0,7l) . . .

. . . enthält laut Nährwerttabelle z.B.	. . . deckt die Zufuhrempfehlung zu
14 mg Carotinoide	700%
42 mg Vitamin E	350%
3,5 mg Vitamin B1	291%
5,6 mg Vitamin B2	350%
63 mg Niacin	381%
5,6 mg Vitamin B6	329%
0,7 mg Folsäure	233%
280 mg Vitamin C	373%

(berechnet nach [1, 12])

Da die angegebenen Vitamingehalte bis zum Mindesthaltbarkeitsdatum im Saft enthalten sein müssen, können die tatsächlich zugegebenen Vitaminmengen erheblich größer sein als auf dem Etikett vermerkt. Außerdem lebt man nicht nur von Multivitaminsaft, sondern ißt noch eine Menge Lebensmittel, die von Natur aus ebenfalls Vitamine enthalten. Schließlich liegen auch die Zufuhrempfehlungen deutlich über dem, was der Mensch braucht. Der Körper wird also förmlich mit Vitaminen überschwemmt.

auf einmal wieder Fälle von Skorbut, der klassischen Vitamin-C-Mangelkrankheit. [48] Man hatte geglaubt, diese Krankheit sei längst ausgerottet. Was war passiert?

Die Mütter der Kinder hatten im blinden Vertrauen auf den Nutzen extra viel Vitamin-C-Präparate geschluckt. Dermaßen überflutet mit dem Vitamin, schaltete der mütterliche Körper auf Ausscheidung um. Als die Kinder zur Welt kamen, tat ihr Stoffwechsel das, was er im Mutterleib gelernt hatte: Vitamin C umgehend wieder auszuscheiden. [48, 763, 764] Da ihre Babykost aber nicht mehr die gewohnten Riesenmengen an Vitamin C enthielt, entstand der gefährliche Säuglingsskorbut. Auch Erwachsene können trotz ausreichender Vitamin-C-Versorgung Skorbut bekommen, wenn sie vorher über einen längeren Zeitraum viel Vitamin C eingenommen haben. [22, 674, 764]

Gerade bei Vitamin C werden immer wieder Megadosen empfohlen und auch eingenommen. Der kürzlich verstorbene amerikanische »Vitamin-C-Papst« Linus Pauling wollte damit Erkältungen verhindern oder in ihrem Verlauf abkürzen. [49] Der Schutz vor Infekten ist jedoch nie schlüssig bewiesen worden. Dagegen ist sicher, daß Vitamin C, in Megadosen eingenommen, ein anderes Vitamin zerstören kann: das Vitamin B12. [761]

Nervenschäden durch Vitamin B6

Vitamin B6 (Pyridoxin) wird häufig als Arzneimittel eingesetzt, z. B. bei Depressionen, Beschwerden bei der Monatsregel (Prämenstruelles Syndrom), Schizophrenie und kindlichem Asthma. Lange Zeit galt Pyridoxin als harmlos. Das änderte sich im Jahr 1983, als Wissenschaftler ein »neues Megavitamin-Syndrom« vorstellten. [51] Sie beschrieben sieben Fälle von Funktionsstörungen der Hände und Füße (periphere sensorische Neuropathie), verursacht durch hohe Dosen Vitamin B6. Fünf Frauen und zwei Männer hatten zum Teil freiwillig und zum Teil aufgrund ärztlicher Verordnung zwischen 2 und 6 g Vitamin B6 täglich eingenommen. Solche »Neuropathien« bei Erwachsenen ähneln denen, die man als Nebenwirkung von Contergan kennt. [51-53, 165] In der Literatur finden sich auch vorsichtige Hinweise darauf, daß die Mütter von Kindern mit Mißbildungen, die an Contergan erinnerten, während der Schwangerschaft große Mengen Vitamin B6 eingenommen hatten. [53]

Niemand hatte mit einer Giftigkeit dieses Vitamins gerechnet. Daher dauerte es auch lange, bis die Nervenschäden als Vitaminvergiftung erkannt wurden. Bei zahlreichen Patienten sind die Vergiftungen sogar als Multiple Sklerose fehldiagnostiziert worden. [54]

Leberschäden durch Niacin

Niacin ist ein weiterer »harmloser« Vertreter der B-Vitamine, den wir bereits bei der Pellagra kennengelernt haben. Als Niacin bei psychiatrischen Krankheiten in hohen Dosen (3 g pro Tag) eingesetzt wurde, traten Fälle von Gelbsucht und Leberfunktionsstörungen auf. Weitere Symptome einer Niacinvergiftung sind zum Beispiel Hitzegefühle, starker Juckreiz, Quaddelbildung, Herzrhythmusstörungen und Nervosität. [21, 47, 55, 56]
Man muß allerdings nicht psychisch krank sein, um in den zweifelhaften Genuß größerer Mengen Niacin zu kommen. Es sind immer wieder Fälle von illegaler Niacinverwendung, zum Beispiel in Hackfleisch und Hamburgern, bekannt geworden, auch in Deutschland. [76, 77] Niacin sorgt im Fleisch für eine schöne rote Farbe. In einer amerikanischen Kantine enthielt eine Suppe mit »vitaminiertem« Reis Niacinmengen, die das Zwölffache der empfohlenen Tagesdosis betrugen. Bei den Gästen, die davon aßen, färbten sich Gesicht und Körper knallrot, wie bei einem Sonnenbrand, und sie klagten über Juckreiz. [78] Die gleichen Symptome traten auch in anderen Fällen mit überhöhten Niacinzusätzen in Lebensmitteln auf. [76, 77]

Mißbildungen durch Vitamin A

Zuviel Vitamin A erzeugt Mißbildungen beim ungeborenen Kind. [2, 14, 58] Deshalb unterliegt der Einsatz dieses Stoffes strengen lebensmittelrechtlichen Vorschriften. [31] Aber ins Futter unserer Schlachttiere darf er gemischt werden. Da sich Vitamin A in der Leber ansammelt, sah sich der »Wissenschaftliche Lebensmittelausschuß« der Europäischen Gemeinschaft genötigt, alle Schwangeren vor dem Verzehr von Leber zu warnen. [61]

Afrika: gesünder durch Vitaminmangel

Es ist kaum zu glauben, aber doch möglich: Vitaminmangel kann auch einen Sinn haben. So meinen einige Forscher, daß ein Mangel an Vitamin B2 oder Folsäure vor Malaria schützt. [59, 60]
Als man in einem Malariagebiet der vermeintlich unterversorgten Bevölkerung Vitamin B2 verabreichte, ging es den Menschen danach nicht besser. Im Gegenteil, im Blut von Kindern, die das Vitamin bekommen hatten, waren plötzlich viel mehr Malariaerreger als vor der Behandlung. [59]
Dieses Phänomen wird damit erklärt, daß die Malariaerreger selbst große Mengen Vitamin B2 für ihre Vermehrung brauchen. Bei Menschen mit einem Mangel können sich die Krankheitserreger kaum vermehren. In diesem Falle schützt der Mangel!
In Kenya beobachtete ein britischer Arzt, daß auch Kinder, die Folsäure einnahmen, an Malaria erkrankten. Er vermutete daher, daß ein Mangel an Folsäure schützt. [60] Zur Klärung verabreichte er Folsäure an Rhesusaffen. Die Affen mit einer Folsäurezulage erkrankten alle an Malaria, während die Tiere mit Folsäuremangel gesund blieben. Die Folsäurepräparate scheinen einzig den Malariaerregern zugute zu kommen und ihnen die Vermehrung zu ermöglichen. Wenn man bedenkt, daß 40 Prozent der Weltbevölkerung von Malaria bedroht sind und daß sie jährlich mehr als eine Million Opfer fordert, wird die Tragweite dieser Erkenntnisse deutlich. [60, 765] Wer hat die Menschen gezählt, denen »gesunde« Vitamine verabreicht wurden, um ihren Nährstoffmangel zu beheben? Wer weiß, wie viele von ihnen diese Gesundheitsvorsorge mit dem Leben bezahlt haben?

Daß sich die Vitaminbestände im Körper nicht ohne weiteres manipulieren lassen, zeigt eine Untersuchung an der Universität Gießen.[776] Dort gab man Gesunden 17 Wochen lang zusätzlich zum Essen ein Multivitaminpräparat, um zu untersuchen, ob und wie sich die Mengen der einzelnen Vitamine im Körper erhöhen. Das erstaunliche Ergebnis:

- ▷ Bei jedem Vitamin reagierte der Körper anders.
- ▷ Der Vitamin-C-Gehalt im Blut ließ sich gar nicht erhöhen.
- ▷ Bei Folsäure stiegen die Werte zunächst an, jedoch nur 4 Wochen lang. Dabei blieb es dann.
- ▷ Das Vitamin-B12 reicherte sich dagegen während der ganzen 17 Wochen im Blut an, bei auffallend großen »interindividuellen Unterschieden«.[776]
- ▷ Die Meßwerte bei den Vitaminen B1, B2 und B6 zeigten so starke Schwankungen, daß der Autor der Studie »keine zuverlässigen Angaben über eventuelle zulagebedingte Veränderungen« machen kann.[776]

Fassen wir zusammen: Wir wissen nicht, ob die gängigen Vitamine überhaupt Vitamine sind. Wir kennen die Gehalte in den Lebensmitteln nicht genau, und wir wissen nicht, wieviel der Körper wirklich braucht. Sicher ist jedoch, daß die vermeintlichen Gesundheitsgaranten auch großen Schaden anrichten können. Sicher ist auch, daß noch lange nicht alle Stoffe bekannt sind, die zum Gesundbleiben wichtig sind. Unser Körper benötigt auch die Wirkstoffe aus der Nahrung, die noch nicht entdeckt sind oder kommerziell vermarktet werden – und nicht nur ein paar populäre Vitamine.

Unser Stoffwechsel funktioniert erst durch das Zusammenspiel aller Wirkstoffe optimal. Sie stehen in einem Fließgleichgewicht, wirken aufeinander und miteinander. Nichts könnte für sich alleine wirken. Wer sich ohne Not einzelne Stoffe hochdosiert einverleibt, provoziert Störungen. Isolierte Zusätze fördern Fehlernährung eher, als daß sie sie verhüten. Vitaminierte Lebensmittel sind ein Geschäft mit der Gesundheit und mit dem schlechten Gewissen.

Mineralstoffe – das Geschäft mit der Unwissenheit

Mit den Mineralstoffen verhält es sich in vielen Punkten ähnlich wie mit den Vitaminen. Man sieht, schmeckt und riecht sie meistens nicht, man merkt normalerweise nicht, ob man genug, zu wenig oder zu viel davon hat. Die ständigen Warnungen der Ernährungsberater vor Nährstoffmängeln aller Art und vor den dazugehörigen Krankheiten erzeugen Angst. Da ist es kein Wunder, wenn man unsicher ist, besorgt, ob denn die Nahrung auch alles Wesentliche enthält. Wer würde nicht gerne der Osteoporose, der Blutarmut, dem Jodmangelkropf oder dem Bluthochdruck entrinnnen? Auf der anderen Seite verspricht man uns leichte Abhilfe: Schließlich müsse man sich nur bewußt ernähren, auf den richtigen Calcium-, Jod- oder Salzgehalt achten. Doch auch hier lohnt es sich, den Versprechen kritisch zu begegnen.

Natrium – den Miesmachern die Suppe versalzen

Unser Kochsalz besteht aus zwei Mineralstoffen, die der Körper unter anderem für die Regulation seines Wasserhaushaltes braucht: aus Natrium und Chlorid. Das Natrium steht in Form von Kochsalz schon lange auf dem Index der Ernährungspäpste. Diesen Stoff, der früher teuer und wertvoll war, mit dem man seine Steuern zahlte, dessen Besitz Arme von Reichen unterschied, dieses »weiße Gold«, das viele Speisen erst genießbar macht, sollen wir heute meiden wie der Teufel das Weihwasser. Ist das Geschenk des Meeresgottes Neptun zum Fluch der Menschheit geworden?
Salz ist etwas Einzigartiges, denn nur Kochsalz schmeckt »richtig« salzig, Ersatzmittel haben einen metallischen Nachgeschmack. Salz unterstreicht den Geschmackseindruck der Speisen, ohne daß sie salzig schmecken müssen. [500] Jeder, der kochen kann, kennt die Regel, daß eine Prise Salz selbst im süßen Pudding oder im Kuchen nicht fehlen darf, um den Geschmack abzurunden. Sogar

Schokolade kommt ohne Salz nicht aus. Ein gutes Brot wird als aromatisch, röstig oder malzig beschrieben, aber niemals als salzig. Fehlt jedoch das Salz, nützt die schönste Kruste nichts: Es schmeckt fade und strohig.

»Würzig, aber nicht salzig«, so lautet eine der vielen Regeln der Ernährungsberatung. [50] Salz könne »die Entstehung von Bluthochdruck begünstigen« und für »Personen mit Bluthochdruck« sogar »gefährlich« sein. Was empfehlen die Experten? Nun, man solle »nicht sofort zum Salzstreuer greifen,« »beim Kochen vorsichtig salzen« und bedenken, daß auch »Brot, Schinken, Wurst, Käse, Fischwaren, Fertiggerichte und -suppen, gesalzene Nüsse und Knabberartikel« jede Menge Salz enthalten. [50] Was bleibt denn da noch zum Essen übrig? Doch bevor sich jemand zu fader Suppe und salzarmem Brot entschließt, sollten wir einmal kritisch überprüfen, was es mit der Geschichte vom Salz und dem Bluthochdruck auf sich hat.

Die Beobachtung, daß hoher Blutdruck und Kochsalz etwas miteinander zu tun haben, ist Tausende von Jahren alt. [24] Eine strikt salzarme Diät konnte in der Zeit, bevor es entsprechende Medikamente gab, Menschen mit sehr hohem Blutdruck das Leben retten. [644] Wie hoher Blutdruck genau entsteht, weiß man jedoch bis heute nicht. Sicher scheint nur, daß eine ganze Reihe von Faktoren zusammenkommen muß, daß zum Beispiel die Veranlagung eine Rolle spielt und daß der Blutdruck mit dem Alter etwas ansteigt. [69, 648]

Trotz der zahlreichen Unklarheiten und widersprüchlicher Studienergebnisse [645, 766] verordnen Ernährungsberater nicht nur Hochdruckpatienten, sondern der ganzen Bevölkerung eine salzarme, sprich fade Kost: Es wird »eine tägliche Kochsalzaufnahme von 5 g als ausreichend angesehen«. [646] Das ist etwa die Hälfte der Salzmenge, die wir zur Zeit essen: Der Salzverzehr schwankt von Mensch zu Mensch von 4 bis über 30 g und liegt im Mittel bei etwa 10-12 g täglich. [647]

In einer großen weltweiten Studie mit über 10.000 Personen in 32 Ländern ist man der Frage nach dem Zusammenhang zwischen

Kochsalzgenuß und Bluthochdruck nachgegangen. Aus den Daten dieser Intersalt-Studie geht hervor, »daß die Beziehung zwischen Kochsalzaufnahme und Blutdruckhöhe ... wenn überhaupt vorhanden, sehr schwach ist ...«. [69] Die Ergebnisse innerhalb einzelner Studienorte waren äußerst »inkonsistent«, was bedeutet, daß die Menschen sehr unterschiedlich auf eine Verringerung der Salzzufuhr reagierten. Verglich man die Ergebnisse verschiedener Untersuchungszentren miteinander, fand man »keine relevante Beziehung« zwischen Kochsalz und Bluthochdruck. [649]

Es lassen sich offenbar auch beim Salz nicht alle Menschen über einen Kamm scheren. Professor Klaus Stumpe von der Universitäts-Poliklinik Bonn hat in eigenen Versuchen einmal die Wirkung einer strengen und einer mäßigen Einschränkung des Salzverzehrs bei Menschen mit normalem Blutdruck untersucht. Seine Ergebnisse: Eine mäßige Salzbeschränkung auf etwa 5 g pro Tag hatte bei Gesunden keinen Einfluß auf den Blutdruck. Selbst bei der starken Salzeinschränkung (weniger als 2 g täglich) zeigten über 60% der Versuchsteilnehmer keine Veränderung des Blutdrucks. Bei weniger als 20% sank der Blutdruck etwas ab und bei weiteren knappen 20% stieg er sogar an. [69]

Untersucht man nicht die ganze Bevölkerung, sondern die Gruppe der Hochdruckpatienten, dann sind es auch hier nur rund 50%, die von einer Kochsalzeinsparung profitieren. [24] Bei der anderen Hälfte hat die Salzmenge offenbar keinen Einfluß auf den Blutdruck. Britische und schwedische Forscher fanden außerdem heraus, daß eine Blutdrucksenkung ab einer bestimmten Grenze riskant sein kann. Sie beobachteten bei ihren Hochdruckpatienten keinen Zusammenhang zwischen dem Ausgangsblutdruck und Herzinfarkt oder Schlaganfall. Allerdings erhöhte sich das Risiko, an einer der beiden Krankheiten zu sterben, wenn der Blutdruck, zum Beispiel durch Medikamente, unter einen bestimmten Wert abgesenkt wurde. [642, 643, 779] Ältere Menschen, die zu wenig Salz essen, laufen zudem Gefahr, daß ihr Gehirn schlechter durchblutet wird, was bis zur Bewußtseinseintrübung führen kann. [69, 641]

Fazit: Die einfache Gleichung »viel Salz – hoher Blutdruck, wenig

Salz – niedriger Blutdruck« stimmt so nicht. Für den, der zu hohem Blutdruck neigt oder ihn bereits hat, lohnt es sich sicher, natürlich nach Rücksprache mit seinem Arzt, es einmal mit weniger Salz zu versuchen. [645] Professor Stumpe hält es jedoch »angesichts der großen Gruppe der Personen, die als ›salzresistent‹ zu klassifizieren sind«, für fragwürdig, »ob eine generelle Kochsalzrestriktion sinnvoll ist, insbesondere bei Kenntnis neuerer Befunde, die darauf hinweisen, daß eine kochsalzarme Diät« ungünstige Stoffwechselveränderungen bewirken »und das kardiovaskuläre Risikoprofil negativ beeinflussen kann«. [69]

Eisen – alte Liebe rostet nicht

Eisern hält sich der gute Ruf des wohl populärsten Spurenelements der Welt. »Iß Spinat und Leber, damit Du groß und stark wirst. Denn da ist viel Eisen drin!« Von Kindesbeinen an wissen wir aus mehr oder weniger leidvoller Erfahrung am Mittagstisch, wie wichtig Eisen für unser Gedeihen sein soll. Wer zuwenig Eisen zu sich nimmt, wird bleich und krank und blutarm. Sogar der bärenstarke Zeichentrick-Seemann »Popeye« schöpfte seine überragenden Muskelkräfte aus dem angeblich so eisenreichen Spinat. Wen stört es da, daß die Mär vom »guten Eisenlieferanten« Spinat auf einem Tippfehler in einer Nährwerttabelle beruht.
Seit Jahrzehnten werden immer wieder dieselben Argumente ins Feld geführt: Eisenmangel entstehe so leicht, weil unser Körper es so schlecht aus der Nahrung ausnutze und die Nahrung insgesamt zuwenig Eisen enthielte. Außerdem gäbe es viele Anlässe für einen erhöhten Bedarf. Frauen seien von Mutter Natur besonders benachteiligt: Durch ihre Monatsblutung verlören sie zuviel Eisen. Schwangere müßten natürlich gleichfalls ordentlich Eisen für ihren wachsenden Fötus aufnehmen. Denn schließlich beobachtete man regelmäßig, daß der Eisenpegel der werdenden Mütter während der Schwangerschaft abnimmt. [149] Auch Kleinkinder brauchten es zum Wachsen, Pubertierende während der Pubertät. Und

Kranke erst recht, weil bei Infektionen der Eisenpegel im Blut sofort steil abfällt. [652]

Es ist doch komisch: Wir aßen noch nie so viele eisenreiche Speisen wie heute, und doch sollen immer mehr Menschen unterversorgt sein. Im Winter gibt es frische Blattgemüse, die reichlich Eisen enthalten. Und der wichtigste Eisenlieferant, das Fleisch, kommt heute nicht zu knapp auf den Teller. Dieselben Institutionen, die uns Eisenmangel einreden wollen, beklagen sogar, daß wir zuviel Fleisch äßen. [18] Befremdlich erscheint auch die Vorstellung, daß beinahe ein Drittel der Menschheit, nämlich Frauen im gebärfähigen Alter, in ständiger Eisenmangel-Gefahr schweben soll. Von monatlichen Blutungen oder während der Schwangerschaft vom Fötus »ausgesogen«, müßten sie eigentlich längst verblichen darniederliegen.

Eisen ist immerhin das vierthäufigste Element der Erde. Und da es im Körper zentrale Funktionen erfüllt, wie z. B. den Sauerstofftransport mit Hilfe der roten Blutkörperchen, ist es doch recht unwahrscheinlich, daß es den Lebewesen bis heute nicht gelungen sein soll, genug Eisen aus der Nahrung zu holen. Im Gegenteil: Die Klage der Ernährungsexperten, daß wir »nur« 10% des Eisens aus der Nahrung ausnutzen können, sollte stutzig machen. Merkwürdig, daß auch die Eisenpräparate, die die Ärzte ihren Patienten verschreiben, so schlecht vom Körper aufgenommen werden.

Könnte es nicht sein, daß sich der Körper sogar dagegen wehrt, zuviel Eisen abzubekommen? Ein erster Hinweis: Menschen mit erhöhtem Eisenspiegel erkranken eher an Infektionen. Das ist kein Wunder, denn die meisten Krankheitserreger benötigen Eisen für ihr Wachstum. Da es für sie lebenswichtig ist, reguliert der Körper das verfügbare Eisen stets auf ein niedriges Niveau. Bei Infekten sinkt der Eisenpegel im Blut sofort ab. Eisenpräparate nützen also nicht unserer Gesundheit, sondern schädlichen Mikroben. [164, 260, 288, 655]

Das erklärt auch den sogenannten »Eisenmangel« in den letzten Wochen der Schwangerschaft. Er ist eine uralte Versicherung gegen Infektionen bei der Geburt. Das dürfte auch der Sinn des niedrigeren Eisenpegels bei der Menstruation sein: durch die Monatsblutung wird, wie bei einer Wunde, eine weitere Eintrittspforte für Keime geschaffen. Mit speziellen »Eisenfängern« im Blut, wie dem Transferrin, versucht der Körper daher, jedwedes freie Eisen vor dem Zugriff der Mikroben zu bewahren. [659-663]

Der »Eisenmangel« sichert der Bevölkerung in Entwicklungsländern möglicherweise sogar das Überleben. [664, 665] Die Menschen sind dort vielen Krankheitserregern ausgesetzt, ohne daß ihnen jederzeit Antibiotika zur Verfügung ständen. Einige afrikanische Nomadenvölker ernähren sich traditionell eisenarm, da ihr Hauptnahrungsmittel Milch ist. Daher »leiden« diese Menschen nach unseren Maßstäben unter Eisenmangel, aber kaum an Infektionen. Nach Eisengaben stieg die Infektionsrate bei ihnen sprunghaft an. Professor McFarlane berichtete aus Nigeria von Todesfällen bei Kindern. Sie litten an der Krankheit Kwashiorkor und starben kurz nach dem Erhalt von Eisen und eines Multivitamincocktails. »Jeder Anstieg des freien Serumeisens«, warnt McFarlane, »kann zu einer lebensbedrohlichen Infektion und zum Tode führen.« [667, 404, 666]

Die Eisenmenge im Körper wird in erster Linie über die Eisenaufnahme aus dem Darm reguliert. Ist genug Eisen vorhanden, senkt der Körper die Aufnahme. Stellt er einen Mangel fest, so steigert er sie. Das klappt natürlich nicht sofort, wie etwa das An- und Ausschalten eines Lichtschalters. Der Erfolg tritt erst nach einigen Tagen ein. Daher steigt bei überreichlichem Eisenangebot zunächst der Eisenpegel an, bis der Körper gegenreguliert. Diese Verzögerung ist die eigentliche kritische Phase bei einer Eisengabe, und zu diesem Zeitpunkt werden auch die meisten Infektionsausbrüche registriert. Dann wird die Eisenaufnahme heruntergeschraubt und wieder dem tatsächlichen Bedarf angepaßt. [164, 260, 288, 655]

Das »innere« Gleichgewicht

Wie hält der Körper nun seinen Eisenpegel gerade so hoch, daß er damit überleben kann, und so niedrig, daß die meisten Keime »verhungern«? Hierfür sorgt ein innerer Regulationsmechanismus, der den Gehalt des Spurenelements mißt und dessen Zu- und Abfluß regelt.

Beim Eisen können Sie weder Bedarf noch Überfluß unmittelbar spüren. Nehmen wir daher als Beispiel die Flüssigkeitsregulation: Wenn Ihr Körper zu wenig Wasser enthält, bekommen Sie Durst und trinken etwas. Auch für die Ausscheidung ist gesorgt: Sie verspüren Harndrang oder beginnen zu schwitzen. Versagen diese Mechanismen, führt das schnell zum Tode.

Man nennt dieses Erhalten eines inneren Gleichgewichtes »Homöostase«. Die Befehle dazu gehen von unserem vegetativen Nervensystem aus, das wir nicht aktiv kontrollieren können. Es setzt Regelmechanismen in Gang, die bei einem Überschuß eines Stoffes entweder eine verminderte Aufnahme oder eine gesteigerte Ausscheidung bewirken. Im Grunde muß das »System Mensch« gegenüber einer ständig wechselnden Umwelt stabil gehalten werden. [102]

Diese Anpassung läßt sich auf Dauer auch nicht mit Stoffen, die die Eisenaufnahme steigern sollen, »überlisten«. Denn das Eisen ist viel zu gefährlich, als daß sich der Körper so leicht austricksen ließe. Zwar erhöht beispielsweise der Verzehr von Ascorbinsäure (Vitamin C) zunächst die Eisenaufnahme. [260, 655] Über Jahre hinweg helfen jedoch nicht einmal Megadosen, die Eisenspeicher zu vergrößern. [102, 288]

Sein Eisen handhabt der Organismus also wie »Gefahrgut«. Sie wissen ja aus eigener Erfahrung, daß Eisen sehr reaktionsfreudig ist: Ungeschützt dem Sauerstoff der Luft ausgesetzt, rostet es schnell. Es gibt einen, allerdings nur grob vergleichbaren Mechanismus auch im Körper. Der Körper verpackt das Eisen daher sorgfältig in spezielle Eiweißkörper und schirmt es nicht nur vor unerwünschten Mikroben, sondern auch vor Reaktionen mit anderen Zellbestandteilen ab. Wird Eisen frei, z. B. beim Ausrangieren »verbrauchter« roter Blutkörperchen, ist sofort das Transferrin zur Stelle und fängt das Eisen wieder ein. [260]

Tatsächlich verdanken weder »Popeye« noch wir strotzende Gesundheit einem Übermaß dieses Spurenelements. Im Gegenteil: Freies Eisen ist sehr aggressiv. Es oxidiert lebenswichtige Stoffe, die dann Blutgefäße oder den Herzmuskel beschädigen können. So begünstigt ein Zuviel an freiem Eisen die Entstehung von Oxy-Cholesterin, einer wesentlichen Ursache des Herzinfarktes (s. S. 84ff). Das erklärt, warum Eisenüberschuß eine Ursache für Herzinfarkt und Arteriosklerose sein kann. [260, 288, 655, 658, 746, 747, 783]

Eisen wird inzwischen auch als eine Ursache für Krebs diskutiert. [260, 288, 653, 655, 746, 747, 783] Es gibt zahlreiche Hinweise, daß eine hohe Eisenbelastung an der Tumorentstehung mitwirkt. Eine zehn Jahre dauernde Studie mit über 13.000 Erwachsenen zeigte, daß hohe Eisenpegel, zumindest bei Männern, mit einer erhöhten Lungen-, Dickdarm-, Speiseröhren- und Blasenkrebsrate in Verbindung stehen können. [657]

Frauen haben bis zu einer bestimmten Altersgrenze keine Probleme, Eisen loszuwerden: einmal im Monat sorgt eine Blutung für einen mäßigen Eisenverlust. Männer haben hier leider das Nachsehen. Ihr Körper hat keinen aktiven Ausscheidungsmechanismus für Eisen, außer ständigem Schwitzen! [164]

Kein Zweifel: Auch heute noch gibt es in Deutschland Blutarmut, Eisenmangel und Eisenstoffwechselstörungen, die einer ärztlichen Behandlung bedürfen. Die Behauptung aber, ein beträchtlicher Teil der Frauen sei »krank«, weil ein willkürlich angesetzter Eisenwert unterschritten wird, ist unsinnig. Zugleich sollten tatsächlich niedrige Eisenspiegel nicht zur gedankenlosen Verabreichung von Eisen verleiten, bevor nicht die Ursache, z. B. eine verdeckte Infektion, abgeklärt ist. Auch wenn es vielen Medizinern schwerfallen mag, sich von ihrer alten Liebe, den Eisenpräparaten, zu trennen.

Jod – überflüssig wie ein Kropf

Seit 1993 ist es soweit! Nun dürfen alle möglichen Lebensmittel auch ohne Kennzeichnung Jodsalz enthalten. Schon im Biologieunterricht lernten wir, daß unsere Schilddrüse Jod braucht, um Schilddrüsenhormone herzustellen. Bekommen wir nicht genug von diesem Spurenelement, vergrößert sich die Drüse und wird zum Kropf. Und deswegen sollen wir alle peinlich genau darauf achten, genügend Jod mit der Nahrung aufzunehmen. Denn wir Deutschen sind besonders gefährdet, wenn's ums Jod geht. Warum das so ist, wird mit folgender, »pädagogisch wertvollen« Geschichte erläutert:
Es gab einmal eine Eiszeit. Und weil die gewaltigen Eismassen den jodhaltigen Boden auslaugten und das Jod ins Meer schwemmten, sind Deutschlands Böden arm an Jod. [285] Nur die Norddeutschen sind gut mit Jod versorgt, denn ihre Speisefische baden im nun jodsalzhaltigen Meerwasser. Dagegen mangelt es allem, was auf den ausgewaschenen Almen der Alpen wächst, an diesem Spurenelement. Daher kommen die häßlichen oberbayerischen Bergbauernkröpfe. [266]
Die Jodmangeltheorie basiert auf einer Beobachtung, die schon lange zurückliegt. Im Schweizer Kanton Waadt litten die Menschen, im Gegensatz zu den anderen Eidgenossen, anscheinend niemals an Kropf. Schließlich präsentierten die Experten des Rätsels Lösung: ein Salzfaß. Die Waadter bezogen ihr Salz aus der Saline Bex, das etwas mehr Jod enthielt als die Rheinfelder und Schweizerhaller Kristalle der übrigen Schweizer. Findige Mediziner setzten also fürderhin jodiertes Salz ein – und die Kröpfe verschwanden.
Bis heute konnte sich diese schöne Überlieferung vom kropflosen Kanton Waadt halten. Wie ernüchternd muß es für alle Jodsalzver-

wender sein, jetzt zu erfahren, daß die Geschichte nur eine Mär ist. In Wirklichkeit gab es auch im Waadt immer reichlich Kröpfe. Die Informationen über die angebliche Kropflosigkheit der Waadter stammten aus den Musterungsunterlagen des Militärs. Wenn man Rekruten brauchte, wurden jedoch auch kropfige Waadter eingezogen und als »tauglich«, das heißt kropffrei, befunden. So einfach war das. Mit dem angeblich jodhaltigen Salz der Saline Bex hatte das jedenfalls nicht viel zu tun. [275]

Eine andere Ungereimtheit bestand darin, daß trotz gleichen Jodgehalts im Essen die Bewohner der alemannischen Schweiz schon immer ungleich häufiger unter Kröpfen litten als ihre direkten Nachbarn, die romanischen Eidgenossen. In Dörfern mit reichlich Kröpfen gab es immer einige Familien ohne die häßlichen Geschwulste. Ein »kropffreies Haus« konnte direkt neben einem »Kropfhaus« stehen. [275] Diese Erscheinung war so unerklärlich, daß man gelegentlich sogar »Erdstrahlen« dafür verantwortlich machte. [299]

Allheilmittel Jod

Damals erfaßte einige Mediziner eine richtige »Jod-Euphorie«. Manche gingen sogar so weit, »jeden Morgen einen Tropfen Jod« zu empfehlen. Ein Elixier namens Jodkalium sollte, so wie heute das Vitamin C, gegen beinahe alle Beschwerden und Wehwehchen helfen. Manche ihrer Kollegen sahen das allerdings kritischer. Sie prägten das geflügelte Wort: »Wenn man nicht weiß, wieso und warum, dann gibt man Jodkalium!«. [282]

Ähnlich salopp ging man mit der Wahrheit um, was die heilsame Wirkung des Jods auf den Kropf betraf. Gestatten Sie uns einen Ausflug in die Geschichte der Medizin! Was passierte wirklich nach der Einführung des Jodsalzes in der Schweiz? Die Schilddrüsenvergrößerungen bildeten sich bei Säuglingen, Klein- und Schulkindern ganz oder teilweise zurück. Beim erwachsenen Teil der Bevölkerung versagte die Maßnahme auffallend häufig. Viele erkrankten durch das zusätzliche Jod. Die Häufigkeit von Kropfoperationen nahm sogar noch zu. Und nach wie vor waren die romanischen und alemannischen Schweizer unterschiedlich stark betroffen. [275]

In Sachen Kropf: Professor Haubold ermittelt . . .

Schon Anfang dieses Jahrhunderts war klar, daß nur ein Teil der Kröpfe durch Jodmangel bedingt ist. Doch was war dann für die übrigen Kröpfe verantwortlich? Verschiedene Vermutungen kursierten, doch erst Professor Helmut Haubold von der Gesellschaft für Ernährungsbiologie in München klopfte diese Theorien einmal ab.

Ironischerweise half ihm die Not der Bevölkerung im Zweiten Weltkrieg, die tatsächlichen Kropfursachen zu enttarnen. Nach dem Krieg tauchten plötzlich selbst in norddeutschen Küstenstädten und in Gegenden Bayerns, die bis dahin vollkommen kropffrei gewesen waren, dicke Hälse auf. Gleichzeitig beobachtete man, daß die Personen mit den größten Kröpfen nahezu nachtblind waren. Das gehört aber nicht zu den Anzeichen eines echten Jodmangelkropfs. Die Ärzte standen vor einem Rätsel. Denn nun konnte man beim besten Willen nicht mehr der Eiszeit die Schuld in die Schuhe schieben.

Professor Haubold erinnerte sich an den Bericht eines Militärarztes aus dem 18. Jahrhundert: In einer Kaserne traten Massenverkropfungen mit schwerer Nachtblindheit auf. Ein klarer Fingerzeig auf einen Vitamin-A-Mangel. Konnte das nicht auch heute eine Ursache für die Kröpfe sein? Waren während des Krieges die Vitamin-A-Quellen versiegt? Haubold war auf der richtigen Spur. Seine Neugier galt dem Milchfett. Dort sammeln sich Vitamin A und seine Vorstufe, das Carotin, aus dem Futter an. Vor dem Krieg

stellten die Bäuerinnen in Oberbayern im Herbst stets einen großen Topf Butterschmalz her. Dieser diente gleichsam als »Vitamin-A-Konserve«. Während des Winters schmalzten sie damit die carotinarme Hauptnahrung, nämlich Mehlspeisen und Kohleintöpfe, kräftig ab.
Zu Kriegsbeginn wurde jedoch die Herstellung von Butterschmalz verboten. Der vitaminreichste Teil der Milch, die Sahne, mußte abgerahmt und abgeliefert werden. Ohne Butterschmalz aber litten die Bauern, die sich im Winter praktisch ausschließlich von ihren nicht sonderlich abwechslungsreichen Vorräten ernähren mußten, an Vitaminmangel. Auch im Sommer stand ihnen weniger Sahne als zu Friedenszeiten zur Verfügung. Das schien die Vitamin-A-Theorie zu bestätigen.
Unerklärlicherweise traten aber auch in Gebieten mit reichlichem Milchfettkonsum Kropfepidemien auf.[255,275,277] Nicht weniger überraschend war, daß Professor Haubold auch hier Vitamin-A-Mangel feststellte. Die Butter, mit der sich diese Menschen ihre Stullen schmierten, war auffallend blaß, also carotinarm. Dies erklärte zwar die Kröpfe, nicht aber, weswegen die Milch, aus der diese Butter hergestellt wurde, plötzlich so wenig Carotin enthielt.
Das Rätsel war schnell gelöst. Haubold wußte natürlich, daß Carotin vom Futter in die Milch übergeht. Er zeigte, daß Butter aus Milch von Weiden an Nordhängen, aus tiefeingeschnittenen Tälern und von nebelreichen Flußufern die niedrigsten Gehalte hatte. Also von dort, wo Licht fehlte. Denn ohne Sonne kein Carotin im Futter. Kein Wunder, daß es über die Jahre bei der Bevölkerung zu Mangelerscheinungen wie Kröpfen kommen mußte.[275, 277]
Damit war endlich auch die Ursache für die »Kropfhäuser« der Alpentäler aufgeklärt. Diejenigen Familien, die ihr Vieh auf den sonnenärmeren Almen weiden lassen mußten, waren auch vom Kropf betroffen. Wenn die Nachbarn trotz gleicher Jodversorgung, nicht an Schilddrüsenstörungen erkrankten, so lag das einzig und allein daran, daß sie die »besseren«, also sonnigeren Weiden für ihr Milchvieh nutzen konnten.

Andernorts war nicht Lichtarmut, sondern falsche Düngung für die Kröpfe verantwortlich. Durch intensive Jauche- und Mistdüngung verschwanden carotinreiche Futterpflanzen wie der Klee und andere Hülsenfrüchtler von den Weiden. Dafür breiteten sich Korb- und Doldenblütler aus. [255, 274, 275, 277] Sie liefern im Spätsommer und Herbst ein minderwertiges, carotinarmes Heu.

Andere Länder – andere Ursachen

Auch in Finnland, Spanien, der Tschechoslowakei, Jugoslawien, und der DDR gab es einen Zusammenhang zwischen Milchkonsum und Kröpfen. [279, 294] Allerdings aus einem völlig anderen Grund. Bestimmte Kohlgewächse enthalten von Natur aus kropferzeugende Stoffe. Füttert man Kühen reichlich Raps, so erscheinen diese Stoffe schließlich in der Milch. Und das reichte in den genannten Ländern für richtige Kropfepidemien.

Kröpfe bekamen aber auch Säuglinge, die mit Sojamilch gefüttert wurden. [396, 402] Sojabohnen enthalten einen Stoff, der die Vitamin-A-Synthese aus Carotin hemmt. Und das Vitamin A braucht die Schilddrüse ja, um ihre Hormone herstellen zu können.

Die Schilddrüse braucht Vitamin A für ihre Arbeit genauso nötig wie Jod. Mangelt es ihr daran, kommt es zur Überfunktion und sie wird kropfig. Und diesen Kröpfen kann man mit Jod nicht beikommen. Nach Haubold stört Vitamin-A-Mangel »das Jod-Bindungs- und Verarbeitungsvermögen der Schilddrüse«. [275] Die Wirkungsmechanismen des Vitamin A und der Schilddrüsenhormone sind z. T. dieselben. [21]

Vitamin-A-Mangel hatte man übrigens schon viel früher als Kropfursache vermutet, doch damals scheiterten viele Vitamin-A-Therapien noch an einem Umstand, der erst von Professor Haubold beseitigt werden konnte: Wer einen Vitamin-A-Mangelkropf hat, leidet fast immer an einer Fettverdauungsstörung. Die damals verabreichten, öligen Vitamin-A-Lösungen konnten von den Patienten daher nicht richtig aufgenommen werden. So geriet nach einigen Mißerfolgen die Vitamin-A-Mangelhypothese schnell wieder in Vergessenheit. [275]

Mit verbesserten Vitamin-A-Präparaten funktionierte die Therapie. Die Theorie vom allgegenwärtigen Jodmangelkropf mußte in aller Stille begraben werden. Einen wesentlichen Anteil am Erfolg hat aber auch die damals vor allem auf Betreiben der Arbeitsgruppe um Professor Haubold in Bayern eingeführte Phosphatdüngung von Wiesen und Weiden. Nach dieser Maßnahme, die zunächst nur der Kropfbekämpfung diente, nahmen die carotinreichen Futterpflanzen wieder zu, und die Kropfwelle war zu Ende. [275, 276]

Die Jodierungskampagne – ein Rückschritt

Jahrelang war es dann recht still um den Jodmangel. Das Problem war gelöst, die Jodtheorie widerlegt und die Kröpfe verschwunden. So gerieten auch Haubolds Leistungen bald in Vergessenheit. Doch jetzt häufen sich Veröffentlichungen, nach denen angeblich ein Achtel der Bundesbürger an Kropf leidet. [269, 281, 285] Andere Untersuchungen berichten uns, daß die Hälfte aller deutschen Mädchen eine vergrößerte Schilddrüse haben sollen. [283]

Schon werben Bäcker mit Jodsalz-Brot: die Stunde der »Jodkampagne« ist gekommen. Wir alle werden von Flensburg bis Garmisch mit Jod beglückt, ob wir wollen oder nicht. Das Geschäft floriert. Die Salinen lassen sich den Pfennigartikel teuer bezahlen. Wie viele Bundesbürger haben eigentlich eine vergrößerte Schilddrüse? Die Zahlen, die die Jodprophylaxe rechtfertigen müssen, stammen von Befunden an Rekruten. [267, 269, 281, 283] Doch Wehrpflichtige repräsentieren nicht die Gesamtbevölkerung. Auch erscheint es fragwürdig, Musterungen, die in aller Regel ohne jede Diagnostik der Schilddrüse ablaufen, ein derartig großes Gewicht beizumessen. Schließlich ist diese Drüse ein stark durchblutetes Organ, das sich bei Aufregung und Streß schnell vergrößert. Wie viele junge Männer mag die Frage, ob sie nun zum »Bund« müssen oder nicht, völlig kalt lassen?

Die Zahlen selbst sind uralt: Sie stammen aus dem Jahre 1975. Noch älter sind mittlerweile die untersuchten Rekruten: Erfaßt wurden die Geburtsjahrgänge 1937 bis 1952. Nach neueren Zahlen sollen inzwischen auch die Nordlichter vom Mangel bedroht sein. [281, 292] Sogar im meerumschlungenen Schleswig-Holstein. [271, 281] Ist den Küstenbewohnern der Appetit auf den jodhaltigen Seefisch plötzlich abhandengekommen? Auch erscheint es seltsam, daß der ganzen Nation mit Verkropfung gedroht wird, nur weil die Gletscher das Jod aus den Alpentälern gespült haben sollen. Stammen unsere Lebensmittel etwa aus dem Hochgebirge?
Hat denn wirklich niemand bemerkt, daß unsere Lebensmittelindustrie weltweit einkauft, europaweit vermarktet, daß uns die Handelsketten von Flensburg bis Garmisch die gleiche Ware ins Regal legen? Wie können da einzelne »begrenzte Jodmangelgebiete« existieren, wie einige Mediziner behaupten? Da wir nicht in den Hochalpen, dem einzigen echten Jodmangelgebiet leben, nehmen wir auch ohne Jodierungsmaßnahmen genug von diesem Spurenelement auf, und zwar schon mit dem Trinkwasser, der Nahrung und gewöhnlichem Kochsalz ohne jeden Jodzusatz. [165, 298]
Erstaunt es Sie nun noch, daß offenbar niemand exakt nachgemessen hat, wieviel Jod wir mit der Nahrung tatsächlich aufnehmen? Die Verfechter der Jodmangeltheorie schauen lieber in die vielzitierten Nährwerttabellen, in denen nicht nur die Kalorienzahlen falsch angegeben sind, sondern auch die Jodgehalte.[7] Soweit beispielsweise Milchprodukte auf Jod untersucht wurden, lagen ihre Werte häufig um ein oder zwei Zehnerpotenzen höher [259, 264, 265, 278] als die Nährwerttabellen ausweisen. [7]
Die Lebensmittelindustrie bedient sich gerne jodhaltiger Desinfektionsmittel. Deshalb ist Jod ein verbreiteter Rückstand. Insofern war in den letzten zwei Jahrzehnten erheblich mehr Jod in unserer Nahrung, als uns die Mär vom Jodmangel glauben machen soll. [264] Bei Milchprodukten konnte durch intensive Bemühungen der Molkereien der überhöhte Jodgehalt inzwischen wieder gesenkt werden.

Das Horoskop aus dem Potschamperl

Obwohl alle vom Jodmangel sprechen, bleibt gerade die entscheidende Frage offen: Wieviel Jod ist in unserer Nahrung wirklich enthalten? In den meisten Arbeiten, die über die zu geringe Jodaufnahme der Bevölkerung Klage führen, liest man nur, wieviel Jod im Urin der Menschen war. Nicht nachgemessen wurde, wieviel sie von diesem Spurenelement tatsächlich aufgenommen haben. [285, 286, 292]
Nun könnte man ein solches Verfahren vielleicht noch tolerieren, wenn Jod nur über den Urin ausgeschieden würde. Wird es aber nicht. Inzwischen weiß man, daß auch mit dem Kot eine erkleckliche Menge Jod »durch die Hintertür« verschwindet. [273] Berechnet man den Jodgehalt der Nahrung nur anhand der Jodausscheidung des Urins, kommt man logischerweise auf eine niedrige Zufuhr. Kürzlich wurden die Methoden, Jod im Urin zu messen, einer genaueren Überprüfung unterzogen. Die Schwankungsbreiten waren so hoch, daß die Forscher an ihren eigenen Zahlen zweifelten[263]. Aus denen wird dem Bürger aber seine gesundheitliche Zukunft prophezeiht.

Moderne »Kröpfe«

Klassische Jodmangelkröpfe gibt es allenfalls noch bei Einödbauern in abgelegenen Hochalpentälern. Heutige Schilddrüsenstörungen und Kröpfe entstehen in aller Regel weder durch Jod- noch durch Carotinmangel, insbesondere seit Carotin als Lebensmittelfarbstoff für alles und jedes verwendet wird. Heute deutet viel auf umweltbedingte Schadstoffe hin. Zum Beispiel auf Nitrat. Nitrat hemmt im Körper die Bildung von Vitamin A aus Carotin. [261, 272, 279, 280] Durch intensive Düngung sind sowohl die Nitratgehalte im Trinkwasser als auch in Gemüse deutlich erhöht. [257] Dr. Höring vom Bundesgesundheitsamt konnte nachweisen, daß bei Kindern Schilddrüsenstörungen mit der Nitratbelastung des Trinkwassers zunehmen. [279]

Nimmt man nun zusätzlich Jod ein, wird zwar die Wirkung des Nitrates »maskiert«, nicht jedoch die Ursache bekämpft. Sogar Professor Rolf Großklaus vom Bundesgesundheitsamt nennt Umweltgifte als einen Grund für eine allgemeine Jodierung. [269] Wenn so einem »Arbeitskreis Jodmangel« seine Daseinsberechtigung verschafft wird, erstaunt es, daß es keinen »Arbeitskreis Nitrat« gibt, der sich mit vergleichbaren Finanzmitteln um die Senkung der Nitratgehalte in Trinkwasser und Gemüse engagiert.

Dicker Hals durch Schadstoffe

Die Liste der Umweltgifte, die die Schilddrüse beeinträchtigen können, ist lang. Dazu gehören manche Pilz-, Insekten- und Unkrautvertilgungsmittel, die berüchtigten polychlorierten Biphenyle (PCB), Weichmacher, Dioxin, Blei und aromatische Kohlenwasserstoffe. Übrigens vergrößern auch Stoffe aus dem Zigarettenrauch die Schilddrüse. [270, 279, 280, 289, 290, 294-296]

Seitdem die Weltgesundheitsorganisation (WHO) Deutschland zum Jodmangelgebiet erklärt hat, wird unablässig die Werbetrommel fürs Jod gerührt. Auch wenn die WHO die Bundesrepublik (womöglich noch auf deren Bitten) in diese Kategorie aufgenommen hat, so ist sie doch sehr zurückhaltend mit Pauschalempfehlungen. Kritisch werden sogar die üblichen Jodierungsmaßnahmen in sogenannten »Jodmangelgebieten« kommentiert: [293]

▷ In den Niederlanden und in Tasmanien traten nach Einführung des schwach jodsalzhaltigen Brotes plötzlich vermehrt Überfunktionen der Schilddrüse auf. [293]

- In England und Wales beobachtete man nach Genuß von mit Jod verunreinigter Milch gehäuft Schilddrüsenüberfunktionen. Das Spurenelement stammte aus jodhaltigen Desinfektionsmitteln und von Jodpräparaten, die die Bauern an ihr Vieh verfütterten. [259, 293]
- Im mittleren Westen der USA erhöhte sich die Zahl der jodinduzierten Schilddrüsenüberfunktionen, nachdem dort das Speisesalz mit Jod angereichert worden war. [293]

Die Weltgesundheitsorganisation geht davon aus, daß ein Jodmangelkropf nur dann auftreten kann, wenn man ständig weniger als 50 Mikrogramm des Spurenelements pro Tag aufnimmt. [293] Sogar Jodverfechter, wie die Professoren Hötzel, Scriba, Meinhart und Manz, bestätigen, daß der Bundesbürger durchschnittlich pro Tag die geforderten 50 Mikrogramm Jod verzehrt. [281, 285]

Kropf durch Jod

Daß reichliche Jodzufuhr zu Kröpfen führen kann, ist nichts Neues. Untersuchungen von Professor Muros von der Universität Granada zeigen, daß gerade Menschen mit reichlicher Jodzufuhr einen Kropf entwickeln können. [287] Ähnliches beobachtete man in den USA, in China und in Japan. [258, 294, 297] Andererseits gibt es extrem jodarme Gegenden, wo der Kropf vollkommen unbekannt ist. [294] Was passiert, wenn die Jodprophylaxe in der Bundesrepublik Pflicht würde? Berichte aus den verschiedensten Gebieten der Welt zeigten bereits, daß dann Schilddrüsenstörungen zunehmen. Dafür gibt es reichlich Belege. [259, 262, 268, 278, 282, 284, 291, 293, 294] Vor allem ältere Menschen sind betroffen, insbesondere dann, wenn sie Zeit ihres Lebens an eine geringe

Jodaufnahme angepaßt waren und nun ständig viel Jod bekommen. [259, 262, 275]
Eine ganz andere Frage ist, ob nicht im Einzelfall aus medizinischen Gründen eine Jodgabe angezeigt ist. Dies rechtfertigt aber keinesfalls eine allgemeine Jodierung, nicht zuletzt weil damit eine genaue Dosierung dieses Arzneimittels unmöglich ist.

Die Kritik der WHO an der »offiziell« harmlosen Höchstdosis von einem Milligramm Jod pro Tag ist unüberhörbar. Die WHO moniert, daß die Erfinder dieser Zahl keine einzige Untersuchung benennen, die die Unschädlichkeit dieser Dosis beweist. [293] Ein Milligramm ist übrigens schnell erreicht: Wußten Sie, daß Mineralwasser pro Liter bis zu einem halben Milligramm Jod enthalten kann? [268] US-Amerikaner sind beim Verzehr bestimmter Fast-foods »ungefähr 4,5 Milligramm Jod pro Mahlzeit« ausgesetzt [742] oder können »mit 100 Gramm Brot etwa 0,5 Milligramm Jod« zu sich nehmen. [743] Bei dieser Dosis pro Tag kann aber laut Professor Hans-Jürgen Hapke von der Tierärztlichen Hochschule Hannover bei empfindlichen Personen Jodismus auftreten, also eine Jodvergiftung. »Die Angabe einer Schwellendosis« sei jedoch nicht möglich, da die unterschiedlichen Empfindlichkeiten »möglicherweise auch allergisch bedingt« sein können. [777]
Bereits 1985 wurde von Professor Glöbel von der Universität des Saarlandes berechnet, wieviele Personen in der Bundesrepublik einer erhöhten Jodzufuhr ausgesetzt waren. Sein Resultat: etwa 14 Millionen Betroffene, darunter über 15.000 Fälle von Schilddrüsenüberfunktion und 750 lebensbedrohliche Erkrankungen durch übermäßigen Jodkonsum. [268] Als Quellen für dieses überschüssige Jod werden Arzneimittel, aber auch Milch und Jodsalz genannt. Nach Ansicht von Professor Glatzel ist die allgemeine Jodprophylaxe »überflüssig wie ein Kropf«. [267]

Marmor, Stein und Eisen bricht ...

... aber das Vertrauen auf Mineralien in Pillenform nicht. Der Markt boomt. Wollen Sie ernsthaft Mangelzuständen vorbeugen? Hier unser Tip: Meiden Sie derartige Präparate. Die hochdosierte Zufuhr einzelner Stoffe könnte die Aufnahme anderer Mineralien aus der Nahrung blockieren, die ebenso wichtig für Ihre Gesundheit und Ihr Wohlbefinden sind. Sie erreichen womöglich nur, daß Ihr Mineralstoffhaushalt ins Ungleichgewicht kommt bis hin zu Mangelerscheinungen. [767-769, 777]
Auf welch schwankendem Boden manche Ernährungsempfehlung steht, zeigt der zunächst einleuchtende Rat, bei Knochenschwund (Osteoporose) viel Milch zu trinken. Ihr hoher Calciumgehalt würde der Entkalkung vorbeugen. Wäre diese Logik korrekt, müßte man bei Arterienverkalkung (Arteriosklerose) den Milchkonsum einschränken. Ob Osteoporose oder Arteriosklerose auftritt, hängt nicht allein davon ab, ob wir brav unsere Milch trinken oder sie strikt meiden. Sonst würden Völker, die keine Milch vertragen – und das sind die meisten auf dieser Erde – allesamt an Osteoporose leiden. Dafür wären sie vor Verkalkung geschützt.
Woher nehmen die Händler von Calciumtabletten eigentlich die Zuversicht, ihr Präparat käme vor allem den Knochen zugute? Was verhilft ihnen zu der Überzeugung, ihre Vitamin- und Mineralstofftabletten würden gegen Alltagsbeschwerden wie Abgespanntheit, Überspanntheit, Fingernägelkauen oder Haarspitzenkatarrh wirken? Bis heute blieben die Propagandisten all dieser hübschen und teuren Wundermittel den Beweis dafür schuldig.

Cholesterin – das Geschäft mit der Angst

Ganz ehrlich: Essen Sie Ihr Frühstücksei noch mit gutem Gewissen? Und wie steht's mit der Butter auf dem Brot? Haben Sie die durch die Halbfettpaste aus den Chemielabors der Lebensmittel-

firmen ersetzt? Wann hat ihr Teller das letzte Mal Eisbein, Schinken oder Speck gesehen? Und haben Sie nicht auch Schweineschmalz wegen des Cholesterins gänzlich aus Ihrer Küche verbannt?
Dann wird es Sie vielleicht auch interessieren, daß Sie, nach dem neuesten Stand der Wissenschaft, der Verzicht auf all diese Leckerbissen kein bißchen gesünder gemacht und eher dem Herzinfarkt näher gebracht hat.
Schon seit drei Jahrzehnten wird das Cholesterin als der Schurke gebrandmarkt, der für den Herztod von Millionen von Menschen verantwortlich ist. Ganze Bevölkerungsgruppen werden seither in die kollektive Cholesterinhysterie getrieben. Das Schreckenswort der »Hypercholesterinämie« geistert in den Alpträumen gesundheitsbewußter Mitmenschen herum. Besonders in den USA hat die Cholesterinpanik beinahe schon groteske Züge angenommen. Käse oder Wurst kauft König Kunde guten Gewissens nur noch in der cholesterinfreien Variante. Und falls Sie sich dort beim Studium der Frühstückskarte wundern, was wohl »egg-beaters« sind, nun, das ist eine Art Eipampe, aus der das Cholesterin herausextrahiert wurde – der Hit für Gesundheitsbewußte und ein Muß für ein ordentliches Hotel. In den USA wird bereits gefordert, daß jedes Kind bei der Einschulung auch einem Cholesterintest unterzogen wird, und die amerikanische Gesundheitsbehörde erwägt, daß der Cholesteringehalt auf den einschlägigen Produkten angegeben werden muß. Cholesterin – der Beelzebub für unsere Gesundheit und ein Gift, vor dem gewarnt werden muß wie vor dem Nikotin- und Teergehalt von Zigaretten?
Auch bei uns wurde und wird die Cholesterinhysterie kräftig geschürt, denn es gibt eine ganze Industrie, die von der Angst vor der Butterstulle lebt: die Margarinefabriken. Die Botschaft, die wir vernehmen, ist einfach: Butter, Käse und Wurst gefährden die Gesundheit, weil ihr Cholesterin als Risikofaktor in Sachen Herzinfarkt gilt. Und die heutigen Zivilisationskrankheiten – namentlich die Arteriosklerose – seien erst kürzlich vor den Augen der Wissenschaft entstanden. Ausgerechnet durch den seit Jahrtausenden gepflegten Buttergenuß.

Doch wie gefährlich ist das Cholesterin wirklich? Gibt es einen gesicherten Zusammenhang zwischen der Entstehung von Arteriosklerose und erhöhtem Cholesterin im Blut? Und: wie »sauber« sind diese medizinischen Studien überhaupt durchgeführt worden?

Cholesterin – wichtiger als Vitamine

Cholesterin ist keinesfalls – so sehr die Werbung das auch suggerieren mag – ein giftiger Fremdstoff, der über die Nahrung in unseren Körper gelangt. Im Gegenteil: Cholesterin ist ein elementarer Baustein aller Körperzellen und für unseren Stoffwechsel lebenswichtig. Die Nebennieren bestehen, läßt man den Wassergehalt unberücksichtigt, zur Hälfte aus reinem Cholesterin, beim Gehirn sind's etwa 10 bis 20%. [123] Sogar das angeblich vom Cholesterin gefährdete Herz des Gesunden besteht, ohne Wasser gerechnet, zu etwa 10% aus purem Cholesterin. [123] Ähnliches gilt für unsere Lungen. Muttermilch enthält sogar doppelt soviel Cholesterin wie Kuhmilch. [137] Das würde ja bedeuten, die Natur wolle damit das Herz des Säuglings schädigen!
In Wirklichkeit können wir ohne Cholesterin gar nicht leben! Cholesterin ...

- ▷ stabilisiert und schützt die Zellmembranen. [129, 164]
- ▷ schützt die Nerven. [165, 168]
- ▷ ist Ausgangssubstanz für Gallensäuren, die wir zur Fettverdauung brauchen. [123]
- ▷ ist der Grundstoff der meisten Sexualhormone wie Östrogen. [117]
- ▷ liefert die Ausgangssubstanz für unsere Streßhormone. [117]
- ▷ ist eine Hautschutzsubstanz. [165]
- ▷ ist eine Vorstufe, aus der die Haut dann Vitamin D bildet. [123]
- ▷ unterstützt das Immunsystem. [167]
- ▷ schützt vor Nierenschäden durch Diabetes. [166]
- ▷ verleiht den roten Blutkörperchen die nötige Elastizität. [167]
- ▷ ist wichtig für das Gehirnwachstum. [101]

Abb. 1: Dazu braucht der menschliche Körper Cholesterin

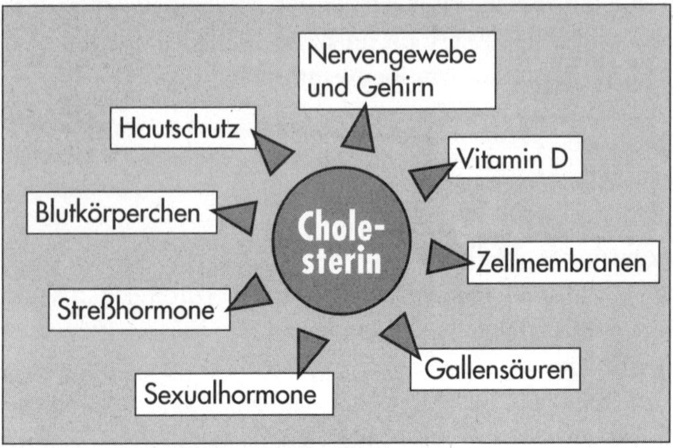

Cholesterin kommt in den meisten Lebewesen vor, egal ob Bakterien, Pflanzen, Fische oder Säugetiere einschließlich des Menschen. [108] Alle Zellen des menschlichen Körpers können diesen Stoff selbst herstellen. [117] Im Gegensatz zu den Behauptungen mancher Ernährungsmediziner enthalten auch Pflanzenöle Cholesterin und manchmal gar nicht wenig. Palmfette können bis zu einem halben Gramm pro Liter als sogenanntes gebundenes Cholesterin aufweisen, das von der üblichen Analytik nicht miterfaßt wird. [124] Zum Vergleich: Schweineschmalz enthält rund doppelt soviel, bis zu einem Gramm pro Kilo. Das zeigt deutlich, daß Cholesterin praktisch in allen Lebensmitteln vorkommt, egal ob tierisch oder pflanzlich.

Es gibt wohl kaum ein Spurenelement oder Vitamin, dem wichtigere und vielfältigere Aufgaben als dem Cholesterin zufallen. Und gerade weil das Cholesterin so lebenswichtig ist, verläßt sich der Körper nicht auf eine Zulieferung von außen durch die Nahrung. Er muß und kann diesen Stoff selbst herstellen. Die tägliche Eigenproduktion schwankt bei einem gesunden Menschen zwischen ein und anderthalb Gramm, je nachdem, wieviel gerade benötigt wird. Die Hauptproduktionsstellen sind Leber und Dünndarm.

Von dort geht das Cholesterin ins Blut, wo es sofort an Transporteiweiße, die sogenannten Lipoproteine, gebunden wird. Mit ihrer Hilfe gelangt das Cholesterin an die Stellen des Körpers, an denen es benötigt wird. Nur ca. 5% des Cholesterins zirkulieren in unserem Blut, der Rest erfüllt in den Zellen seine lebenserhaltenden Aufgaben. [102, 117, 123]

Unsere tägliche Nahrung enthält im Durchschnitt ein halbes bis ein Gramm Cholesterin, das jedoch nur zu ungefähr 30-60% im Dünndarm aufgenommen wird. [117] Wird cholesterinreiche Nahrung angeboten, so produziert der Körper entsprechend weniger. Mit diesem Selbstregulations-Mechanismus sorgt er dafür, daß der Cholesterinspiegel im Blut ernährungsunabhängig immer auf einem individuell gesunden, stabilen Niveau bleibt. [102] Kürzlich staunte die medizinische Fachwelt über einen alten Herren, der nachweislich mindestens 15 Jahre lang jeden Tag zwei Dutzend Eier vertilgt hatte. Zur allgemeinen Verwunderung lag sein Cholesterinspiegel ziemlich niedrig, nämlich unter 200 mg% (mg pro 100 ml Blut). [118] Entsprechende Versuche mit jungen Männern ergaben, daß auch ein hoher Eierverzehr keinen Einfluß auf »das Cholesterin« hat. [119] Ähnliches weiß man vom Rindertalg, der nach gängiger Lesart pures Gift fürs Herz sein müßte: gesättigte Fettsäuren und massenweise Cholesterin. Entgegen der Erwartung ändert Rindertalg das Gesamtcholesterin aber nicht oder senkt es sogar. [125, 139, 140]

Alle Diätratschläge zur Senkung des Cholesterinspiegels nutzen daher nichts. Professor Hans Glatzel vom Max-Planck-Institut für Ernährung schrieb bereits 1978 dazu: »Man hat danach den Eindruck, als sei der Organismus bestrebt, ein individuelles Cholesterinniveau beizubehalten, und in der Lage, den cholesterinsenkenden bzw. -steigernden Effekt einer Kostform weitgehend zu kompensieren.« Auffällig ist, daß nach dem Übergang von fettreicher auf fettarme Kost »das Cholesterinniveau zunächst steil absinkt, im Laufe von Wochen und Monaten trotz gleichbleibender Kost aber langsam wieder ansteigt und sich schließlich auf ein Niveau einstellt, das nur wenig unter dem Niveau vor der Kostumstellung liegt.« [103]

Professor Glatzel sollte recht behalten. So ergab kürzlich eine vom Bundesministerium für Forschung und Technologie finanzierte Studie, daß es keinen Zusammenhang zwischen Nahrungscholesterin und Cholesterinspiegel im Blut gibt. [672] Heute kennt man einen Teil der Rückkopplungsmechanismen, die den Cholesterinspiegel des Körpers auf einem bestimmten Wert halten. [102, 164, 173] Sie lassen Diäten von vornherein aussichtslos erscheinen. Allmäh-

Tab. 3: Erfolg cholesterinsenkender Maßnahmen in verschiedenen Ländern [162]

Studie*)	Probanden	Art	Dauer	Cholesterin-senkung
Großbritannien (UK Heart-DPP)	1278	Diät	5-6 Jahre	- 0,9%
Europa (WHO)	1898	Diät	4 Jahre	- 4,0%
USA (MRFIT)	6424	Diät	6 Jahre	- 2,0%
Großbritannien (Diet & RT)	982	Diät	2 Jahre	- 3,5%
Finnland (Nord-Karelien)	2535	Umerziehung	10 Jahre	- 2,0%
USA (Stanford)	490	Umerziehung	5,5 Jahre	- 0,6%
Großbritannien (UK Heart-DPP)	5373	Diät & Umerz.	5-6 Jahre	+ 1,0%
Europa (WHO)	824	Diät & Umerz.	4 Jahre	-2,1%
Schweden (Göteborg)	1473	Diät & Umerz.	10 Jahre	-0,2%

*) Die Begriffe in Klammern sind die Namen der jeweiligen Studie

lich müssen auch die Mediziner einsehen, daß ihre Ernährungsratschläge weitgehend nutzlos waren, selbst dann wenn sie von großangelegten Umerziehungskampagnen begleitet wurden. Der Cholesterinspiegel im Blut ließ sich gerademal um ein bis vier Prozent senken. [142, 162] Bereits der Meßfehler liegt um etliches höher. Er beträgt etwa 30 mg% nach oben oder unten. [131] Zusätzlich unterliegt unser Cholesterinspiegel erheblichen jahreszeitlichen Schwankungen. Im Herbst steigt er um durchschnittlich 20% an, um im Winter wieder zu sinken. [133]

Damit wird klar, warum ein »Richtwert« von 200 mg% Cholesterin im Blut der bare Unsinn ist. Jeder Mensch hat, wie gesagt, seinen eigenen Cholesterinwert, den der Körper beizubehalten versucht. Und dieser Wert variiert je nach Alter, Jahreszeit, Hunger, Streß, Geschlecht, körperlicher Aktivität, Tageszeit, Klima, Hormon- und Gesundheitszustand.

Der Internist Professor Hans-Jürgen Holtmeier von der Uni Freiburg referierte dazu vor dem Bundesgesundheitsamt: »Die heute postulierte Obergrenze von 200 mg% Serumcholesterin für Erwachsene ist wissenschaftlich unbegründet. Eine solche Grenze gibt es nach der Gaußschen Glockenkurve überhaupt nicht.« [105] (siehe Abb. 2). So ist es absolut normal, wenn eine 55-jährige Frau einen Cholesterinwert von 260 aufweist. Professor Holtmeier ist sogar der Ansicht, daß Gesunde einen Serumcholesterinspiegel unterhalb 300 mg% gar nicht beachten sollten. [105] Der gesunde Erwachsene hat einen durchschnittlichen Pegel von etwa 250 mg% mit starken Abweichungen nach unten und oben. Dies haben betriebsärztliche Untersuchungen an gesunden Arbeitnehmern ergeben. [167]

Viel mehr Augenmerk sollte auf die Risiken niedriger Cholesterinspiegel gelegt werden. Die Medizin hat diese Frage weitgehend vernachlässigt, was bei der immensen biologischen Bedeutung des Cholesterins befremdet. Zunächst fällt bei medizinischen Studien auf, daß der angeblich so vorteilhafte niedrige Cholesterinspiegel mit einer erhöhten Krebsrate einhergeht. [134, 177-181, 224] Auch andere gesundheitliche Probleme stehen mit niedrigen Cholesterinwer-

Abb. 2: Altersverteilung von Cholesterin [167]

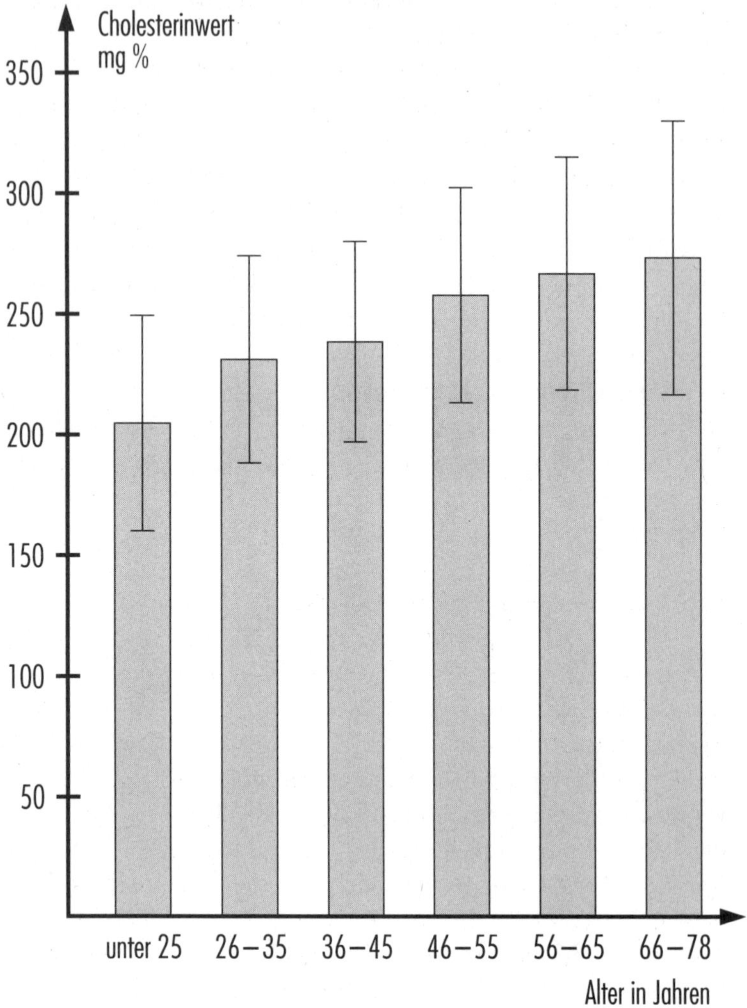

ten in Verbindung: insbesondere geistige Behinderungen, Leberkrankheiten, Blutarmut und AIDS. Es fällt auf, daß immer Organe mit hohem Cholesterinbedarf betroffen sind. [121, 132, 141] Untersuchungen in diversen Krankenhäusern ergaben, daß die Überlebenschance der Patienten mit dem Cholesterin im Blut zusammenhängt. Hatten Kranke Werte unter 150 mg% Cholesterin, so verstarben zwei von drei, während bei erhöhten Cholesterinwerten die meisten wieder gesund wurden. [121] Auch in einem französischen Altersheim bestätigte eine Studie, daß alte Menschen mit viel Cholesterin im Blut länger lebten als solche mit sehr niedrigen Werten. [122] Bei all diesen Untersuchungen handelt es sich, genau wie bei den Studien, die das Cholesterin verurteilen, um reine Korrelationen, das heißt, es muß kein ursächlicher Zusammenhang bestehen. So vermag auch bisher niemand zu sagen, ob der niedrige Cholesterinspiegel eine Ursache oder die Folge dieser Erkrankungen ist.

Tricks im Dienste der Wissenschaft

Die Verteufelung des Cholesterins ist der Erfolg einer einzigartigen Verunsicherungs-Kampagne, die in der Geschichte der Medizin ihresgleichen sucht. Begonnen hat alles im zaristischen Rußland vor über 80 Jahren. Die sogenannte »russische Schule« verfütterte damals große Mengen Eigelb und Hirn an Kaninchen, die daraufhin Veränderungen an den Arterien zeigten, die der menschlichen Arteriosklerose glichen. [120] Nur: Kaninchen können in freier Natur niemals an solche absonderlichen Mengen Cholesterin geraten. Außerdem reagieren sie bis zu 3.000fach empfindlicher auf Cholesterin als der Mensch. Man hat die Tiere also regelrecht mit Cholesterin vergiftet. [105]
Professor Hans Kaunitz, Pathologe an der Columbia-Universität in New York, faßt die Fütterungsversuche an Tieren mit Cholesterin so zusammen: »Keine unter normalen Bedingungen lebende Tiergattung einschließlich der Primaten entwickelte Gefäßverän-

derungen, die der Arteriosklerose des Menschen glichen. Wenn manche Tiergattungen mit völlig unphysiologischen, cholesterinreichen Diäten gefüttert werden, so entwickeln sie Gewebsveränderungen, einschließlich solchen in den Arterien. Manche dieser Veränderungen mögen ... denen des Menschen ähnlich sein, was bei der limitierten Fähigkeit einer Arterie, auf Schädigungen zu reagieren, nicht verwunderlich ist. Das Gesamtbild ist jedoch bei Tieren so verschieden, ... daß die ›experimentelle Arteriosklerose‹ kausale Schlüsse bezüglich der menschlichen kaum zuläßt.« [100]
Weil aber auf Teufel-komm-raus in Tierversuchen untersucht werden sollte, wie Arteriosklerose entsteht und zu behandeln ist, müssen seither Hunde auf den Operationstisch, denen man die Herzgefäße enger näht, damit ein künstlicher Infarkt entsteht. [220, 221] Oder man führte Sonden in die Herzen der Tiere ein, die mechanisch oder elektrisch die Gefäßwände schädigen, um so ein der Arteriosklerose ähnliches Krankheitsbild zu erzeugen. [219, 221] Das Ergebnis ist ein qualvolles Verenden der Tiere für Versuche mit fragwürdiger Aussagekraft.
Doch das sind nicht die einzigen Versuchskaninchen: Tausende von Menschen in aller Herren Länder sind für die verschiedensten Forschungsprojekte zum Thema Fettverzehr und Herzerkrankungen untersucht, befragt, angezapft und beobachtet worden. Keine dieser Studien konnte bisher beweisen, daß ein erhöhtes Serumcholesterin Ursache für Arteriosklerose und Herzinfarkt ist. Es mag sein, daß sich ab einem Cholesterinwert von etwa 300 mg% das Risiko für einen Herzinfarkt erhöht, aber das ist eine reine Korrelation! Ein ursächlicher Zusammenhang zwischen diesen beiden Beobachtungen ist zunächst so wahrscheinlich wie der zwischen den sinkenden Storchbeständen und dem Rückgang der Geburtenrate. Professor Hans Kaunitz vermutete sogar, daß Cholesterin ein Schutzfaktor gegen Herzinfarkt sei und vom Körper deshalb vorsorglich erhöht werde. [143] Man würde den Menschen mit einer Cholesterin-Senkung also einen Bärendienst erweisen.
Neben den Fütterungsversuchen an Kaninchen gelten Untersuchungen über den Zusammenhang zwischen Fettverzehr und

Herzinfarkt in den verschiedensten Staaten dieser Welt als Kardinalbeweis für einen ursächlichen Zusammenhang. Sieht man etwas genauer hin, erkennt man schnell den Trick: Menschen in Entwicklungsländern haben stets weniger Fett zu essen und erleiden weniger Herzinfarkte als die Bewohner der Industrieländer, mal abgesehen von Japan. Das beweist aber noch rein gar nichts. Denn Entwicklungsländer unterscheiden sich in vielerlei Hinsicht von unseren satten Industriegesellschaften. Die gleiche Korrelation ergibt sich auch mit der Zahl der Autos, dem verkauften Dosenfutter für Hunde oder dem Besitz von Fernsehgeräten. [126] Daß Fernsehgucken den Cholesterinspiegel massiv nach oben treibt, ist übrigens wissenschaftlich belegt. Je länger Kinder vor der Glotze sitzen, desto höher ist ihr Cholesterinspiegel. Dabei übertraf Fernsehen ganz klar die vermuteten Risikofaktoren »Ernährung«, »sitzende Lebensweise« oder »familiäre Vorbelastung«. [127]

Im übrigen sind die Zahlen, die bei hohen Cholesterinwerten eine Zunahme von Herzinfarkten beweisen sollen, wenig vertrauenswürdig. Es handelt sich um sogenannte Totenscheinstatistiken. Infarkt ist eine beliebte Verlegenheitsdiagnose (siehe Kasten). Hinzu kommt, daß je nach diagnostischen Möglichkeiten andere Krankheiten zur koronaren Herzkrankheit umdefiniert werden, die bisher nicht dazu gezählt wurden. [128] Dies geschah nicht nur in den USA, sondern auch in Deutschland. Nach der Vereinigung Deutschlands trat in den neuen Bundesländern ein dramatischer Anstieg der Infarkte auf. [144] Der Grund: Der Westen hatte halt eine andere Zählweise beim Ausstellen der Totenscheine als der Osten. Damit läßt sich die Cholesterinangst trefflich schüren. Professor Hans Glatzel verwies schon vor mehr als 15 Jahren darauf, daß sich die Zahl der Herzerkrankungen seit 1920 insgesamt kaum geändert hat. Das, was heute als koronare Herzerkrankung bezeichnet wird, hieß früher nur anders: nämlich chronische Herzmuskelkrankheit. [103]

Die Datenbasis: Totenscheinlyrik

Diagnosen auf Totenscheinen sind das wesentliche Beweismaterial für die Zunahme der Infarkte. Ihr wissenschaftlicher Informationsgehalt gleicht geblümtem Toilettenpapier. Professor Glatzel spottet: »Niemand weiß, wie viele Tote ... genau untersucht worden sind, wieviele Totenscheine der Arzt aus Mangel an Zeit oder Unlust an Formularen unvollständig oder unrichtig ausgefüllt hat ...« [103]

Glatzel zitiert ein deutsches Gesundheitsamt zum Thema Statistiken mit den Worten: »Wie es damit bei unserer Todesursachenstatistik steht, weiß jeder, der sich auch nur flüchtig damit befaßt. Für die Analyse der Todesursachen in ganzer Breite hat sie heute keine große Bedeutung mehr.« [103] In den USA wurden einmal die Totenscheine daraufhin abgeklopft, inwieweit sie überhaupt auf brauchbaren oder glaubwürdigen Diagnosen beruhen. Im Ergebnis befürchtet man, daß etwa ein bis zwei von drei Diagnosen falsch sind: Der Totenschein »kann als Informationsquelle für die Todesursache ein nichtssagendes Dokument sein«. [182] Die angebliche Zunahme von koronaren Herzkrankheiten sei weniger eindrucksvoll, als behauptet wird. [130]

Selbst die Herausgeber des Mediziner-Fachblattes *New England Journal of Medicine* halten den »Herzinfarkt« für eine bequeme Verlegenheitsdiagnose: »Diagnosen ändern sich mit dem medizinischen Wissen, aber auch mit der Mode. Vor 150 Jahren stand in den Sterberegistern in New England (USA) oft niemand, der an einer Herzkrankheit gestorben war. Die Todesfälle dieser Art verbargen sich hinter der Bezeichnung Wassersucht, Asthma, Bettlägerigkeit oder hohes Alter.« [130]

Glatzel: »Die Ärzte einer amerikanischen Universitätsklinik hatten den Mut zuzugeben, ihre klinische Diagnose Myokardinfarkt habe in weniger als der Hälfte der Fälle mit dem Sektionsbefund übereingestimmt, und im gleichen Sinne haben sich andere Kliniker ausgesprochen.« [103] Um wieviel die Infarktrate tatsächlich angestiegen ist, läßt sich also nicht genau sagen.

Wie bringt man es zustande, daß dem flüchtigen Leser medizinischer Fachblätter diese Zusammenhänge verborgen bleiben? Das versuchte 1992 der schwedische Wissenschaftler U. Ravnskov zu klären. [109] Er prüfte, wie oft positive und wie oft negative Befunde von der Fachwelt zitiert wurden. Grundlage war der »*Science Citation Index*«. Dieser dient der Befriedigung der Eitelkeit unserer Wissenschaftler. Denn über den sozialen Rang unter den Kollegen entscheidet, wie oft die eigenen Studien von anderen zitiert wurden. Das mühselige Auszählen obliegt einem Computer, der weltweit alle wichtigen Fachzeitschriften daraufhin analysiert, wie oft welcher Forscher von seinen Kollegen zitiert wird.
Ravnskov kommt zu folgenden Resultaten: Studien, die die Cholesterinverteufelung unterstützen, wurden sechsmal häufiger zitiert als kritische. Studien, die nicht ins Bild paßten, »wurden nach 1970 nicht mehr zitiert, obwohl ihre Anzahl etwa gleich groß war wie die der Befürworter«. Alle Studien, egal ob von Befürwortern oder Gegnern, ergaben gleichermaßen, daß die Senkung des Serumcholesterins die Zahl der Herzinfarkte kaum und die Lebenserwartung gar nicht beeinflußte. [109]
Wie dann die Ergebnisse gescheiterter Studien dennoch für das medizinische Fachpublikum »aufbereitet« werden, zeigt die berühmte Nord-Karelien-Studie, die als Kardinalbeweis in die Medizingeschichte einging. Finnland gehört zu den Ländern mit den höchsten Raten an koronaren Herzkrankheiten. Seine Provinz Nord-Karelien ist weltweit Spitzenreiter. Als Risikofak-

toren gelten dort Rauchen, hohes Cholesterin und Bluthochdruck. Und diesen Risiken wurde in Nord-Karelien mit einer großen Kampagne zu Leibe gerückt. Als Vergleichsgruppe diente die ebenfalls vom Herzinfarkt betroffene Nachbarprovinz Kuopio. [254]

Im Laufe der Jahre beobachtete man in Nordkarelien tatsächlich weniger Herzinfarkt-Tote. Der Triumph wurde gebührend gefeiert. Der Öffentlichkeit verschwieg man jedoch das Ergebnis der Vergleichsgruppe aus Kuopio. Die Menschen dort rauchten, aßen und tranken unbekümmert wie zuvor. Ihr Cholesterinspiegel blieb, wo er war. Die Zahl der Herzkreislauf-Toten sank dort aber noch stärker als in Nord-Karelien. Die Selbstkasteiung der Nordkarelier dürfte demnach überflüssig, wenn nicht gar schädlich gewesen sein. [214]

Oxycholesterin – der wahre Schurke

Durch einen unbeabsichtigten Versuchsfehler gelang es schließlich doch, den vermeintlichen Zusammenhang zwischen Cholesterin und Herzinfarkt zu konstruieren. Die Tierfütterungsversuche wurden offenbar gar nicht mit reinem, sondern mit oxidiertem Cholesterin durchgeführt. Der kleine Unterschied ist gravierend. Während es mit reinem Cholesterin so gut wie unmöglich ist, die typischen Veränderungen der Arterien zu erzielen, gelingt dies mit Cholesterin, das einige Zeit der Luft ausgesetzt war, umso leichter. [146] Bei Fütterungsexperimenten wird das Cholesterin mit einem Lösungsmittel auf das Futter der Versuchstiere aufgesprüht und danach das Lösungsmittel verdampft. Gerade dies ist eine ideale Methode zur Bildung von Oxycholesterinen. [218] Offenbar war dies den Experten nicht geläufig, obwohl diese Veränderung seit der Jahrhundertwende in der Fachliteratur dokumentiert ist. [193]

Der Schweizer Professor H. Mohler ist nach Auswertung der vorliegenden Tierversuche überzeugt, daß »auch oxidiertes Cholesterin an die Tiere abgegeben wurde«, also fälschlicherweise die schädliche Variante des Cholesterins. [145] Oxycholesterin löst bei regelmäßiger Zufütterung von geringen Mengen all jene Veränderungen aus, die zu Arteriosklerose und Herzinfarkt führen; ein Effekt, der im Tierversuch genauso funktioniert wie an menschlichen Zellen. [184, 185, 191, 217] Es gibt genügend Belege dafür, daß Oxycholesterin aus der Nahrung unverändert ins Blut strömt und damit in alle Zellen des Körpers gelangen kann. [191] So findet man es in vielen menschlichen Geweben wie Arterien, Blut oder Leber wieder. [185]

Professor Fred Kummerow von der Universität Illinois hält die Oxycholesterin-Hypothese für »eine der wichtigsten Vorstellungen, die die Entwicklung der Arteriosklerose erklären«. [184] Dr. Robert Sieber von der Eidgenössischen Forschungsanstalt für Milchwirtschaft in Bern pflichtet ihm bei. Er sieht »in den Oxidationsprodukten des Cholesterins, welche bei der Lebensmittelverarbeitung und -zubereitung entstehen können, die wichtigste, also die primäre Ursache der arteriosklerotischen Läsionen«. [146]

Bei Lichte besehen hat diese Erkenntnis weitreichende Folgen. Denn bei der industriellen Verarbeitung von Lebensmitteln, wie etwa der Herstellung oder Lagerung von Eipulver, Milchpulver, Sprühfetten oder vorgeraspeltem Parmesan, wird ein Teil des natürlichen Cholesterins in Oxycholesterin umgewandelt. [146, 185, 187, 189] Vor allem dann, wenn bei der Sprühtrocknung mit Luft gearbeitet wird. Zahlreiche Fertigprodukte, wie Puddingpulver, Mikrowellenmenüs, Mayonnaisen, Nudeln oder Eiskrem, enthalten heute statt frischer Eier getrocknetes Eipulver, weil das leichter zu verarbeiten und außerdem billiger ist. [185] Die Oxycholesterin-Gehalte, die in manch einem Produkt nachgewiesen wurden, lagen höher als die Mengen, die in vielen Tierversuchen arteriosklerotische Veränderungen auslösten. [185]

Ist es Zufall, daß die Oxycholesterinforscher mit ihren Veröffentlichungen nicht die Gegenliebe der Mediziner oder der DGE finden? Allein bis 1981 lagen bereits an die 3.000 Studien zu diesem Thema vor. [183] Und warum wohl fehlen naheliegende Untersuchungen über einen Zusammenhang zwischen Fertiggerichten, Oxycholesterin und Arteriosklerose?

Das »gute« Cholesterin

Woher kommt eigentlich der Wert von 200 mg%, auf den Ärzte und Patienten starren wie das Kaninchen auf die Schlange? Der Wert beruht auf der Ansicht, daß unter 160 mg% Gesamtcholesterin koronare Herzkrankheiten seltener vorkommen, aber ab 220 mg% das Krankheitsrisiko linear ansteigen soll. [105] Ginge es nach diesen Empfehlungen, so wären z. B. bei den 50-59jährigen 84% der Männer und 93% der Frauen behandlungsbedürftig. [170] Das würde einen Großteil unserer Bevölkerung zu Patienten machen, zum Vorteil von Ärzten, Pharmafirmen und der Diätwirtschaft.
Weil die Theorie so nicht funktionierte, brüteten die Wissenschaftler die Idee vom guten und schlechten Cholesterin aus. Dabei werden verschiedene Eiweiße im Blut unterschieden, die das Cholesterin transportieren. Ein solcher Transporteur, das sogenannte »HDL«, sei nun das »gute Cholesterin«, das vor dem Herzinfarkt schützen soll, ein anderer, das »LDL«, sei das »schlechte«, das zu senken sei. Ausschlaggebend für diese Theorie war die Beobachtung, daß Frauen vor den Wechseljahren seltener an Herzerkrankungen leiden und zugleich mehr HDL im Blut haben als Männer. [216] In großangelegten Studien wie »MRFIT« oder »Helsinki« etablierte sich überraschend ein hoher HDL-Cholesterinspiegel als Schutzfaktor. [134] Nur: auch das sind wieder einmal nur Korrelationen, die rein gar nichts über Ursache und Wirkung aussagen. Übrigens hat man mit dem Schutzfaktor »HDL-Cholesterin« letztlich die These von Kaunitz bestätigt, daß Cholesterin die Arterien vor Schäden schützen soll.
Große Theorien wurden seither erstellt, die alle noch zu beweisen wären. Doch die Realität sieht anders aus. So gibt es zum Beispiel Familien mit sehr niedrigem HDL-Wert, die aber trotzdem keine Herzerkrankungen bekommen. [169] Als man erst kürzlich Ratten

genetisch dahingehend manipulierte, daß sie hohe HDL-Werte ausbildeten, war die Überraschung perfekt: Diese Tiere entwickelten, obwohl sie eigentlich putzmunter bleiben sollten, eine stärkere Arteriosklerose als ihre unmodifizierten Artgenossen. Sogar als diese Tiere auf eine fettreduzierte Diät gesetzt wurden, bildeten sich in ihren Herzkranzgefäßen die typischen Fettablagerungen. [106] Nun wird vermutet, daß das nun doch nicht so gute HDL wohl aus verschiedenen Komponenten bestehe, die individuell variieren. Die Suche nach dem »bösen« Cholesterin, das sich jetzt im »guten« HDL verstecken soll, geht weiter.

Wäre es da nicht ehrlicher, zuzugeben, daß es, solange die Wissenschaft noch so wenig über die Zusammenhänge zwischen Fettverzehr, Cholesterin und Herzerkrankungen weiß, sinnvoller wäre, keine Ernährungsratschläge zu geben, um die Bevölkerung nicht weiter zu verunsichern? Schließlich können auch die Ängste, die dadurch erzeugt werden, zu ernsthaften Erkrankungen führen. Inzwischen diagnostizieren die Mediziner zunehmend »Herzphobien«. [172] Sie äußern sich in der Überzeugung der Patienten, herzkrank zu sein, in wiederkehrenden Anfällen von Herzrasen, verbunden mit der panischen Angst, sterben zu müssen.

Schon vor Jahren gestand der Heidelberger Internist Professor Gotthard Schettler ein: »Was hier unter dem Siegel ›Wissenschaft‹ zum Zwecke eindeutiger Werbung veröffentlicht und verteilt wird, ist grotesk. Solange Verkaufsorganisationen bestimmen, was wissenschaftlich relevant ist, braucht man sich über die Verunsicherung von Ärzten und Patienten sowie der gesamten Öffentlichkeit nicht zu wundern.« [107] Sogar Ancel Keys, der Schöpfer der Fett-Arteriosklerose-Herzinfarkt-Theorie, gab 1970 zurückhaltend zu, daß »keine signifikanten Zusammenhänge zwischen der Ernährung und dem Cholesterinblutwert einerseits und dem Auftreten von koronaren Herzerkrankungen andererseits gefunden wurden«. [135] Und die *Süddeutsche Zeitung* schrieb am 7./8. März 1987 zur Glaubwürdigkeit dieser Wissenschaft: »Die Margarineindustrie muß sich heute nachsagen lassen, sie habe weite Teile der etablierten Ernährungswissenschaft schlicht gekauft.«

Es ist ärgerlich, daß all diese Tatsachen und Erkenntnisse von den meisten deutschsprachigen Ärzten, Ernährungswissenschaftlern und Diätetikern bis heute ignoriert werden. So startete 1990 das *Deutsche Ärzteblatt* eine »Nationale Cholesterin-Initiative«. In dieser wird kurioserweise festgestellt: »Bei der überwiegenden Zahl der Bürger sind Fettstoffwechselstörungen durch Faktoren der Lebensweise, insbesondere eine fett- und cholesterinreiche Ernährung bedingt und werden erst im Erwachsenenalter manifest.... Cholesterinwerte über 180 mg/dl vor dem 30. Lebensjahr und über 200 mg/dl nach dem 30. Lebensjahr bedürfen der ärztlichen Aufmerksamkeit.« Und: ... »deutliche Erhöhungen ... erfordern sehr oft eine zusätzliche medikamentöse Therapie«. [170]
Hier wird nun endgültig klar, woher der Wind weht, denn die Cholesterinangst ist längst nicht nur ein lukratives Geschäft für die Margarineindustrie, sondern auch für Pharmafirmen, die ihre Lipidsenker an den vermeintlichen Patienten bringen wollen. Und dabei gehen sie recht clever vor. So ergab zum Beispiel eine Untersuchung über einen Lipidsenker, die sogenannte Helsinki-Studie mit über 4.000 Teilnehmern, daß von den Behandelten sechs am Herzinfarkt starben, in der beinahe gleich großen Gruppe der Nichtbehandelten gerade mal acht Patienten. [171] Alles in allem ein zweifelhaftes, im Sprachgebrauch der Mediziner »nicht signifikantes Ergebnis«. Nicht jedoch für die Industrie, die, wie Professor Holtmeier bemerkt, zu der erstaunlichen Aussage kam, daß es Dank dieses Lipidsenkers 34% weniger Herzinfarkte gegeben habe. [105]
»Die unkritische Verschreibung von Lipidsenkern durch Ärzte der BRD hat 1990«, so Professor Holtmeier, »zu einem Umsatz der Pharmaindustrie von 621,9 Millionen DM an einigen wenigen Lipidsenkern geführt ...«. [105] Auffallend ist, daß diese Lipidsenker vor allem Personen verordnet werden, die 60 Jahre und älter sind, eine Altersstufe, in welcher die Höhe des Cholesterinspiegels kaum noch Einfluß auf das Infarktrisiko hat. [138, 190]
Zeigen die bisher durchgeführten Studien mit solchen Medika-

menten wenigstens, daß die Einnahme dieser Pillen unser Leben verlängert oder die Krankheit lebenswerter macht? Wohl kaum: Menschen, die Lipidsenker einnehmen, können dafür – so legen großangelegte Versuche an Patienten nahe – an wesentlich schlimmeren Erkrankungen wie Krebs oder Entzündungen der Bauchspeicheldrüse sterben. [134, 147] Präparate auf Fibrat-Basis, die den Markt beherrschen, haben sich im Tierversuch als leberschädigend erwiesen. [194, 668] Als Nebenwirkungen werden Kopfschmerzen, Schwindel, Eßstörungen, Impotenz, Gallensteine und Nierenversagen genannt. [190, 194] Über Clofibrat, ein häufig verordnetes Mittel, das chemisch nahe mit verbreiteten Pflanzenschutzmitteln verwandt ist, berichtet ein pharmakologisches Standardwerk, daß »Mäuse und Ratten durch die Gabe hoher Dosen Clofibrat häufiger gut- und bösartige Lebertumore bekamen«. [194] »Eine von der Weltgesundheitsorganisation vorgenommene Massenerprobung der cholesterinsenkenden Effekte von Clofibrat«, heißt es im *Arzneimittel-Telegramm*, einem Informationsdienst für Ärzte, »endete mit der Erkenntnis der Nutzlosigkeit des Lipidsenkers«. [705, 700] Auch bei anderen Lipidsenkern wird von der Fachwelt der fragliche Therapieerfolg bemängelt. [190] Das hat sich inzwischen bei den niedergelassenen Ärzten herumgesprochen. Der Absatz von Lipidsenkern ist deutlich zurückgegangen. [223]

Daß Cholesterinsenker offenbar auch Auswirkungen auf die Psyche haben, ist nicht verwunderlich, denn Cholesterin beeinflußt unser Seelenleben. Zu niedrige Cholesterinwerte im Blut machen depressiv und aggressiv, die Selbstmordrate steigt mit sinkenden Cholesterinpegeln. [111, 176] Besonders Frauen sollten mit der Einnahme dieser Medikamente vorsichtig sein. Eine Untersuchung an Frauen während der Menstruation brachte folgendes Ergebnis: Frauen, die an ihren »Tagen« wenig Fett zu sich nahmen, fühlten sich gereizt, niedergeschlagen und zogen sich zurück. [112] Ihnen fehlte der Nervenbalsam – also Fett –, der seelische Belastungen mindert.

Heute vermutet man, daß Fette und Cholesterin eine wichtige Funktion für das seelische Gleichgewicht haben. Und man hat schon herausgefunden, wie das funktionieren könnte: Tierversuche zeigen, daß ein niedriger Cholesterinspiegel im Blut offenbar den Gehalt an Serotonin im Gehirn senkt.[176] Serotonin ist ein Botenstoff, der unsere Stimmungslage beeinflußt. Viel Serotonin macht ausgeglichen, ein Mangel macht depressiv bzw. verhindert, daß aggressives Verhalten unterdrückt wird. Eine gewaltsame Senkung des Cholesterinspiegels begünstigt offenbar aggressive und selbstzerstörerische Verhaltensweisen.

Die Kampagne der Pharmaindustrie scheint bei der Ärzteschaft auf fruchtbaren und unkritischen Boden gefallen zu sein. Doch die Zahl der Verschreibungkritiker wächst zusehends. So fordern einige Mediziner schon ein Moratorium für Cholesterinsenker.[113] Und selbst im *Deutschen Ärzteblatt* kann man folgende Kritik an der Schulmedizin lesen: »Wir wollen hier keinesfalls gegen Präventionsmaßnahmen Stellung nehmen, sofern diese sinnvoll, überzeugend und jenseits privater oder wirtschaftlicher Interessengruppen sind. Mit Sorge sehen wir jedoch die zunehmende Verordnung von Lipidsenkern. Eindeutig ist dies die Konsequenz überzogener und undifferenzierter Therapieempfehlungen.« Resumee: »... bis heute ist der Nutzen einer Cholesterinsenkung nicht einwandfrei belegt. Eine Abnahme der Mortalität konnte weder mit einer cholesterinsenkenden Diät noch mit Lipidsenkern erreicht werden.«[114]

Doch bis diese Erkenntnisse in den Arztpraxen angekommen sind, werden Jahre vergehen. Jahre, in denen Millionen Patienten ihr Blut sinnlosen Untersuchungen opfern; Jahre, in denen sich Laborärzte mit den teuren HDL/LDL-Bestimmungen eine goldene Nase verdienen und Jahre, die die Krankenkassen Millionen kosten.

Margarine: ins Fettnäpfchen getreten

Milch wird in unserem Kulturkreis seit Jahrtausenden in beachtlichen Mengen verkonsumiert und damit auch die Cholesterinlieferanten Butter und Käse. »In der Einfachheit des urgermanischen Lebens ist Milch eins der Hauptnahrungsmittel für Reich und

Arm, Jung und Alt«, schreibt der Nahrungsmittelhistoriker Moriz Heyne im Jahre 1901. [148] Eben diese Milch und die daraus gewonnene Butter sollen heute Ursache von Herzinfarkt sein, obwohl der Infarkt erst seit dem Verkauf von Margarine zum Problem avancierte.

So macht man Margarine[136]

Die Herstellung von Margarine umfaßt drei grundverschiedene Schritte: Die Raffination, d. h. die Reinigung des gewonnenen Öls; die Modifizierung, d. h. die Umgestaltung des raffinierten Rohstoffs in die technisch geeignete Form; und die Rekombination mit Zusatzstoffen zu einem typischen Imitat. Diese Reihenfolge gilt im Prinzip für alle Imitate, Novel Foods oder andere Produkte des Food Designs.
Die wichtigste Ölsaat der Deutschen ist heute die Sojabohne. Sie wird geschält, zerkleinert und extrudiert, um das Eiweiß zu denaturieren. Das erleichtert das anschließende Auslaugen mit Hexan (Leichtbenzin). Die Benzin-Öl-Mischung wird destilliert, das Hexan wiederverwendet, das Rohöl raffiniert.

Die **Raffination** umfaßt folgende Schritte:

▷ *die Entlecithinierung:* unter Zusatz von heißem Wasser wird ein Teil des Lecithins abgetrennt
▷ *die Entschleimung:* mit Phosphorsäure werden Begleitstoffe wie Eiweiße, Kohlenhydrate und Phosphatide entfernt
▷ *die Entsäuerung:* mit heißer Natronlauge beseitigt man die freien Fettsäuren
▷ *die Bleichung:* Aktivkohle oder Bleicherde binden alle farbgebenden Stoffe wie Chlorophyll, Carotin oder Gossypol

▷ *die Desodorierung:* mit Wasserdampf, bei ca. 250°C, lassen sich praktisch alle übrigen Begleitstoffe abtrennen.

Dieser »chemisch gereinigte« Rohstoff muß nun für die Margarine verfestigt werden, denn alle pflanzlichen Fette aus unseren Breiten sind naturgemäß flüssig. Mit drei verschiedenen Verfahren wird das Fett modifiziert.

Die Modifikation:

▷ *die Härtung:* Mit Nickelkatalysatoren werden unter Druck die ungesättigten Bindungen der Fettsäuren geknackt und mit Wasserstoff versehen. Bei diesem Prozeß bilden sich zahlreiche neuartige Verbindungen, deren gesundheitliche Bedeutung z. T. ungeklärt, z. T. zweifelhaft ist.

▷ *die Umesterung:* Das Fett wird mit Natriumalkoholat gekocht, um es in Glycerin und freie Fettsäuren aufzuspalten. Dann werden Glycerin und Fettsäuren wieder neu zusammengesetzt. Durch die Steuerung dieses Prozesses lassen sich die Eigenschaften des fertigen Fettes recht genau einstellen.

▷ *die Fraktionierung:* Ein natürliches Öl besteht aus einem Gemisch verschiedener Fettbestandteile (Triglyceride) mit unterschiedlichen Schmelzpunkten. Durch Anwendung von Kälte, evtl. unter Wasch- und Lösungsmitteleinsatz, lassen sich Bestandteile mit hohem Schmelzpunkt von niederschmelzenden abtrennen. Hochschmelzende Anteile werden für die Margarine verwendet.

Anschließend wird das verfestigte Fett einer Nachraffination unterworfen, um die verwendeten Chemikalien wieder abzutrennen. Häufig werden die drei Verfahren in Kombination eingesetzt. So lautet beispielsweise eine Rezeptur für Bäcker-Blätterteig-Margarinen: Palmöl härten, Erdnußöl härten, Sojaöl fraktionieren und diese drei Komponenten zusammen mit Rindertalg umestern.

Die **Rekombination** zur Haushaltsmargarine:
Jetzt schlägt die Stunde des Food-Designers. Er muß dafür sorgen, daß das Endprodukt so aussieht und schmeckt wie richtige Butter.

- ▷ Eine Zugabe geeigneter *Emulgatoren* ermöglicht die Bildung einer streichfähigen Fett-Wasser-Mixtur, die auch beim Braten in der Pfanne nicht spritzt.
- ▷ Dann wird der Paste mittels des *Farbstoffes* Carotin der ehemals goldgelbe Teint der Sommerbutter verliehen;
- ▷ *Aromastoffe* mit Butternote oder nussiger Ausstrahlung, Säuren und Kochsalz lassen sie schmackhafter erscheinen als richtige Butter.
- ▷ Mit *Eiweißzusätzen* ruft man das für Butter typische Schäumen und Bräunen in der Pfanne hervor.
- ▷ *Antioxidantien, Synergisten* und gelegentlich auch Konservierungsmittel sorgen für die nötige Haltbarkeit.

Guten Appetit!

Bisher hat offenbar kaum jemand den Gedanken verfolgt, inwieweit Margarine als Ursache des Herzinfarktes in Frage kommt. Hinweise gäbe es genug. Zum Beispiel die allseits bekannte Beobachtung, daß der Konsum tierischer Fette sank, während die Infarktrate stieg. Parallel dazu stieg der Verbrauch von Margarine mit teilweise gehärteten Fetten, die angeblich vor Herzinfarkt schützen sollte. Fütterungsversuche mit teilweise gehärteten Heringsölen, die früher für Margarinen verwendet wurden, führten bei Versuchstieren zu Herzschäden. [203]
Als Ursache werden Begleitstoffe angenommen, die bei der Härtung entstehen, insbesondere bei der Teilhärtung. Sie wird gelegentlich auch als »partielle Hydrierung« bezeichnet. Dabei entstehen Fettsäuren, die sich von ihren natürlichen Vorbildern

in einigen wesentlichen Details unterscheiden: »trans-Fettsäuren« sind »falsch geknickt«, es gibt »Positionsisomere«, die eine Doppelbindung an der falschen Stelle haben und »Dimere«, die unnatürlich verknüpfte Fettsäuren darstellen. [153] Die möglichen Varianten und Kombinationen von trans-Fettsäuren sind außerordentlich vielgestaltig. Keine Analytik konnte bisher alles erfassen. Deshalb ist es bis heute ein Buch mit sieben Siegeln, welche Verbindungen in welcher Menge wirklich in unserer »Kunstbutter« enthalten waren und sind.

»Die meisten isomeren Fettsäuren der partiell hydrierten Fette«, urteilt auch die Deutsche Gesellschaft für Fettwissenschaft, »kommen in natürlichen Fetten, soweit bisher bekannt, nicht vor«. [153] Das hat sich inzwischen geändert. In einem verbreiteten Biochemie-Lehrbuch vermerkt der Verfasser Professor Albert Lehninger von der John Hopkins Universität über die bekannteste trans-Fettsäure süffisant: »Obwohl Elaidinsäure nicht natürlich vorkommt, fällt sie in erheblichen Mengen bei der katalytischen Hydrierung pflanzlicher Öle an ... Da solche kommerziell hydrierten Produkte für die Ernährung verwendet werden, ist in den Lipiden (Fette) menschlicher Gewebe Elaidinsäure enthalten.« [205] Voilà, diese Neuschöpfungen sind also schon beim Menschen angekommen.

Nun waren diese Substanzen nicht nur in Spuren in unseren Fetten enthalten, sondern in beträchtlichem Umfang. Trans-Fettsäuren wurden gezielt erzeugt, um die Margarinen streichfähig zu machen oder um ihnen besondere Eigenschaften zu verleihen, wie z. B. den Ziehmargarinen für Bäckereien. [206-208, 215] Schließlich macht die Haushaltsmargarine nur einen Teil des Marktes aus. Beträchtliche Mengen an teilhydrierten Spezialfetten werden von der Lebensmittelindustrie, den Bäckereien oder in Frittenbuden verwendet. Gehalte bis 50% trans-Fettsäuren waren da nicht ungewöhnlich. [211]

Und gerade diese trans-Fettsäuren stehen neuerdings im Verdacht, die Gefäßveränderungen am Herzen mitzuverursachen. In den Vereinigten Staaten wurden 85.000 Krankenschwestern in einer Fragebogenstudie erfaßt. Sie ergab, daß das Risiko für eine koronare Herzkrankheit mit dem Verzehr von Margarine und Bisquits,

Kuchen und Weißbrot, die üblicherweise mit trans-fettsäurehaltigen Fetten hergestellt werden, stark ansteigt. [115] Bereits 1990 wurde in einem führenden Medizinerfachblatt gemutmaßt, trans-Fettsäuren würden das Arterioskleroserisiko erhöhen. [204] Inzwischen erhärteten Versuche am Menschen auch den Verdacht auf eine Erhöhung des Herzinfarktrisikos. [210, 222]
Bereits 1975 war Leo Thomas vom Glamorgan-Polytechnikum in Wales aufgefallen, daß Todesfälle durch Arteriosklerose in Großbritannien dort am häufigsten sind, wo am meisten Margarine und am wenigsten Butter gegessen wird. [175] Weitere Untersuchungen in den folgenden Jahren zeigten, daß die Herzinfarktpatienten am wenigsten tierische Fette verzehrt hatten. [158] Bald darauf fand Thomas im Körperfett von Infarkttoten gerade jene trans-Fettsäuren, die auf Margarinegenuß hindeuten. [161] Wer nicht am Herzinfarkt gestorben war, hatte weniger trans-Fettsäuren im Körperfett. [149, 212] Das ist natürlich kein Beweis für einen ursächlichen Zusammenhang, hätte aber längst ein Alarmsignal für die Medizin sein müssen.
In Hinblick auf die Ernährung von Säuglingen und Kleinkindern sind solche Stoffe nach strengeren Maßstäben zu bewerten. Die erste brauchbare Untersuchung erschien erst 1991, neunzig Jahre nach der Erfindung der Fetthärtung. Dr. Berthold Koletzko von der Universität Düsseldorf überprüfte, inwieweit von trans-Fettsäuren eine Gefahr für Schwangere und Säuglinge ausgehen könnte. Er zeigte, daß trans-Fettsäuren während der Schwangerschaft in den Fötus gelangen und dem Baby später über die Muttermilch zugeführt werden: »Unsere Ergebnisse legen nahe, daß trans-Fettsäuren unerwünschte Nebenwirkungen auf das intrauterine Wachstum ... haben können«, gemeint sind Wachstumsstörungen im Mutterleib. [201]
Es ist unklar, ob die trans-Fettsäuren tatsächlich die einzige Ursache für diese Befunde darstellen oder ob sie nur auf andere zweifelhafte Stoffe in teilhydrierten Fetten hindeuten. Denn einerseits sind trans-Fettsäuren in geringer Konzentration natürlicher Bestandteil unserer Nahrung. Sie kommen in geringer Menge in den Fetten von Wiederkäuern vor, also auch im Rindertalg und der

Butter. Die Mikroorganismen im Pansen der Kühe bilden sie auf natürliche Weise. Andererseits deuten Untersuchungen auf weitere »fehlgebildete« Fettsäuren in der Margarine hin. [202, 203]
Werden größere Mengen hydrierter Fette verfüttert, so führt das bei Versuchstieren »zu geringem Wachstum und hoher Sterblichkeit«. [199] Die Schädlichkeit läßt sich interessanterweise durch Zufuhr mehrfach ungesättigter Fette aufheben. Gleiches gilt für die Nebenwirkungen der trans-Fettsäuren. [200] Vielleicht dämmert jetzt dem einen oder anderen Mediziner, woher die Theorie der herzschützenden mehrfach ungesättigten Fettsäuren stammt?
Natürlich gibt es auch Versuche, die den trans-Fetten Harmlosigkeit bestätigen. Als wichtigstes Beweismittel dient ein 46-Generationentest an Ratten. Die Autoren kommen zu dem Schluß, daß all die veränderten Fettsäuren »voll verdaulich, harmlos und vollwertig« seien, eine Behauptung die aus heutiger Sicht unzutreffend sein dürfte. [198] Inzwischen scheint auch die Fettwirtschaft zu lernen. Dank einer veränderten Herstellung nähern sich heute die Gehalte an trans-Fettsäuren allmählich denen von Butter an. [209]
Ob dies jedoch dem überzeugten Margarine-Esser der letzten zwanzig Jahre noch hilft, sei dahingestellt.

Freispruch für einen Unschuldigen

Alles in allem bleibt die unglaubliche Cholesteringeschichte ein gutes Beispiel dafür, wie mit der Angst der Menschen vor Krankheit und Tod Geschäfte gemacht werden. Wer zählt die Milliarden, die von Pharma- und Margarineindustrie in den letzten Jahren erwirtschaftet wurden? Erwirtschaftet auf dem Rücken der Menschen, die sich mit Diäten, Lipidsenkern und Ängsten um ihre Lebensfreude und womöglich gar um ihre Gesundheit brachten?

Naturvölker: Jagd nach Cholesterin

Es gibt gute Gründe anzunehmen, daß der Mensch an eine hohe Cholesterinzufuhr angepaßt ist. Unsere frühen Vorfahren scheinen, wie Ausgrabungen zeigen, zum großen Teil Aasfresser gewesen zu sein. [225, 252] Sie verzehrten, was die Raubtiere ihnen übrigließen. [253] Ihnen blieb der Inhalt geknackter Knochen, also Mark und Hirn, die ziemlich fetthaltig und cholesterinreich sind. [154] Und es gibt zahlreiche Hinweise darauf, daß alle Naturvölker gerne fett und cholesterinreich essen.

Die australischen Ureinwohner kennen keine Mangelerscheinungen und leiden nicht an Ernährungskrankheiten, obwohl ihr Speisezettel jedem Ernährungswissenschaftler die Haare zu Berge stehen läßt: Es ist völlig normal, wenn ein Erwachsener an einem Abend an die zwei Kilo Känguruhfleisch verzehrt. Am liebsten mögen sie das, was vor Cholesterin strotzt: die Leber, das Fettgewebe und das Hirn. Emus jagen sie erst, wenn sie »mit einer dicken Schicht Fett umgeben« sind. [155] Ihre Wanderungen richten sie danach, wann wo die fettesten Tiere zu finden sind, egal ob Insekten, Fische, Reptilien, Schnecken, Krebse, Vögel oder Säugetiere. Fett ist für sie so wichtig, daß ihre Sprache ein eigenes Vokabular für die »Fettqualität« ihrer Jagdbeute hat. [150, 163]

Auch die Parakana, ein Indianerstamm vom Amazonas, jagen ihr Wild erst, wenn es fett ist. Tapir- und Pacafett verschlingen sie in solchen Mengen, bis ihnen übel wird. Das sind echte Cholesterinorgien. Als Leckerei gelten bei ihnen fette Palmmaden (35-69% Fett bezogen auf Trockenmasse). Andere Indianer, wie die Guayaki, züchten diese Maden um das ganze Jahr über einen Fettvorrat zu haben. Die Arawete, ein anderes Amazonasvolk, schätzten als Delikatesse Schildkrötenleber - voller Cholesterin. [152]

Auch andere Völker verstoßen kräftig gegen unsere Ernährungsregeln und gedeihen prächtig dabei: z. B. die Massai in Afrika. Sie trinken gewöhnlich 5 Liter Milch täglich und ernähren sich ansonsten praktisch nur vom Fleisch und Blut ihrer Tiere. Etwa zwei Drittel ihrer Kalorien sind pures Fett. Obwohl ihre Cholesterinaufnahme um ein Vielfaches über der eines Europäers oder Nordamerikaners liegt, kennen sie kaum Herz-Kreislauf-Krankheiten. [174] Das gleiche gilt für andere afrikanische Völker, die große Mengen Milch trinken. [126]

Bei den Eskimos kommen Arteriosklerose und Herzinfarkt trotz extrem hoher Cholesterinzufuhr nur in äußerst seltenen Fällen vor. [157] Sie essen vorzugsweise cholesterinreichen Fisch, Wal- und Robbentran. [155] Trotz einer doppelt so hohen Cholesterinzufuhr durch die Nahrung als bei Europäern ist ihr Cholesterinpegel niedriger. [157]

Die Mängel der Cholesterintheorie sind so augenfällig, daß sie auch für einen schwerbeschäftigten Mediziner oder Ernährungswissenschaftler wenn schon nicht auf den ersten, so doch spätestens auf den zweiten Blick erkennbar gewesen wären. Egal wo man hinschaut: Nichts paßt in der gängigen Theorie zusammen. Die Franzosen konsumieren ziemlich viel tierisches Fett und haben mit am wenigsten koronare Herzkrankheiten. [159] In Japan kam es in den letzten Jahren zu einem Anstieg der Cholesterinwerte. Gleichzeitig sank die Infarktrate. [160] Die wohl größte Gesundheitsstudie wurde unlängst in China unternommen. Dabei fand man keinerlei Zusammenhang zwischen Herzerkrankungen und dem Verzehr tierischer Lebensmittel. Im Gegenteil: Völlig unerwartet erwies sich der Weizen als wichtigster Risikofaktor und der Reis als bedeutendster Schutzfaktor aus der Küche. [156] Aber auch das sind wieder nur Korrelationen.
Auch ein Blick in die Küche des Mittelmeers hätte geholfen, die

Augen zu öffnen. Alle Kulturen ringsherum schätzen seit Jahrtausenden ihr Olivenöl. Nicht nur in der Türkei oder in Griechenland schwimmen die Speisen im Öl. Ausgerechnet diese fette Küche ist gesund fürs Herz. [192, 197] Unseren Experten scheint entgangen zu sein, daß das Olivenöl eigentlich jeglichen Ernährungsempfehlungen spottet: Es enthält nur wenig mehrfach ungesättigte Fettsäuren, die bis vor kurzem die einzig anerkannte Versicherung gegen den Herzinfarkt sein sollten. [158]
Was die schützende Wirkung der Mittelmeerkost ausmacht, darüber kann man bisher nur spekulieren. Offiziell werden nun die einfach ungesättigten Fettsäuren im Olivenöl als Schutzfaktoren genannt – im Gegensatz zu den bisher umjubelten mehrfach ungesättigten Fettsäuren. Das heißt schlicht, daß die bisherigen angeblich »gesicherten« Empfehlungen falsch gewesen sein müssen. Olivenöl unterscheidet sich aber von den meisten anderen handelsüblichen Fetten noch in ganz anderer Hinsicht: Es ist in aller Regel nicht durchraffiniert und enthält dadurch eine Fülle von Begleitstoffen aus der Ölfrucht. Möglicherweise sind darin auch noch Schutzfaktoren enthalten. Andererseits ist nicht auszuschließen, daß in diesen Ländern einfach eine andere Ursache, ein anderer Auslöser dieser Erkrankungen fehlt: Diätmargarine stößt im Mittelmeerraum auf wenig Gegenliebe. Vielleicht sind gerade deshalb die Herzen dort so gesund?
Auf einem anderen Gebiet herrscht inzwischen Klarheit: Ein Schlüssel zum Verständnis der Arteriosklerose lieferte das Oxycholesterin. Erinnern wir uns: Durch ein »Versehen« ließ sich im Tierversuch ein Zusammenhang zwischen Cholesterin und Herzkreislauferkrankungen »beweisen«. Der Margarineindustrie muß dieser Versuchsfehler wie ein Geschenk des Himmels vorgekommen sein, war damit doch die Butter als »Herztöter« gebrandmarkt.
Die zentrale Rolle des Oxycholesterins wird von dem Tatbestand unterstrichen, daß vor allem das »böse« LDL-Cholesterin Oxycholesterin enthält im Gegensatz zum »guten« HDL. [186, 701]
Dies erklärt die Theorie vom »guten« und »bösen« Cholesterin

auf zwanglose Weise. Aber es erklärt noch viel mehr, wofür es bisher keine Erklärung gab: In Indien beispielsweise gelten koronare Herzkrankheiten als führende Todesursache. Die üblichen Risikofaktoren wie Rauchen, hoher Cholesterinspiegel, Bluthochdruck oder Alkohol scheiden dort aus. [196] Eine Untersuchung der in Indien traditionellen Ghee-Butter (das ist die dort übliche Form von Butterschmalz) ergab hohe Oxycholesteringehalte. [185, 196]

Es darf sich auch niemand wundern, wenn sich bestimmte Verfahrenstechniken bei der Margarineherstellung als schädlich fürs Herz erweisen. Obwohl solche Untersuchungen längst überfällig gewesen wären, hat man sie weitgehend vermieden. In diesem Zusammenhang sei ein Hinweis aus dem internen Informationsdienst der britischen Industrie-Toxikologen zitiert: »Männer, die Butter verwendeten, hatten weniger Herzattacken als solche, die Margarine mit mehrfach ungesättigen Fettsäuren aßen. Weitere Studien sind erforderlich, bevor diese Korrelationen als ursächlich erachtet werden können«. [195] Es dauert wohl noch ein paar Jahre, bis diese Untersuchung abgeschlossen ist und endgültige Ergebnisse vorliegen. Erhärtet sich jedoch dieser Befund, dann wären speziell Diätmargarinen als Mitursache koronarer Herzerkrankungen zu diskutieren.

Manchmal ist es schwer, zwischen Opfer und Täter zu unterscheiden. Vor allem dann, wenn festgefügte Vorurteile den Blick verstellen. Auch wenn die Margarineindustrie in dieser Sache nicht unschuldig ist, soll nicht vergessen werden, daß weite Teile der Ernährungswirtschaft gegen ihren Willen genötigt wurden, Produkte entsprechend den ernährungstheoretischen Ideologien zu produzieren. Sie mußten – ob sie wollten oder nicht – ihre Speisen von den »bösen« tierischen Fetten befreien und durch Margarine ersetzen. Sogar Konzerne wie McDonalds oder Burger King gingen da in die Knie: Auf öffentlichen Druck hin tauschten sie ihren bewährten Rindertalg zum Fritieren der Pommes gegen Pflanzenöle aus. [707]

So gesund ist »gesunde Ernährung«

Das, was landläufig als gesunde Ernährung propagiert wird, sieht nach eingehender Überprüfung nicht mehr so aus: Kalorienzählen lohnt sich nicht, weil man weder weiß, wieviel Kalorien in den Lebensmitteln stecken, noch wieviel der einzelne Mensch davon braucht. Und wenn man es wüßte, wäre noch nicht klar, was im Körper dieses Menschen mit den Kalorien passiert.
Auch Vitamine und Mineralstoffe haben uns enttäuscht. Beim Blick ins »Kleingedruckte« zeigte sich, daß ihr Wert vielfach überschätzt wird. Rehabilitieren mußten wir dagegen den »Bösewicht der Nation«, das Cholesterin. Sein Wert wird meistens verkannt: es steht auf dem Index der Ernährungsberater, obwohl es wichtige Aufgaben im Organismus zu erfüllen hat. Was passiert, wenn man an Nährstoffe als alleinseligmachende Ingredenzien glaubt, zeigt die folgende Geschichte.

Kinderfrühstück auf dem Prüfstand

Wie armselig wirkt doch ein übliches Frühstück im Vergleich zu den knusprigen und zuckersüßen Vitamin- und Mineralstoffbomben, die in großen Kartons für kleine Kinder verkauft werden. Viel hilft viel, so heißt die Devise der Hersteller. Vollgepackt mit Vitaminen sollen die Knusperdinger dem »Vitaminräuber Zucker« Schach bieten und den Nachwuchs groß und stark machen. Kein Lebensmittel auf dieser Erde dürfte so mit »wertvollen« Stoffen abgesättigt sein wie diese Brösel.
Cornflakes und Co. leisten, neben Cola und Hamburger, den wohl wesentlichsten Beitrag der USA zu unserem Speisezettel. Längst haben Honig-Paps, Fruit-Pups oder Hanni-Crashs das traditionelle Butterbrot am Morgen verdrängt. Dank findiger Marketing-Strategen haben die an Tiertrockenfutter erinnernden Krümel in kürzester Zeit den deutschen Frühstückstisch erobert. Ganze Supermarktregale werden von den knallbunten, mit Comicfiguren

versehenen Päckchen eingenommen. Sie bieten Körnerkost ohne Müsli-Image.
Der übliche Werbespot zeigt wogende Kornfelder, in denen eine adrette Familie die Frühstücksbrocken genießt. Gesundheit und Natur pur. So läßt sich das Gewissen der Eltern beruhigen, die ihren Kleinen etwas Gutes tun wollen. Die Kinder sind sowieso nur scharf auf die Verpackung. Donald Duck, Mickimäuse, Dinos und Bugs Bunny grinsen ihnen von dort fröhlich und bunt entgegen.
Glaubt man den Versprechungen auf der Packung, so nimmt man mit dem Inhalt die reine Gesundheit zu sich. Kohlenhydrate, Eiweiße und Fette im ausgewogenen Verhältnis, dazu alle Vitamine und Mineralstoffe, die der Körper braucht. Mit Milch zusammen hätte man damit ein vollwertiges Frühstück – etwas Besseres kann man gar nicht essen!
Eine Forschergruppe in den USA wollte es genau wissen. Sie fütterte schon vor Jahren Ratten mit handelsüblichen »Zuckerknusperkrümeln«, in der Fachsprache als »Frühstückscerealien« bezeichnet. Alle waren sie mit den wichtigsten Vitaminen und Mineralstoffen angereichert. 240 jungen Ratten wurde 45 Tage lang entweder Wasser und normales Futter oder Wasser und ein Frühstückscereal vorgesetzt. Das Ergebnis war niederschmetternd: Die Ratten, die die Cerealien gefressen hatten und laut Werbung eigentlich vor Gesundheit strotzen sollten, waren dem Tode nah. Sie litten an Fettleber, Anämie und Bluthochdruck. [226]
Die Forscher fanden genau das Gegenteil von dem, was sie aufgrund der Nährwertangaben auf den Packungen erwartet hatten:

- ▷ Die reichlich zugesetzten Vitamine und Mineralstoffe trugen nicht das geringste zum Wachstum der Tiere bei. Obwohl die Ratten beliebig viel von dem jeweiligen Testfutter zur Verfügung hatten, fraßen sie von den Cereals so wenig, daß sie nicht wuchsen, sondern teilweise abnahmen. In einem anderen Versuch mit angereicherten Frühstücksflocken-Diäten starben sogar ein paar Tiere, so daß das Experiment abgebrochen wurde. [226]
- ▷ Eine Annahme der Wissenschaftler war, daß die Getreide-

krümel den Cholesterinspiegel senken würden. Doch es kam anders. Ausgerechnet zwei Produkte mit niedrigem Fettgehalt erhöhten die Cholesterinwerte der Ratten deutlich. Zwar konnten tatsächlich ein paar der anderen Produkte die Cholesterinwerte senken, dafür hatten diese Tiere dann allerdings eine Fettleber. [226]

- ▷ Alle Tiere, die Frühstückscerealien gefuttert hatten, nahmen deutlich weniger zu als die Tiere aus der Normalfutter-Gruppe. Die Forscher fanden, wie schon andere vor ihnen, daß »das Verfüttern herkömmlicher Frühstückscerealien in Körpergewichtszuwächsen resultiert, die weit unter normalen Kontrollwerten liegen und in einigen Fällen negativ sind.« Negatives Wachstum bei Jungtieren! Diejenigen, die am wenigsten zunahmen, hatten interessanterweise die gezuckerte Ware bekommen, die zu über 50% aus dem »Dickmacher« Zucker bestand. [226]
- ▷ Bei den Versuchstieren, die sehr wenig Salz bzw. Natrium im Testfutter hatten, stieg der Blutdruck, womit wiederum keiner gerechnet hatte. Und diese für Ernährungsberater paradoxe Situation war keine Einzelbeobachtung: die Tiere, die am meisten Salz mit ihren »Cereals« fraßen, hatten den niedrigsten Blutdruck.
- ▷ Einige der getesteten Produkte waren mit Eisen angereichert. Die Tiere fraßen also je nach Probe unterschiedliche Mengen an Eisen. Und man würde erwarten, daß die Tiere, die reichlich Eisen bekommen, bessere Eisenwerte (z. B. einen hohen Hämoglobinwert) im Blut haben. Auch hier waren die Ergebnisse verheerend. Zunächst: Zwischen der Eisenaufnahme und dem Hämoglobinwert gab es kaum einen Zusammenhang. Es gab also Tiere, die trotz hoher Eisenaufnahme blutarm waren. Zweitens: Die Tiere, die wenig Eisen im Blut hatten, lagerten enorme Eisenmengen in ihrer Leber ab. Das heißt im Klartext: die Tiere wurden schwerkrank. Die Schlußfolgerung der Autoren: »Unter diesen Umständen erscheint die Gabe von mehr Eisen zur Heilung der Anämie von fragwürdigem Wert.« [226]

Was lehrt uns dieser Versuch? Produkte, die nach allen Regeln der

Ernährungswissenschaft, entsprechend den Empfehlungen der Expertengremien, zusammengestellt waren, hatten so robuste Versuchstiere wie Ratten fast umgebracht. Die angeblich so gesunden »Lebensmittel« haben völlig anders gewirkt, als es die Ernährungslehre-Theorien voraussagen. Es handelte sich zwar um amerikanische Angaben, aber deren Empfehlungen werden hierzulande meist übernommen. Dieser Versuch stellt eine ganze Wissenschaft in Frage, er entzieht der Ernährungsberatung das Fundament. Die amerikanischen Forscher kommen schließlich zu der Erkenntnis, »daß man nicht genug über die menschliche Ernährung weiß, was den Gebrauch herkömmlicher Lebensmitteltabellen und Nährstoffempfehlungen erlauben würde, um die Frühsückscerealien sicher beurteilen zu können«. Mit anderen Worten: wer behauptet, mit Vitaminen und Mineralstoffen angereicherte Produkte seien der Weisheit letzter Schluß, der gefährdet möglicherweise unsere Gesundheit. Das Zusammenspiel der Vorgänge im Körper kann durch unsinnige Vitamin- und Mineralstoffgaben gestört werden – und seien die einzelnen Substanzen noch so populär. Das Konzept, Lebensmittel schnell, billig und unkonventionell herzustellen und sie anschließend mit einzelnen Nährstoffen gesundbeten zu wollen, ist damit gescheitert.

So werden Cornflakes hergestellt

Während mit dem vollwertigen Gesundheitsimage des Getreides geworben wird, werden in Wirklichkeit unterschiedlich große Mengen der Schalen und der Keimling vom Getreide oder Maiskorn abgetrennt. Der verbliebene Mehlkörper wird dann vermahlen und landet mit Zucker, Malz und Salz im Extruder. Der Extruder ist die Wundermaschine der Lebensmittelindustrie. Er fertigt Kartoffelchips, Schokoriegel oder Erdnußflips genauso wie die Frühstücksbrocken. Der Extruder ähnelt einem riesigen Fleischwolf. Die einge-

füllten Rohstoffe, in unserem Fall das Zucker-Malz-Mehlgemisch, werden durch Druck, Scherkräfte und Hitze in eine plastische zähflüssige Masse verwandelt. Sie quillt schließlich wie Spaghetti aus den Düsen, dehnt sich aus (expandiert) und erstarrt. Ein Messer schneidet dann die gelierten Stärkestränge in fünf Millimeter lange Stücke. Die Extrudate werden anschließend zu Flakes, Ringen oder Kügelchen geformt, abgekühlt und verschwenderisch mit synthetischen Vitaminen besprüht. Zum Schluß wird gasdicht verpackt, das erhält die Knusprigkeit. [227]
Die ach so gesunde Frühstückskost besteht im Grunde also nur aus gezuckertem und geröstetem Maismehl. Die einzigen, die vom Genuß dieser Produkte profitieren sind die Hersteller, die Supermärkte und die Zahnärzte. Allen gesunden Vitaminen zum Trotz haben die Krümel nämlich die Eigenschaft, dank ihres gewaltigen Zuckergehalts gerne an den Kinderzähnen kleben zu bleiben. Und Mutti wundert sich, warum der Zahnarzt dann doch gebohrt hat ...

Vom Nutzen der »Untermieter«

Der Mensch hat auf dieser Erde eine lange Geschichte. In Millionen von Jahren mußte er erst lernen, sich den Widrigkeiten der Natur anzupassen, und in wenigen Jahrtausenden gelang es ihm dann, sich eben diese Erde untertan zu machen. Der Mensch hat es dabei fertiggebracht, die meisten seiner Mitgeschöpfe zu bändigen, auszubeuten oder auszurotten. Kein anderes Lebewesen scheint uns mehr gefährlich werden zu können. Selbst Krankheiten und Seuchen haben mit der Entdeckung der Antibiotika und der Einführung der Impfung ihren Schrecken verloren. Der Kampf ums Überleben scheint gewonnen, die Natur entbehrlich geworden zu sein. Der Mensch also doch die »Krone der Schöpfung«?

Grob besehen könnte man dem zustimmen. Bei näherer Betrachtung erkennt man jedoch, daß es Millionen und Abermillionen Lebewesen gibt, auf die wir dringend angewiesen sind. Lebewesen, die entscheidend unsere Gesundheit und möglicherweise sogar unser Verhalten steuern: es sind die kleinen Bewohner unserer Gedärme, die Darmflora. Dieses Wechselspiel zwischen dem menschlichen Organismus und den Darmbakterien ist sehr kompliziert und noch recht wenig untersucht. Fest steht, daß diese Mikroben mit uns eine Lebensgemeinschaft, eine Symbiose bilden. Die kleinen »Untermieter« haben sich als Wirt den Menschen ausgesucht und finden bei ihm Schutz und Nahrung. [231]

So wundert es nicht, daß unsere Untermieter sehr an der Erhaltung unseres Körpers interessiert sind: Als »Entgelt« für Kost und Logis produzieren sie zahlreiche für den Menschen lebenswichtige Stoffe. So werden eine Reihe von Vitaminen im Darm gebildet, die – entgegen der herrschenden Lehrmeinung – zum Teil vom Körper aufgenommen werden können; zum Beispiel die Vitamine K und Folsäure. Auch jene Eiweißbestandteile, die der menschliche Körper selbst nicht herstellen kann, die sogenannten »essentiellen Aminosäuren«, können die Mitbewohner in unserem Inneren herstellen. [102, 233, 235, 236] Bei Bedarf werden sie dem Körper einfach frei Haus geliefert.

Daneben beeinflussen die Mikroben mit biologisch aktiven Aminen den Fett- und Kohlenhydratstoffwechsel [228], mit Muramylpeptiden regulieren sie unseren Schlaf. [797] Inzwischen weiß man auch, daß die Darmbakterien sich aus dem Nahrungsbrei gewisse Stoffe aussuchen, sie umbauen und als Krebsschutzstoffe an den Körper weitergeben. [237]

Die Darmflora – ein Steckbrief [231, 387]

Unsere Darmflora läßt sich sowohl als lebendiges Organ bezeichnen, aber auch als echtes Ökosystem.

- ▷ Jeder Mensch hat seine eigene, individuelle Flora.
- ▷ Die Ernährung des Säuglings entscheidet über ihre spätere Zusammensetzung.
- ▷ Sie wiegt etwa 250 g, ist also schwerer als unsere Milz.
- ▷ Im Darm leben bis zu zehnmal mehr Mikroorganismen als unser Körper Zellen hat.
- ▷ Ein Drittel unseres Stuhls besteht aus Mikroben.
- ▷ Mindestens 400 verschiedene Arten besiedeln unseren Darm.
- ▷ Sie verbraucht bis zu 10% der verzehrten Kalorien.
- ▷ Auf Streß reagiert sie sehr empfindlich. Sie kann sich dann in wenigen Stunden völlig verändern.
- ▷ Sie liefert Vitamine, Aminosäuren, Wachstumsfaktoren und Hormone.
- ▷ Sie produziert Abwehrstoffe gegen Krankheitserreger (Biocine).

Die Hauptaufgabe der Darmbakterien scheint jedoch in der Aufrechterhaltung eines intakten Immunsystems zu liegen.[387] Das zeigen die Beispiele von Menschen, die in einer extremen Umgebung leben, wie etwa Arktisforscher oder Raumfahrer. Sie brauchen extrem haltbare Nahrung, das heißt, ihr Essen muß steril und damit frei von Mikroorganismen sein. Die Gefahr einer solchen Ernährungsweise ist mittlerweile hinreichend genau beschrieben: Nach etwa zwei »Wochen beginnt die Darmflora abzusterben, mit der Konsequenz, daß diese Menschen anfälliger gegen Krankheiten werden. Dies geht solange gut, wie sie in der keimfreien Umgebung des ewigen Eises oder im Weltall bleiben. Kommen sie aber wieder mit anderen Menschen in Kontakt, etwa mit der Ablösung für die Arktisstation, brechen Krankheiten wie Grippe oder Lungenentzündung aus«.[228, 229]
Auch viele Tierversuche belegen diesen »mikrobiellen Schock«.

Wenn man Labortiere keimfrei aufzieht, verkümmert ihre Abwehr: Das Lymphsystem kann sich nicht entwickeln, im Blut sind viel zu wenig weiße Blutkörperchen, der Thymus schrumpft. [230] Ein paar harmlose Mikroben von gesunden Versuchstieren (mit intakter Darmflora) genügen, um bei den keimfrei aufgezogenen Tieren eine schwere bis tödliche Infektionskrankheit auszulösen. [230] Verabreicht man solchen Tieren vorher eine Reinkultur von einem typischen Darmbewohner wie Escherichia coli, der sich in ihrem Darm ansiedelt, sind die Tiere schon recht gut geschützt. Wie vielfältig müssen da die Reize für unser Immunsystem sein, nachdem jeder Mensch 400 bis 500 verschiedene Arten von Mikroben beherbergt?

Die Darmflora kämpft ihrerseits auch aktiv mit kurzkettigen Fettsäuren und antibiotisch wirksamen Stoffen (Biocine) gegen Krankheitserreger. [387] Gleichzeitig besiedelt sie die Darmwand so dicht, daß Eindringlinge keinen Schlupfwinkel mehr vorfinden, in dem sie sich festsetzen könnten. Sie bilden einen undurchdringlichen Kordon auf der Darmwand. [387] Manche Darmbewohner halten sich mit Saugnäpfen an ihr fest, andere sind mit ihr sogar verwachsen. [231] Und wieder anderen gewährt der Darm in speziellen Taschen (Lieberkühn-Krypten) Unterschlupf, in denen sich die hilfreichen Heinzelmännchen unserer Verdauung ungestört entwickeln können. [387]

Unser körpereigenes Immunsystem kann nur dann richtig arbeiten, wenn die Darmflora intakt ist. Für eine erfolgreiche Infektabwehr ist ein ständiges Training erforderlich. Die Darmschleimhaut benötigt die Präsenz der Mikroben, und diese wiederum müssen ihre Abwehrbereitschaft stets aufs neue trainieren, z. B. durch die regelmäßige Zufuhr geringer Mengen an Krankheitserregern. Übertreibt man die Hygiene oder werden aus Bequemlichkeit vor allem sterile Produkte wie Fertiggerichte gegessen, dann leidet darunter natürlich auch unser Immunsystem. [230, 249]

Was passiert, wenn der Darmflora wichtige Trainingspartner fehlen? Die Antwort gibt uns die Eroberung Lateinamerikas: Etwa 56 Millionen Menschen kamen dabei um. Ganze Völker wurden aus-

gerottet. Die meisten starben aber nicht durch Waffengewalt, sondern durch Grippe oder Masern, die auf eine nicht vorbereitete Urbevölkerung trafen. [230, 232] Als in den 60er und 70er Jahren einige der letzten Amazonasvölker entdeckt wurden, kostete das »Entdecktwerden« und der damit verbundene Kontakt mit »unseren« Erregern bis zu drei Viertel der Indianer das Leben. [232]
Natürlich braucht eine moderne Gesellschaft Hygiene. Aber sie muß immer einen Kompromiß finden zwischen der notwendigen »Sauberkeit« und den ebenso notwendigen, aber dosierten Herausforderungen für unser Immunsystem. Der Erreger der Kinderlähmung ist bei Naturvölkern weit verbreitet. Für sie ist das Virus völlig harmlos. Wir Europäer lernten die Kinderlähmung auch erst seit der Jahrhundertwende fürchten. Sie gilt als typische Zivilisationsseuche, eine Folge des erreichten Hygienestandards. Heute wird die Bevölkerung geimpft, was im Falle der Kinderlähmung auch gut funktioniert. [230]
Auch Naturvölker haben umfangreiche »Impf«-Verfahren. Sie sehen dort nur etwas anders aus. Wenn sich Männer bei rituellen Kämpfen schwere Schnittwunden zufügen, wenn Frauen sich für ihr »Schönheitsideal« am ganzen Körper narbige Muster einstechen, dann vereitern diese Wunden in aller Regel. Dabei entsteht Immunität. Das ist der biologische Sinn dieser für uns abstoßenden Praktiken. Denken Sie einmal daran, wenn Ihre Kinder mit einem aufgeschlagenen und womöglich eitrigen Knie nach Hause kommen. Und fallen Sie nicht gleich in Ohnmacht, wenn Ihre Kleinen in einem unbeobachteten Moment auch mal »Dreck« gegessen haben. Das hält gesünder als ein ganzer Eimer Multivitaminplörre aus dem Supermarkt.
Wir brauchen die unspezifische Immunisierung über unsere Darmflora. Sie heißt in der Fachsprache »Paramunisierung«. [250]
Sollte es nicht gelingen, auf diesem ebenso einfachen wie wirksamen Weg das Immunsystem der Menschen zu stärken, dann können auch Antibiotika und Impfungen nicht mehr helfen. Der allmähliche Verlust der Paramunität läßt sich in unserer Gesellschaft unschwer beobachten: Da nehmen die Salmonellosen und

die Virushepatitis zu, die Darmverpilzungen, vor allem mit Candida, haben inzwischen den Charakter einer Volksseuche erreicht, Infektionen mit opportunistischen Keimen breiten sich aus, also mit Erregern, die eigentlich gar keine sind und nur einem geschwächten Immunsystem gefährlich werden können. [230, 248]

Der Schutz, den Antibiotika oder Impfungen gewähren, wird vielfach überschätzt. Je mehr Antibiotika wir schlucken, desto leichter werden wir wieder krank. [387] Es ist eine echte Unsitte, jede Kleinigkeit mit Antibiotika zu behandeln. Auch wenn der Infekt vielleicht unterdrückt wird, unsere Darmflora leidet als erstes, und damit steigt unsere Infektanfälligkeit. Antibiotika sind im Notfall eine echte Hilfe, ihr Einsatz bei Allerweltsinfekten ist jedoch eine Gefahr für unser Immunsystem. Ähnlich begrenzt sind die Möglichkeiten des Impfens. Angesichts der ungeheuren Vielfalt von Keimen, die ihre Angriffsstrategien stets ein wenig ändern, ist es gar nicht möglich, die Menschen vorsorglich gegen alle denkbaren Erreger zu impfen.

Mit anderen Worten: Der Mensch ist nur für eine gewisse Zeit in der Lage, sich von sterilen Pülverchen, Büchsen oder Tabletten zu ernähren, selbst wenn diese alles enthalten sollten, was nach neuesten Beschlüssen der Ernährungswissenschaftler der Körper zur Gesunderhaltung und zum Gedeihen benötigt. Selbst noch so viele Vitaminsäfte und Mineralstoffdrinks helfen da nicht weiter. Wir scheinen also paradoxerweise den täglichen Kampf unseres Körpers mit Bakterien und Viren zu brauchen, um gesund zu bleiben.

Steuerzentrale Darm

Eigentlich ist es unglaublich, daß bei der wichtigen Rolle, die die Darmbakterien für unsere Gesundheit spielen, sich bisher nur so wenige Wissenschaftler dafür interessierten. Vielleicht liegt es ja daran, daß es eben appetitlicher ist, bunte Ernährungsratgeber zu schreiben, als in der Kloschüssel zu stochern.

Finnische Wissenschaftler scheinen da weniger Skrupel zu haben.

Die Forschungen von Professor Herman Adlercreutz von der Uniklinik in Helsinki lüfteten in den letzten Jahren eines der Geheimnisse: Überall dort, wo Sauerteig-Roggenbrot verzehrt wird, ist Brustkrebs seltener. [242] Inzwischen wissen wir warum: Verborgen in den Ballaststoffen des Roggens befinden sich Substanzen, die unsere Darmflora in hormonähnliche Verbindungen, Lignane genannt, umwandelt. [245] »Die Bildung von Lignanen«, schränkt Professor Adlercreutz allerdings ein, »erfordert eine intakte Darmflora«. [237]
Lignane steuern indirekt unseren Hormonhaushalt. Sind genug Lignane vorhanden, bildet unser Körper ein Eiweiß namens SHBG (siehe Kasten). Das SHBG reguliert die körpereigenen Sexualhormone. Über diesen Umweg kann die Entstehung von einigen Krebsarten verhindert werden. Diese schützende Wirkung können die Darmbakterien aber anscheinend nur ausüben, wenn ihnen etwas »gescheites«, sprich ein nach altbewährter Art gebackenes Brot kredenzt wird. Mit Vollkornbroten aus Backmischungen (s. S. 150f) oder Ballaststoffpräparaten wie Weizenkleie funktioniert es nicht. [237, 243, 245] Anscheinend verderben Backmischungsbrote nicht nur den Menschen den Appetit.
Auch in Japan ist Brustkrebs selten, obwohl dort kein Roggen angebaut wird. Adlercreutz fand nun im Urin von Japanern Stoffe, die unseren Lignanen sehr ähnlich sind. [244] Sie heißen Isoflavone und stammen aus der dort angebauten Sojabohne. Ihre Wirkung auf das SHBG ist genau die gleiche. Inzwischen erweisen sich diese Stoffe auch bei anderen Zivilisationserkrankungen als potente Regulatoren.

So schützen Lignane und Isoflavone

Bis heute wurden 15 Lignane und Isoflavone im menschlichen Urin nachgewiesen. Nach einer Mahlzeit mit Roggenvollkorn, Beeren, Früchten oder Sojabohnen scheiden wir sie – bei intakter Darmflora – in hoher Konzentration aus. [237]

Nur wenn ausreichend Lignane oder Isoflavone aus dem Darm in die Pfortader aufgenommen werden, bildet der Körper ein Eiweiß, das SHBG (ausgeschrieben heißt es sexualhormonbindendes Globulin). [245] Dieses SHBG beginnt nun, die im Blut befindlichen Sexualhormone abzufangen. Zugleich wird ihre Ausscheidung aus dem Körper beschleunigt. Niedrige Konzentrationen an freien Sexualhormonen im Blut senken das Krebsrisiko für Prostata, Gebärmutter und Brust. [237, 245, 246]
Lignane und Isoflavone wirken noch über einen zweiten Mechanismus auf das Krebsgeschehen ein: Sie blockieren an den genannten Organen jene Stellen, an denen das Signal zur Krebsbildung gegeben wird. [237, 247] Inzwischen hat die Arbeitsgruppe um Professor Adlercreutz auch gegen andere Krebsarten, vor allem bei Kindern, eine Schutzwirkung beobachtet. [239, 241]
Isoflavone und Lignane entpuppten sich inzwischen auch als Schutzstoffe bei weiteren Zivilisationskrankheiten. Sie unterbinden die »Angiogenese«. Das ist die unerwünschte Neubildung feinster Äderchen bei Krebs, Diabetes oder Arthritis. [240]

Was wirklich zählt

Allmählich gewinnen wir eine Vorstellung von der Ernährungsökologie des Menschen. Bekanntlich leben Mensch und Tier in Symbiose mit ihrer Darmflora. Und das sind nicht nur ein paar versprengte Bakterien in den Darmwindungen. Die gesamte Darmflora ist uns zahlenmäßig weit überlegen. Sie besteht aus beinahe zehnmal mehr Lebewesen, als unser Körper Zellen hat. Diese Mikroben, die da in unserem Inneren gedeihen, vollbringen entscheidende Stoffwechselleistungen für uns: Sie steuern unser Immunsystem, unseren Hormonhaushalt und produzieren jene Verbindungen, die unseren Körper gesund erhalten. Schädigen wir jedoch unsere Darmflora, dann belastet sie unseren Körper mit giftigen Zersetzungsprodukten.[251] Aus einem »Lebenspartner« wird ein Feind.

Die Evolution hat gewollt, daß wir in Symbiose leben müssen, daß wir die Hilfe anderer Lebewesen benötigen, um gesund bleiben zu können. Wenn wir essen, ernähren wir auch unsere Darmflora. Wer legt ihren »Nährstoffbedarf« fest? Welcher Ernährungsberater weiß, wie man jene Lebewesen pflegt, von deren Hilfe unsere Gesundheit viel abhängiger ist als von Vitaminpräparaten, die uns zur »Stärkung des Immunsystems« angeraten werden? Auch von der pauschalen Empfehlung, »Ballaststoffe« zu essen, bleibt bei Lichte besehen nicht mehr viel übrig. Es sind die darin verborgenen Stoffe, in jedem Lebensmittel natürlich andere, die offenbar nur in Verbindung mit einer geeigneten Lebensmittelverarbeitung und einer intakten Darmflora ihre volle Wirkung entfalten. Chemische Präparate sind hier fehl am Platz.

Die meisten Wirkungen der Darmflora sind bis heute unbekannt. Die Hinweise jedoch mehren sich, daß eine quicklebendige Darmflora wichtiger ist als die meisten der angeblich so lebenswichtigen Nährstoffe: Kürzlich wurde festgestellt, daß eine gut »durchtrainierte« Darmflora wirksam die Ausschüttung von Streßhormonen vermindert.[238] Demnach hat die Darmflora auch einen erheblichen Einfluß auf die Stimmung und das Wohlbefinden des Menschen. Sie ist für unsere Gesundheit wichtiger als alle Ratschläge der Ernährungsexperten. Deren Nährwertempfehlungen nehmen bis heute keine Rücksicht auf das komplexe Geschehen im Ökosystem Darm.

3 Der Vollwert-Flop

Vollwertkost – die geniale Idee

Im Gegensatz zu den komplizierten Nährwertempfehlungen ist die Vollwerternährung bewußt einfach gehalten: »Laßt unsere Nahrung so natürlich wie möglich«. [300] Schließlich haben die Lebewesen eine Evolution mit einer naturbelassenen Nahrung durchlaufen. Ohne Kalorienzählerei, ohne Angst vor Vitamin- und Mineralstoff-Mängeln. Vollwertkost enthält auch all die Vitalstoffe, die noch nicht entdeckt sind oder deren Notwendigkeit noch nicht »anerkannt« wurde. Sie ist durch ihren pragmatischen Ansatz leichter zu verstehen und gilt als »ganzheitlich«.

Kein Zweifel: Die Vertreter der Vollwertkost haben das zentrale Problem der üblichen Ernährungslehre erkannt. Dazu Dr. med. Max-Otto Bruker, der Nestor der Vollwertköstler: »Die alte Ernährungslehre ist schuld an den ernährungsbedingten Zivilisationskrankheiten. Vor etwa hundert Jahren wußte man zum Glück noch nichts von den Kalorien sowie dem Eiweiß, Fett und den Kohlenhydraten. Die Menschen waren gesund, weil sie nur das essen konnten, was der Bauer erzeugte. Dann entwickelte sich eine Ernährungslehre. Man ging dazu über, alle Nahrungsmittel chemisch auf ihre einzelnen Bestandteile zu untersuchen. (...) Eine solche rein chemische Betrachtungsweise ist schuld daran, daß es zu dem heutigen katastrophalen Gesundheitsverfall gekommen ist.« [301]

»Laßt unsere Nahrung so natürlich wie möglich« bedeutet aber auch einen Verzicht auf jegliche vermeidbare Verarbeitung. Kein Tier präpariert seine Nahrung, kocht sein Gemüse oder bäckt Brötchen – und bleibt prompt gesund. Laut Bruker entstehen »durch die industrielle Bearbeitung ursprünglicher Lebensmittel minderwertige Nahrungsmittel, die nicht mehr die notwendigen Vitalstoffe in ausreichender Menge und im richtigen Verhältnis enthalten«. [301]

Bruker: »Gesund durch richtige Ernährung«

»Krank wird man durch falsche Ernährung. Man hört unentwegt, daß die Menschen einfach durch zuviel Essen krank würden. Gegen diese Annahme spricht allein die einfache Überlegung, daß Menschen schon immer gern gegessen haben. Dazu haben wir von der Natur den Hunger und den Appetit bekommen. (. . .) Nein, die Menschen haben schon immer gerne ihre Urtriebe Hunger, Durst und Sexualität gestillt. Dies ist keine neue Entdeckung und kann deshalb auch nicht an Krankheiten schuld sein. Der Unterschied gegen früher ist lediglich der, daß es heute möglich ist, durch industrielle Verarbeitung Nährstoffkonzentrate herzustellen, die es bisher nie gab. Sie sind schuld an den Krankheiten, nicht die Menge des Essens.« [301]

Der Erfolg der Vollwertidee sorgte für Zersplitterung. Die einzelnen Schulen liefern sich hinter den Kulissen heftige Gefechte über Nebensächlichkeiten. Der Vater des Vollwertgedankens, Professor Werner Kollath (1892-1970), favorisierte ursprünglich Getreide und Milch, denn außer diesen beiden gäbe es »wohl nichts, was für sich allein auf die Dauer die Erhaltung von Leben und Gesundheit herbeizuführen vermag«. [300] Bruker hingegen hält gerade unsere Milch für eine Quelle vielen Übels und legt das Schwergewicht auf Getreide und Rohkost. Ansonsten ist sein Konzept betont ganzheitlich: Nicht alles ist der falschen Ernährung anzukreiden, daneben gibt es auch umweltbedingte und lebensbedingte Krankheiten.

Die Vollwerternährung nach Professor Claus Leitzmann vom Institut für Ernährungswissenschaften der Universität Gießen berücksichtigt außerdem ökologische und sozialpolitische Aspekte. Sie befriedigt das Umweltgewissen, das soziale Gewissen sowie den Wunsch nach einer preiswerten Gesundheit für alle. Er empfiehlt deshalb, die Hälfte der Nahrungsmenge als »unerhitzte Frischkost«

zu verzehren, dafür weniger Fleisch, weil unser Vieh mit wertvollem Getreide gemästet wird, während die Dritte Welt hungert. Leitzmann empfiehlt Biokost, um die Umwelt zu schonen. Zusatzstoffe sollten möglichst vermieden werden, ebenso bestrahlte und genmanipulierte Nahrung. Leitzmann: »Mit der Vollwert-Ernährung sollen hohe Lebensqualität - besonders Gesundheit - Schonung der Umwelt und soziale Gerechtigkeit weltweit gefördert werden.« [303] Der Zeitgeist ist wunschlos glücklich!

von Koerber, Männle, Leitzmann: »Vollwert-Ernährung«

»Unerhitzte Frischkost bietet gegenüber erhitzter Kost zahlreiche Vorteile. Mit unerhitzter Frischkost werden alle in den Lebensmitteln enthaltenen essentiellen und gesundheitsfördernden Inhaltsstoffe in ursprünglich vorhandener Menge zugeführt, da sie nicht durch Hitzeeinwirkung oder Auslaugen ins Kochwasser vermindert werden. Dies gilt auch für die sekundären Pflanzenstoffe, die teilweise flüchtig, hitzelabil oder oxidationsempfindlich sind. (...) Potentielle Gefährdungen durch bestimmte unerwünschte, infolge unterbliebener Erhitzung nicht zerstörte sekundäre Pflanzenstoffe sind bei üblichen Verzehrsmengen - abgesehen von rohen Hülsenfrüchten - nicht zu erwarten.« [303]

Vollwerternährung soll vor ernährungsbedingten Krankheiten schützen. Damit könnten Unsummen an Behandlungskosten eingespart werden. Derzeit kursiert eine Zahl von jährlich 107 Milliarden DM. [304] Tatsächlich gibt es nicht wenige Menschen, denen diese Art der Ernährung nachhaltig Linderung bei chronischen Leiden verschafft hat. Bruker hat viele Patienten erfolgreich therapiert, die verzweifelt von Arzt zu Arzt gelaufen sind und von Klinik zu Klinik geschickt wurden. Aus der Hauspostille seiner Gesellschaft für Gesundheitsberatung lächelt uns seit Jahren ein anderes »Frischkornkind des Monats« entgegen, das sich dank Körnerkost und fleischfreier Rohkostplatten sichtbar seiner properen Gesundheit erfreut. [305] Das betonen zumindest die stolzen Eltern.

Die ersten Zweifel

Genaugenommen hätte sich eine Ernährung mit solchen gesundheitlichen Vorteilen ausbreiten müssen wie ein Lauffeuer. Auch die Speisenfolge wirkt recht appetitlich: frische Köstlichkeiten von Mutter Natur, knackiges Gemüse und kerniges Getreide. Tatsächlich sind es aber eher kranke Menschen, die Vollwerternährung über lange Zeit konsequent praktizieren. Die Müsli-Erlasse haben an den Schulen nicht den erhofften Erfolg gebracht. Bäcker klagen, daß ihre Vollkornbrötchen anfangs zwar bereitwillig gekauft wurden, der Absatz aber nach einigen Monaten absackt und auch mit Werbung nicht mehr gesteigert werden kann. (s. S. 179ff)
Mit zunehmender Aufklärung über bewußte Ernährung, nach zahllosen Vollwertbackkursen, nach Vorträgen, Broschüren und bunten Kochbüchern, Gesundheitssendungen in Funk und Fernsehen kaufen immer weniger Menschen sogenannte vollwertige Lebensmittel wie Körnerbrötchen, Getreidebratlinge, Vollwertnudeln und Rohkost. Die Vollwertwelle läuft aus. Dies deckt sich mit dem Tatbestand, daß vielen überzeugten Müsliessern der ersten Stunde die »Körner« inzwischen widerstehen. Der ursprüngliche Appetit schlug in Aversion um. All das deutet nicht auf mangelnden Willen zur »bewußten« Ernährung oder fehlende Aufklärung hin, sondern auf einen Webfehler im Konzept.
Basis der Vollwertberatung sind diverse Tabellen, die dem Interessierten zur leichteren Orientierung ausgehändigt werden. Aus ihnen kann ein jeder statt der Kalorien den Vollwert seiner Lebensmittel ablesen und Empfehlungen zum Verzehr ableiten. Sie gilt

den Vollwertköstlern als Maßstab ihrer Nahrungswahl. Werfen wir doch mal einen Blick auf die Stammutter all dieser Werke, der Kollath-Tabelle (Tabelle 3 aus der »Ordnung unserer Nahrung«, in der uns vorliegenden Ausgabe auf Seite 51/52) [300]:
Kollath teilt die Nahrung in Wertstufen ein. Er unterscheidet zwei Gruppen, die *vollwertigen Lebensmittel* und die *teilwertigen Nahrungsmittel*, denen das »Lebendige« durch Erhitzung ausgetrieben wurde. Bei den Lebensmitteln kennt er drei Verarbeitungsstufen: »natürlich«, »mechanisch verändert« und »fermentativ verändert«. Ebenso bei den Nahrungsmitteln. Dort heißen die Wertstufen »erhitzt«, »konserviert« und »präpariert«. Präparate, wie z. B. Zucker, sind das Schlechteste.

Die sechs Wertstufen der Kollath-Tabelle [300]

vollwertig	Beispiel	teilwertig	Beispiel
1. natürlich	Weizen	4. erhitzt	Kompott
2. mechanisch verändert	Vollmehl	5. konserviert	Marmelade
3. fermentativ verändert	Most	6. präpariert	Zucker

Was bei dieser Einteilung überrascht, ist die Vorstellung Kollaths, man könne damit die gängigen Verfahren der Lebensmittelverarbeitung hinreichend erfassen. Bereits beim Bier hätte er mit der Zuordnung ins Schleudern kommen müssen. Er entschied sich für das fermentativ veränderte Lebensmittel. Aber Bier wird nicht nur fermentiert (Gärung), sondern zunächst gekeimt (Mälzen), dann erhitzt (Darren) und schließlich ausgekocht (Würzekochen). Insofern ließe es sich auch als Präparat einordnen. Kollaths Einteilung ist also pure Willkür.
Ein anderes Beispiel ist der Käse. Er wird seit Urzeiten etwa so hergestellt: Man läßt das Milcheiweiß mit Lab oder Säure gerinnen. Dann wird die gallertartige Masse zerkleinert, wobei ein Teil der Molke austritt. Schließlich wird die Masse abgepreßt und der Käse gereift. Kollath zählt Käse einmal zu den fermentativ veränderten

Produkten, obwohl es sich um denaturiertes Eiweiß handelt und somit eigentlich »teilwertig« sein müßte. Ein andermal zählt er ihn zu den erhitzten Produkten, obwohl der Käse nie wirklich erhitzt wurde, allenfalls die Milch, die zur Käseherstellung dient. Dann aber wiederum müßte die Molke ebenfalls als »erhitzt« gewertet werden. Bei Kollath ist sie jedoch nur »mechanisch verändert«.

Beispiele aus der »Kollath-Tabelle« [300]

Brot: Kollath zählt *Vollkornbrot* zu den erhitzten Produkten, nicht aber zu den fermentierten. Weißbrot dagegen zu den »konservierten« Speisen, obwohl *Weißbrot* viel schneller verdirbt als Vollkornbrot.
Getreideflocken als »gequetschte Vollkornprodukte« firmieren unter der Rubrik »fermentativ verändert«. Meint Kollath damit die Oxidation durch Luftsauerstoff? Das aber hat mit einer Fermentation rein gar nichts zu tun.
Pflanzenkäse (Tofu) ist angeblich ein fermentativ verändertes Lebensmittel, obwohl man dafür das Sojaeiweiß mit ätzenden Magnesiumsalzen und durch Hitzebehandlung denaturiert. Tofu hätte konsequenterweise als Präparat eingeordnet werden müssen.
Oliven hält Kollath für »natürliche Samen«, die seiner Meinung nach roh gegessen werden können. Frisch gepflückte Oliven sind absolut ungenießbare Früchte. Sie müssen entbittert werden, damit sie schmecken.
Honig zählt Kollath überraschenderweise zu den »natürlichen Früchten«. Warum hat er ihn nicht in seine Rubrik »tierische Präparate« eingereiht? Honig ist schließlich ein haltbares Zuckerkonzentrat (!), eingesammelt von kleinen Tieren – und keine Honigmelone.
Muscheln steckt Kollath in die Rubrik des »mechanisch ver-

änderten« Lebensmittels. Warum Muscheln mechanisch verändert sein sollen, bleibt sein Geheimnis. Sollte er allerdings das Öffnen der Schalen gemeint haben, so müßte er konsequenterweise auch die Nüsse in diese Spalte einordnen. Tut er aber nicht.
Fischrogen stuft er als »natürlich« ein. Kollath ahnte wohl nicht, daß der schnellverderbliche Rogen (z. B. Kaviar) stets haltbar gemacht werden muß.
Schabefleisch (Hackfleisch) ist bei Kollath ein fermentiertes Produkt statt ein mechanisch verändertes. Oder dachte er dabei etwa an die Lebenstätigkeit der Salmonellen? Die tatsächlich fermentierte *Rohwurst* paßt übrigens nur unter die Rubrik »Tier-Konserven«.
Die strenge Unterscheidung in *»Tierische Präparate«* und *»Milchpräparate«* mag man noch hinnehmen. Aber warum er Luft zur Kategorie der »natürlichen Getränke« (Rülpser?) zählt, wird uns wohl verborgen bleiben.

Die Idee mit den Wertstufen je nach Verarbeitungsgrad hat natürlich etwas Bestechendes. Aber ist es wirklich möglich, daß seit Jahrzehnten keiner unserer Vollwertexperten diesen Unsinn bemerkt hat, obwohl sie alle ihre wissenschaftliche Reputation betonen? Haben diese Kaiser wirklich keine Kleider? Auch der Versuch von Mitarbeitern der Universität Gießen, diese Tabelle zu überarbeiten und zu aktualisieren, schlug fehl [303]:

Beispiele aus der Gießener Tabelle [303]

Jodiertes Meer- und Kochsalz ist »sehr empfehlenswert« in der Rubrik »mäßig verarbeitet«, simples *Meer- bzw. Kochsalz* ohne diesen chemischen Zusatzstoff steht jedoch unter »stark

verabeitet«. Die konsequente Empfehlung: »nur selten verzehren«.
Pommes gelten als »übertrieben verarbeitete Lebensmittel«, während *Knödelmischungen* eine Stufe empfehlenswerter sind. Es bleibt unerfindlich, warum nach allen Regeln der Kunst pulverisierte Kartoffeln vollwertiger sein sollen als lediglich geschnittene und fritierte Stäbchen. Wäre nur die starke Erhitzung im Fett das Problem, dürften *Bratlingsmischungen* nicht um eine Wertstufe besser beurteilt werden.
Auch Kollaths *Oliven* tauchen wieder in der Spalte mit den praktisch unverarbeiteten Lebensmitteln auf.
Dann unterscheidet die Tabelle zwischen *Käse mit und ohne Zusatzstoffe.* Bei der Herstellung von Käse werden praktisch immer Zusatzstoffe verwendet, die aber nicht immer deklariert werden müssen. So z. B. die Zugabe von Calciumchlorid oder die Konservierungsstoffe im Lab.
Dann werden Produkte empfohlen, die entweder stark verarbeitet oder so nicht herstellbar sind: *Ungehärtete Pflanzenmargarinen mit hohem Anteil an Kaltpreßöl.* Zunächst werden die Öle für ungehärtete Margarinen allesamt durchgreifend raffiniert. *Raffinierte Öle* werden in der Tabelle jedoch schlechter eingestuft als die daraus hergestellte Margarine. Nach der Raffination bringt man die Öle (außer Palmkernfett) durch physikalische und chemische Verfahren zum Erstarren (s. S. 91ff). Dabei werden in aller Regel Waschmittel bzw. Lösungsmittel eingesetzt, die mit einer erneuten Raffination wieder entfernt werden müssen. In dem Fett ist danach praktisch nichts mehr »naturbelassen«. Prädikat in Gießen: »sehr empfehlenswert«.
Bier und Wein werden als »stark verarbeitet« abqualifiziert, denn laut Spaltenüberschrift sind sie »vor allem konserviert«. Im selben Atemzug wird *Tafelwasser* genannt. Tafelwasser ist eine Art »synthetisches« Mineralwasser,

hergestellt aus technisch reinem Trinkwasser (z. B. durch Umkehrosmose), versetzt mit diversen Salzen. Dieses Imitat hätte, wendet man die Maßstäbe der Gießener an, auf den Index gehört. Hinsichtlich der beanstandeten Konservierung unterscheidet es sich nicht vom *Natürlichen Mineralwasser*, das wiederum als »sehr empfehlenswert« gilt.

Würde man die Tabelle noch unter ökologischen und sozialen Kriterien bewerten, die auch mit eingeflossen sein sollen, wäre das Urteil keinen Deut besser. Nicht wenige Diplom-Oecotrophologen und Ernährungsberater haben sich auf diese Bewertung verlassen. Gab es unter ihnen wirklich niemanden, der diese Widersprüche erkannt hat? Hat sich wirklich niemand für die Herstellung jener Lebensmittel interessiert, die er tagtäglich ißt, anderen empfiehlt und sogar »wissenschaftlich« bewertet?

Krank durch Vollwertkost?

»Der Bundesbürger glaubt aber – unter den Sirenenklängen von Ernährungsberatern, unter dem Eindruck all dessen, was da in Illustrierten, auf dem Büchermarkt, auch im Fernsehen angepriesen wird – er glaubt etwas für seine Gesundheit tun zu müssen. Er ernährt sich natur-gemäß, er ernährt sich vollwertig. Die Folgen sind schlimm, sind teilweise katastrophal.« [306] Wer sagt das? Der Medizinprofessor Karl Pirlet, ehemaliger Ordinarius der Universität Frankfurt. Und dann holt der Emeritus eine nicht endenwollende Sammlung von Fällen hervor, die er ärztlich betreut hat, und denen er durch das Absetzen der Vollwertkost ihre Gesundheit zurückgeben konnte. Doch das ist genau das gegenteilige Bild, wie wir es von seinem ärztlichen Kollegen Dr. Bruker kennengelernt haben.

Hören wir ihm trotzdem einmal zu: »Eine Journalistin war zu einem Interview bei mir. Wie sich im Gespräch herausstellte, eine diplomierte Oecotrophologin. (...) Sie heiratete, wurde schwanger und wollte jetzt nach Vollwertvorschrift alles 100%ig machen. ›Mich hat's zerrissen‹ – erzählte sie. Es kam zum Abort (Fehlgeburt). Wieder schwanger, wieder 100%ig nach Vorschrift. ›Es hat mich zerrissen‹ – berichtete sie. Wieder Abort. Und dann eröffnete sie mir: Ich bin wieder schwanger, aber jetzt geht es mir hervorragend. Ich esse das, was mir schmeckt und was mir bekommt: leichtes Brot, etwas Obst und Salat, zarten Fisch, auch mal ein Stück Kuchen.« [306]
Für Professor Pirlet sind die Auswirkungen einer konsequenten Vollwerternährung klar: »Nach Jahren, eventuell erst nach 10 bis 20 Jahren kommt dann der gesundheitliche Zusammenbruch. Oft ein überraschend früh einsetzender Alterungsprozeß, etwa am arteriellen System, am Gelenksystem. Völlig verfahrene Zustände. Ich erlebe sie Tag für Tag in meiner Praxis. Natürlich will dann niemand wahrhaben, daß die doch so gesunde Ernährungsweise der vergangenen Jahre verantwortlich sein soll für das jetzt in Erscheinung tretende gesundheitliche Fiasko.« [306]
Und: »Erschüttert hat mich die letzte Begegnung mit einem Ordinarius für Innere Medizin und Kardiologie. Früher ein schlanker, drahtiger Asket, Befürworter einer naturbelassenen Kost. Mitte der 50er Jahre hatte ich oft mit ihm über das Für und Wider dieser Kost diskutieren können. 1965 dann ... traf ich ihn in Bad Nauheim wieder, auf einer Bank in der Sonne sitzend, auffallend stark gealtert. Und an dem zerbrechlich wirkenden Körper ein mächtig aufgetriebener Leib. Was sagte er mir: Herr Pirlet, das Altwerden ist furchtbar: Sie haben recht, es geht jetzt nicht mehr mit den Körnern. (...) Was junge Oecotrophologen noch einigermaßen verkraften können,« gibt Pirlet zu bedenken, »das ist eben für ältere Menschen nicht unbedingt das Richtige.« [306]
Wer weiß denn nun, wie's richtig ist? Kollath oder Pirlet? Die Antwort liegt auf der Hand: Was dem einen nützt, kann dem anderen schaden. Das ist überhaupt nichts Neues. Nur, die meisten Ernäh-

rungsexperten wollen es nicht wahrhaben. Alle, egal ob Kalorienzähler oder Vollwertköstler, missionieren die gesamte Bevölkerung unterschiedslos mit ihren pauschalen Ernährungsregeln. Die Frage müßte aber lauten: Was schadet wem - was nutzt wem?

Zunächst: Was Professor Pirlet mit drastischen Worten schildert, können wir aus eigener Beobachtung, aus vielen Gesprächen mit Vollwertköstlern, Gesundheitsberatern und Studenten der Oecotrophologie - egal welcher Couleur - im Grundsatz bestätigen. Sie essen Dinge, die sie nicht mögen, der Gesundheit zuliebe, und glauben, wenn sie damit scheitern, nicht vollwertig genug vorgegangen zu sein, »gesündigt« zu haben. Nicht selten haben ihnen Rohkost und Vollkorn anfangs geholfen. Erst Monate später stellte sich Widerwillen ein. Die so vollwertige Kost verursachte Beschwerden.

Als ein Beweis der gesundheitlichen Vorteile der Vollwertkost gilt das langsamere Ansteigen des Blutzuckers nach einer Mahlzeit, die flachere Blutzuckerkurve. Zucker, Stärke (sie ist aus Traubenzucker aufgebaut) und Weißmehl (besteht überwiegend aus Stärke) lassen den Blutzucker hochschnellen, weil er ohne große Verdauungsarbeit vom Darm ins Blut gelangt. Essen wir hingegen das volle, rohe Korn, so steigt die Blutzuckerkurve viel langsamer an, weil die Ballaststoffe die Aufnahme der Stärke aus dem Darm ins Blut stark behindern. Soweit die Theorie. [308]

In der Praxis ist die obige Überlegung ohne Bedeutung. Korrekt gesäuertes und gebackenes Vollkornbrot hat - entgegen der landläufigen Vorstellung - keine andere Wirkung auf den Blutzucker als Weißbrot (siehe Abb. 3). Aber wer bitte ißt schon trocken Brot? Viel wichtiger sind die mitverzehrten Lebensmittel, wie das Fett auf der Butterstulle. Denn das Fett und nicht das Vollkorn entscheidet über den Blutzuckerspiegel und die Insulinausschüttung. [307] Und plötzlich sieht alles ganz anders aus.

Abb. 3: Anstieg des Blutzuckers nach Brotverzehr[307]

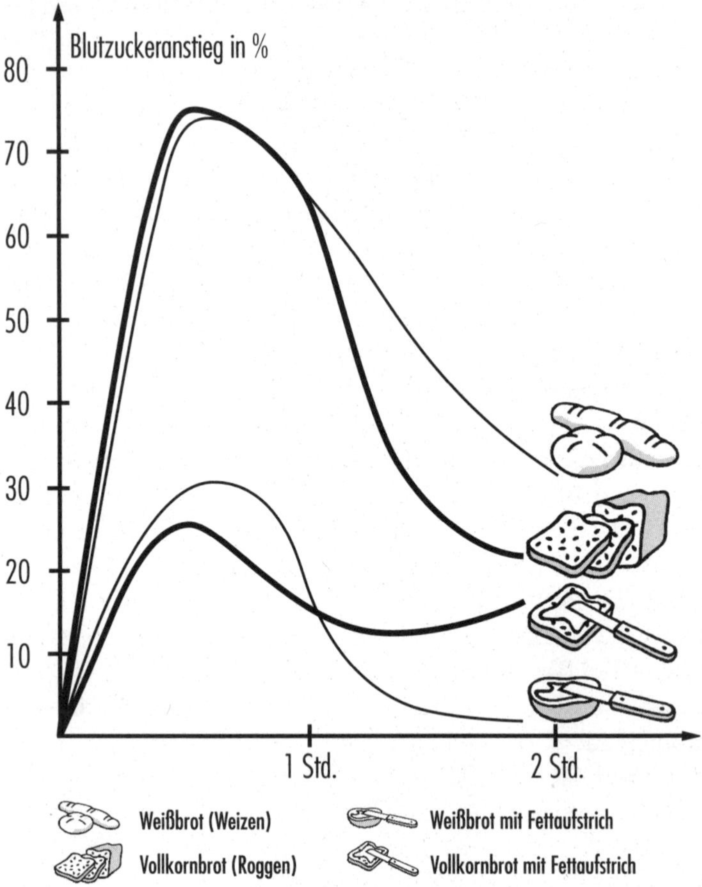

Damit sind die schönen theoretischen Überlegungen für die Katz'. Wenden wir uns deshalb wieder den Erfahrungen von Professor Pirlet zu: Seiner Ansicht nach verursachen »nicht die naturbelassenen Nahrungsmittel an sich die Krankheit, sondern deren bakterielle Zersetzung im Darm«. [306] Diese bewirkt nach vielen Jahren eine Schädigung der Darmwand, deren Leistungsfähigkeit eines Tages erschöpft ist. Zusätzlich wird so auch noch eine Schädigung des Immunsystems provoziert. [309] »Ich halte die Selbstvergiftung vom Darm, die intestinale Autointoxikation, für eine Krankheitsursache allererster Ordnung«. [306] Diese Selbstvergiftung mache die positiven Effekte einer gehaltvollen naturbelassenen Nahrung wieder zunichte. Ein Circulus vitiosus. »Meine Mitarbeiter und ich haben dann in den 70er Jahren . . . nach den Gärungsprodukten gesucht. Wir stießen auf das toxische Methanol und auf die Gärungsalkohole Butanol und Propanol, auf die sogenannten Fuselöle oder Fuselalkohole.« [306]

Zu diesen unerwünschten Stoffen gehören auch die stinkenden Verbindungen Skatol, Indol, Phenol sowie Kresol und natürlich Ammoniak, ein Endprodukt unvollständig verdauter Eiweiße. [309] Sie werden vor allem dann gebildet, wenn zu ballaststoffhaltige Kost Blähungen auslöst. In der neueren sogenannten »postmodernen Vollwertprosa« wird der Vorgang umgedichtet in ein Risiko, das mit Faserkost bekämpft werden könne: »Sind aber reichliche Ballaststoffe vorhanden, dann saugen diese den Ammoniak auf, der somit die Darmwand nicht mehr schädigen kann.« [308] Die Vorstellung von einer gärenden, faserigen Masse, die das ihr entströmende gasförmige Ammoniak gleich wieder »aufsaugt«, ist doch etwas abenteuerlich.

Vollwertkost – eine Sackgasse

Die Vollwertkost ist als Dauerernährung für den Gesunden gescheitert. Gegen eine therapeutische Anwendung über kürzere Zeiträume unter ärztlicher Aufsicht ist dagegen nach unserem bisherigen Kenntnisstand nichts einzuwenden. Dann kann sie sogar nützlich und wertvoll sein, wie die Erfahrungen der Vergangenheit gezeigt haben. Danach ist allerdings wieder eine bekömmliche Gemischtkost ratsam.

Natürlich muß das Scheitern der Vollwerternährung Ursachen haben. Zunächst: Die Zusammensetzung unserer Nahrung ist viel komplexer, als es die ernährungswissenschaftlichen Theorien eingestehen wollen. Weder die »essentiellen« Nährstoffe noch der »Vollwert« entscheiden allein darüber, ob etwas für den Menschen gut, d. h. physiologisch wertvoll ist. In der Biologie sind die Ursachen für das Scheitern der Vollwertkost in ihren Grundzügen längst erforscht. Bisher wurden die Ergebnisse aber nicht auf die Ernährung des Menschen übertragen. Das wollen wir versuchen. Mehr davon im nächsten Kapitel.

4 Die Lehre vom Fressen und Gefressenwerden

Der Mensch ist bekanntlich nicht das, was er ißt, sondern das, was er verdaut. Die Biologie kennt die Gründe für schlechte Verdaulichkeit längst: Kein Lebewesen, sei es Pflanze oder Tier, wird gern gefressen und versucht deshalb der Verdauung durch andere Lebewesen zu entgehen. Bei Gefahr können Tiere davonlaufen, Pflanzen jedoch nicht. Sie müssen sich also auf andere Weise vor einer hungrigen Umwelt schützen. Und sie wehren sich mit ausgetüftelten Abwehrstoffen gegen alles und jedes, egal ob Mikroben, Motten, Mäuse oder Menschen.

Ausgerüstet mit Bitterstoffen vertreiben Pflanzen Schädlinge und Fraßfeinde, mit Alarmstoffen führen sie Insekten an der Nase bzw. Antenne herum, mit nachgebauten Hormonen regulieren sie die Fruchtbarkeit naschhafter Säuger, mit »gefälschten« Aminosäuren blockieren sie den Aufbau von Eiweiß im Körper des Angreifers und bewaffnet mit Enzymstoppern behindern sie unsere Verdauung. So muß sich der Hungrige an anderen Pflanzenarten gütlich tun. Und weil auch sie etwas gegen Fraßfeinde unternehmen, ist auch ihre Verdaulichkeit für den Menschen eingeschränkt und ihre Bekömmlichkeit vermindert. Dieses Konzept, das in der Biologie seit Jahrzehnten bekannt ist und als Selbstverständlichkeit betrachtet wird, möchten wir im Folgenden vorstellen [311-318]:

Wie schützen sich Pflanzen vor ihren Feinden? Wie kommt es bei Krankheits- oder Schädlingsbefall zur Heilung? Warum sind sie nicht längst ein Raub der vielen Schädlinge, der Läuse, der Käfer und Heuschrecken geworden? Oder von Pflanzenseuchen dahingerafft worden? Egal was passierte, am Schluß haben es die Pflanzen immer wieder geschafft. Sie überlebten, und die Erde blieb grün wie eh und je.

Beim Menschen ist der Fall klar: Wenn er krank wird, d. h. wenn dem Immunsystem nicht die unauffällige Entsorgung der Erreger gelingt, dann bricht die Krankheit aus, es wird ein Arzneimittel eingenommen oder der Arzt gerufen. Und genau so funktioniert es auf dem Feld. Zunächst einmal verfügt die Pflanze wie alle anderen Lebewesen auch über eine Krankheitsabwehr, sprich eine Art »Immunsystem«. Nur funktioniert es etwas anders als das der Säugetiere. Zum pflanzlichen Abwehrsystem gehören Dornen, Gifte nach Art der Tollkirsche und harte Blätter mit Silikateinlagerungen wie beim Getreide. Für Mikroben undurchdringliche Wachsüberzüge umhüllen nicht nur empfindliche Früchte, sondern ganze Pflanzen.

Schädlinge und Krankheitserreger sind Lebewesen, denen es gelungen ist, die Abwehr des Wirtes zu überlisten und sich auf seine Kosten zu vermehren. Alle anderen konnten aufgrund der effizienten Abwehr nicht »landen«. So ist es auch beim Menschen. Unser Abwehrsystem ist ständig aktiv, die meisten Mikroben werden schon im Vorfeld abgefangen und ausgeschieden. Diejenigen, die tiefer ins Innere des Körper dringen, werden dort von hochspezialisierten Zellen identifiziert und »aufgefressen«. Wird der Mensch richtig krank und muß er das Bett hüten, so benötigt er die Ruhezeit, um eine neue spezielle Abwehr aufzubauen, die sich gezielt gegen den neuen Erreger wendet. Genauso komplex regulieren auch Pflanzen ihre Abwehr. Im Gegensatz zu uns sind Pflanzen aber nicht nur Krankheitserregern ausgesetzt, sondern auch Fraßfeinden wie Heuschrecken, Mäusen oder Menschen.

Pflanzen müssen genau wie die Tiere eindringende Erreger abwehren. Bis heute kennt man etwa 20.000 Abwehrstoffe, obwohl nur ein Bruchteil der Pflanzen (etwa 5%) daraufhin untersucht worden ist. Und von diesen Stoffen konnte bisher wiederum nur ein Bruchteil analysiert werden. [312] Der Grund, warum diese Abwehr bisher übersehen wurde: die Konzentrationen der meisten Stoffe reichen nicht aus, um Schädlinge zu töten, und ihre volle Wirkung entfalten sie erst als Mixtur. Das macht Sinn, denn wenn ein Fraßfeind mit einem einzigen Stoff angegriffen wird, so wird er versuchen, ein Enzymsystem zu dessen Entgiftung zu entwickeln. Handelt es sich aber um Dutzende von Stoffen, so wird der Entgiftungsaufwand so groß, daß er sich nicht mehr lohnt.

Doch auch die Pflanze muß haushalten. Sie kann nicht Tausende von Abwehrstoffen gegen alles und jedes bereithalten. Schließlich will sie ja auch noch wachsen und sich vermehren. Jede Pflanze muß sich »überlegen«, wieviel von ihren Haushaltsmitteln sie für Rüstungszwecke abzweigen kann. Deshalb sorgt sie zunächst für einen gewissen Rundumschutz (die präformierten Abwehrstoffe), wartet aber ansonsten ab, von welcher Seite der Angriff erfolgt. Im Bedarfsfall muß allerdings schnell gehandelt werden. Dann beginnt der Wettlauf mit dem Angreifer, der sich seinerseits so schnell wie möglich breitmacht, um der spezifischen Abwehr zuvorzukommen. Derartige im Verteidigungsfall gebildeten, Abwehrstoffe heißen Phytoalexine.

Pilze gehören zu den Hauptfeinden der Pflanzen. Gegen sie halten viele Pflanzen Chitinasen parat. [372] Das sind Enzyme, die Chitin, das Stützgewebe von Schimmelpilzen, zersetzen können. Diesen Tatbestand nutzt man im biologischen Landbau. Sprüht man auf die Pflanzen Chitinpulver, so bilden sie in Erwartung eines Befalls durch Schimmelpilze mehr Chitinasen. Das erhöht die Resistenz.

Zur Selbstverteidigung der Pflanzen gehört auch die Selbstzerstörung. Angegriffene Zellen sterben schnellstmöglich ab, um den Erregern den »Brückenkopf« zu nehmen. Diese Erkenntnis wird bereits von Chemieunternehmen mit Hilfe der Gentechnik umgesetzt. Der Chemiegigant Hoechst läßt sich gerade einen gentechnischen »Turbolader« patentieren, mit dessen Hilfe die Selbstzerstörung der befallenen Zellen so optimiert wird, daß der Angreifer keine Chance hat, sich zu etablieren. [323] Diese »Selbstschußanlage mit Turbolader« ist ein intelligentes, modernes Konzept im Pflanzenschutz. Ob es der Weisheit letzter Schluß ist, sei dahingestellt.

Wie sich Pflanzen wehren: die Kartoffel

Es liegt auf der Hand, daß sich auch unsere Nahrungspflanzen zu wehren wissen. Denn sie alle stammen von Wildpflanzen ab, die nur überleben konnten, wenn sie den hungrigen Mägen der Säuger etwas entgegenzusetzen hatten. Wir Menschen haben jedoch durch Züchtung die Widerstandsfähigkeit unserer Nutzpflanzen eingeschränkt, so daß da und dort Lücken in den Verteidigungslinien entstanden, die wir für unsere Ernährung nutzten. Deshalb erscheint es ratsam, die Abwehr anhand der Wildform einer Nahrungspflanze zu beobachten. Nehmen wir die Wildkartoffel. Sie verfügt über ein intaktes Abwehrsystem, sonst gäbe es sie nicht mehr. Und an ihr wurde von den Völkern der Anden nicht viel herumgezüchtet.

Wie sich Kartoffeln gegen Insekten verteidigen

Beobachten wir, wie sich ein Insekt auf einer Kartoffelstaude zu Tisch begibt. Das Opfer versucht, sich von seiner unappetitlichsten Seite zu zeigen. Aus der Perspektive der winzigen Blattlaus betrachtet bietet sich ein gefährlicher Landeplatz: Die Blattoberfläche ist dicht mit verschiedenartigen Haaren übersät, die fast so lang sind wie ihre Beine. Aus einer Haarsorte fließt zudem ständig ein klebriger Saft. [311]

In der Flüssigkeit befindet sich der Alarmstoff ß-Farnesen. ß-Farnesen wird gewöhnlich von Blattläusen bei großer Gefahr ausgesandt, um ihre Artgenossen zu warnen. Die Kartoffelpflanze stellt dieses Alarm-Pheromon selbst her, um ihren Fraßfeinden von vornherein Angst einzujagen. [320] Die Läuse haben diesen faulen Trick inzwischen aber durchschaut und können den falschen Alarm der Kartoffel vom echten ihrer Artgenossen unterscheiden. [321]

Mit der zweiten Sorte Härchen verteidigt sich die Kartoffel noch wirksamer gegen den hungrigen Gast. Brechen sie ab, tritt eine Flüssigkeit aus, die nach Art der Sekundenkleber in kürzester Zeit erstarrt, die Laus festklebt oder ihr bei vorwitzigen Bissen die Mundwerkzeuge verschließt. [311]

Natürlich kann man lernfähige und komplizierte Lebewesen wie Blattläuse nicht mit ein paar falschen Signalen und ein bißchen Sekundenkleber leimen. Genaugenommen repräsentiert das winzige

Insekt die Leistung eines Großcomputers und einer ziemlich großen chemischen Fabrik. Noch dazu verfügt es über eine Entwicklungsabteilung, die Veränderungen des Marktes, sprich der Umwelt, entsprechend wahrnimmt und darauf reagieren kann. Und das alles in einem Stecknadelkopf. Insofern müssen sich die Pflanzen schon einiges einfallen lassen, wollen sie ihre Gastfreundschaft nicht überstrapazieren lassen. Eine besonders pfiffige Abwehr besteht darin, das eigentliche Ziel der saugenden Winzlinge, nämlich die Gewinnung von Nährstoffen, zu vereiteln. Die Pflanzenzelle enthält Enzyme (Polyphenoloxidasen), die im Falle einer Verletzung die Verdauungsenzyme der Insekten unbrauchbar machen. So kann das Insekt das Eiweiß der Pflanzenzelle nicht verwerten. [319, 322] Diese Enzyme wirken wahrscheinlich auch gegen die Verdauung des Menschen.

Die speziellen Tricks der Kartoffel gegen Viren

Wenn so eine Laus ein Äderchen des Blattes ansticht, um den Saft herauszusaugen, gefährdet sie die Pflanze noch auf ganz andere Weise. Da sich Läuse gewöhnlich nicht die Zähne putzen, gelangen mit dem Biß Krankheitserreger in den Saftstrom der Pflanze. Die ganze Abwehrchemie auf der Blattoberfläche nutzt nun nichts mehr. Für die Krankheitserreger ist das eine ganz tolle Sache. Sie benötigen sowieso ein Vehikel, um sich von Pflanze zu Pflanze fortbewegen zu können. Mit dem Läuse-Taxi kommen Bakterien, Viren und Pilzkrankheiten von Feld zu Feld und über die Beißwerkzeuge der Insekten gleich mitten ins Geschehen.
Deshalb muß sich die Pflanze im Falle eines Insektenbisses auch gegen die Mikroben verteidigen. Zu diesem Zweck verfertigt sie Enzyme, die von den Verdauungssäften des Insekts nicht zerlegt werden können. Das Insekt saugt sie ein. Dabei lösen die Enyzme die Hüllen der Viren auf und töten sie auf diese Art im Bauch der Läuse ab. [319] Man kann diese

Enzyme noch in den Ausscheidungen der Läuse nachweisen. Auf diesem Wege gelangen antivirale Wirkstoffe übrigens auch auf unser Frühstücksbrötchen. Denn der so geschätzte Tannenhonig ist nichts anderes als von Bienen aufgeleckter und aus ihrer Honigblase wieder hervorgewürgter »Läuseschiß«.

In ähnlicher Weise weiß sich die Kartoffel auch gegen andere Angreifer zu wehren. Bei Befall mit Spinnmilben reicht ihr der Schutz durch die Härchen nicht mehr aus. Sie ruft den Arzt. Mit einem Lockstoff, dem Pheromon, zieht sie die entsprechenden Raubmilben an. [319] Damit das ganze funktioniert, muß sich die Kartoffel genau überlegen, wann sie um Hilfe bittet. Ist der Tisch für die Raubmilben nicht stets mit dem richtigen Krabbeltier gedeckt, werden sie sich über kurz oder lang anderweitig orientieren. Deshalb darf die Pflanze diesen Alarmruf nur senden, wenn es sich erkennbar um delikate Spinnmilben handelt. Der Trick ist ziemlich raffiniert: Die Pflanze stellt ein Vorprodukt des Pheromons her, das erst durch den Speichel der Spinnmilbe fertiggestellt und ausgesandt wird. [319] Mit ihrem Biß besiegelt die Milbe also ihr eigenes Schicksal, vorausgesetzt das Signal wird von einer hungrigen Raubmilbe wahrgenommen.
Um die anderen Kartoffeln auf dem Acker rechtzeitig vor einem bevorstehenden Angriff zu warnen, sendet die befallene Pflanze ein Warnsignal aus. Ein solcher Warnstoff ist Methyljasmonat. [319] Befindet sich Methyljasmonat in der Luft, beginnen die übrigen Kartoffeln vorsorglich mit der Produktion von Abwehrstoffen, vor allem Verdauungsblockern, den sogenannten Proteinase-Inhibitoren. Sie wirken nicht nur in Insektendärmen, sondern auch gegen die Verdauungsenzyme der Säugetiere.

Wie sich die Kartoffel gegen Säugetiere wehrt

Es liegt nahe, daß die Kartoffel nicht nur den Dreh raus hat, wie man Läuse vergrätzt, sondern auch, wie man großen und starken Tieren, wie hungrigen Ratten, Menschen oder Wildschweinen, den Appetit verdirbt. Die Liste der Abwehrstoffe gegen sie ist lang: Saponine, Alkaloide, Phenole, Sesquiterpenoide, Sexualhormone, Polyphenoloxidasen, Proteinase-Inhibitoren, etc. [324, 325] Zwei davon seien beispielhaft herausgegriffen, die Proteinase-Inhibitoren und das Alkaloid Solanin.

Proteinase-Inhibitoren werden von vielen Pflanzen - nicht nur von der Kartoffel - produziert und gehören zu den effektivsten Abwehrstoffen. Es sind winzige Eiweißpartikel, die mit unseren Verdauungsenzymen eine untrennbare Verbindung eingehen. Der Effekt: Das Eiweiß der Pflanzen kann nicht mehr verdaut werden. Die Nahrung ist wertlos, wenn nicht sogar ungenießbar. Der Körper antwortet mit einer vermehrten Enzymproduktion. Aber irgendwann lohnt sich das auch nicht mehr. Interessant ist, daß die Pflanzen gegen die unterschiedlichen Fraßfeinde spezifische Enzymstopper produzieren. Diese Stopper sind übrigens gegen so ziemlich alle Einflüsse stabil, nicht wenige überstehen sogar den Kochtopf unbeschadet. [326]

Gewöhnlich beginnt die Kartoffel erst im Falle einer Bißwunde mit der Massenproduktion von Enzymstoppern. Sobald sie eine Verletzung spürt, befiehlt sie allen Zellen, sich ungenießbar zu machen. Ein Signalstoff dafür ist das Systemin, ein kurzes Eiweißkettchen, das sehr schnell in der Pflanze transportiert wird und in unvorstellbar kleiner Menge wirkt. 40 Femto-Mol reichen aus, um die Schutzreaktion auszulösen. [319] Die Einheit »Femto« umschreibt dabei eine aberwitzig kleine »Größenordnung«: Ein Milliardstel von einem Millionstel. Übertragen auf die Entfernung von der Erde zum Mond, entsprechen die 40 Femtomol etwa 0,015 Millimeter. Hier sieht man, in welchen Konzentrationen die tatsächlich wichtigen Stoffe vorkommen.

Das Systemin löst also die Bildung von Proteinase-Inhibitoren in

der ganzen Pflanze aus. Nach einigen Stunden besteht über ein Prozent des Eiweißes aus solchen Enzymstoppern. [328] Am Rande ein kleines Gedankenexperiment: Was passiert wohl, wenn man die Pflanze jetzt auf ihren Eiweißgehalt hin analysiert? Nun, man stellt eine Erhöhung der Eiweißwertigkeit fest, weil die Enzymstopper selbst sehr hochwertige Eiweiße sind. Das pflanzliche Eiweiß müßte theoretisch einen besseren Nährwert haben. Doch praktisch ist, wie so oft, das Gegenteil wahr. Tatsächlich sinkt der Nährwert, weil das Eiweiß nicht mehr verdaulich ist. Die Pflanze verfolgt mit uns das gleiche Konzept wie mit den Läusen, bei denen das Futter bereits im Mund ungenießbar wird.
Das allein reicht aber gewöhnlich nicht, um die Abwehr rohkosttrainierter Wildtiere oder Insekten auszuschalten. Deshalb produziert die Kartoffel sicherheitshalber auch noch etwas Gift: Solanin ist eins ihrer Alkaloide, andere heißen Chaconin oder Solamarin. [327, 329] Sie sind für Insekten tödlich, mutmaßlich stören sie die Bildung ihres Häutungshormons. [311] Lediglich der Kartoffelkäfer hat den Dreh raus, die Alkaloide unserer Kulturkartoffeln zu entgiften.
Die Giftigkeit von Solanin für Säugetiere wie Menschen läßt sich bereits an seiner chemischen Struktur erahnen. Es ähnelt dem Cholesterin, kann also überall dort stören, wo Cholesterin gebraucht wird. Daher kommt auch seine hohe Nervengiftigkeit und die Schädlichkeit für Zellmembranen. Beim Menschen kann Solanin gewöhnlich nur den Verdauungstrakt in Mitleidenschaft ziehen (Bauchweh, Krämpfe, Durchfälle etc.), aber in Gegenwart von Saponinen, die ebenfalls als Abwehrstoffe in der Kartoffel vorkommen können, gelangt es auch in den Blutstrom. Bereits 3 Milligramm Solanin pro Kilo Körpergewicht haben sich beim Menschen als tödlich erwiesen. Das entspricht der Giftigkeit von Strychnin. [331]
Aus der Literatur sind zahlreiche Vergiftungsfälle beim Menschen, überwiegend durch fahrlässige Verwendung grüner Knollen, bekannt. [330, 331] Übrigens kann die Kartoffel auch bei unsachgemäßer Verarbeitung erhebliche Solaninmengen anreichern: Bleiben ge-

schälte Kartoffeln längere Zeit liegen, so produzieren sie dieses Alkaloid zum Schutz gegen Fäulniserreger. [329] Darauf wurden die manchmal ziemlich hohen Gehalte in Kartoffelchips zurückgeführt. [330]

Die Kartoffel bei den Naturvölkern

Wäre jedwede Nahrung, so wie sie uns Mutter Natur offeriert, immer gesund für den Menschen, dann müßten sogenannte Naturvölker, die sich ja unseren Vorstellungen nach im Einklang mit der Natur ernähren, möglichst Naturbelassenes verzehren. Werfen wir deshalb einen Blick in die Küche jener Andenvölker, die die Kartoffel in Kultur genommen haben: Das verbreitetste Kartoffelgericht ist die »tunta« oder »chuño blanco«. Zur Herstellung werden die Knollen im Gebirge auf dem Erdboden ausgebreitet, um sie über Nacht gefrieren zu lassen, damit die Zellen platzen. Dann wird auf den »Erdäpfeln« herumgetrampelt, um die Schale zu zerstören. Noch gefroren legt man sie in ein Brunnenbecken und läßt sie einige Wochen lang vom Wasser umspülen. Nach dem Auslaugen sind die Knollen schneeweiß. Man preßt sie aus und trocknet sie unter der gleißenden Andensonne. Das Ergebnis dürfte sich von unserem Stärkepulver nicht mehr wesentlich unterscheiden. Wo bleiben da die Vitamine und die lebenswichtigen Mineralstoffe? Ihre Entfernung war offenbar das kleinere Übel gegenüber einer Alkaloidvergiftung. Das genannte Verfahren verringert den Solaningehalt immerhin um 97%. [332]

Nun mag man einwenden, die Menschen machten sich diese Arbeit nicht wegen der vermeintlichen Giftigkeit, sondern wegen des Geschmacks. Der Geschmack ist schließlich das, was wir im Gegensatz zur Giftigkeit im Mund wahrnehmen. Die entscheidende Frage ist, warum diese Alkaloide für den Menschen bitter, also unangenehm schmecken. Welcher biologische Sinn steht hinter dieser angeborenen Aversion? In der Tat sind viele Bitterstoffe häufig auch giftig, wie z. B. das Strychnin der Brechnuß oder das

Solanin der Kartoffel.[334] Es hat also seinen biologischen Grund, warum wir bittere Speisen zunächst ablehnen und sie erst, wie beim Bier oder Kaffee, nach einer gewissen Eingewöhnungszeit akzeptieren. Nur dann, wenn der Körper - entgegen seiner Erwartung - positive Erfahrungen mit solchen Lebensmitteln erworben hat, wirkt bitterer Geschmack anziehend. (Von den stimmungsbeeinflussenden Wirkstoffen dieser Genußmittel handelt Kapitel 6).

Viele Küchentechniken sogenannter Naturvölker sind ebenso ausgebuffte und arbeitsintensive Entgiftungsmethoden wie das angeführte Auslaugungs- und Gefriertrocknungsverfahren. Von Vollwert keine Spur. Eine simplere und sehr weit verbreitete Technik ist der gleichzeitige Verzehr von Tonerde. Einige Mediziner hielten die Erdfresserei für eine behandlungsbedürftige Krankheit namens »Geophagie«, gemäßigtere sahen darin einen Hinweis auf einen subklinischen Mineralstoff-Mangel. Inzwischen weiß man, daß die Geophagie in erster Linie der Entfernung von Giften aus der Nahrung dient. Im Verdauungstrakt adsorbieren die Tonerden allerlei unerwünschte Begleitstoffe aus dem Speisebrei. Die Indianervölker Amerikas verzehren Kartoffelarten, die sie übrigens nur während der Hungersnöte akzeptieren, mit speziellen Tonerden, um die bitteren Alkaloide zu entfernen.[332, 333]

Viele Völker verwenden spezifisch an das jeweilige Lebensmittel angepaßte Tonerden, damit sie die entsprechenden Giftstoffe möglichst zielsicher abfangen können. Mutmaßlich gehen dabei auch viele Wertstoffe verloren. Aber das scheint für diese Menschen das kleinere Übel zu sein. Auf Sardinien wird Eichelbrot mit 5 bis 10% Tonerdezusatz hergestellt, um die antinutritiven Gerbsäuren abfangen zu können. Andere Tonerden dienen in der westafrikanischen Volksmedizin bei Durchfall zur Adsorption von bakteriellen Giften.[332] Und unser Verzehr von medizinischer Kohle ist ja nichts anderes.

Auch die Aborigines verarbeiten ihre Nahrung mit erstaunlich vielfältigen Verfahren, die sich im Grunde kaum von unserer »gutbürgerlichen« Küche unterscheiden. Auch sie bereiten jede Pflanze, jede Saat, jede Wurzelart nach anderen Regeln zu, so wie wir Europäer ja auch unsere Rohstoffe ganz unterschiedlich »kochen«. Die Wurzelstöcke der wilden Pfeilwurz werden beispielsweise geschält, geraspelt, einen halben Tag lang eingeweicht, ausgelaugt, ausgepreßt und 30 Minuten lang gebacken. [335]

Naturvölker haben ihre Nahrungspflanzen viel weniger züchterisch bearbeitet als wir, eben nur so weit, wie es ihre Pflanzenschutzmöglichkeiten zuließen. Sie brauchen die natürlichen Abwehrstoffe. Schließlich muß die Ernte unter allen Umständen vor Schädlingen geschützt werden. Sollten diese Stoffe auch dem Menschen ein klein wenig schaden, so ist das nicht so wichtig. Ihre Küche dient in erster Linie der Entgiftung, sie spottet unserer Vorstellung von einer »naturbelassenen« Ernährung.

Die Kartoffel in unserer Küche

Daß wir heute unsere Gemüse als frischen Salat zum Steak essen können, liegt daran, daß wir die für uns gefährlichen Abwehrstoffe weggezüchtet haben. Die züchterisch nicht bearbeiteten Wildkräuter verwenden wir zu Heilzwecken. Sie enthalten potente Arzneistoffe (eigentlich Abwehrstoffe), die zwar bei Krankheiten helfen, aber in der täglichen Nahrung eher unerwünscht sind.

Die meisten unserer modernen Kartoffelsorten enthalten wesentlich weniger Alkaloide als die Wildform. Da Solanin der Abwehrstoff gegen Insekten ist, bedeutet jede Verringerung des unerwünschten Solaningehaltes zugleich eine erhöhte Anfälligkeit gegenüber Schädlingen. Deshalb verwundert es nicht, daß bei der intensiven Resistenzzüchtung in den vergangenen Jahren wiederholt Kartoffelsorten vom Markt genommen werden mußten, weil ihre Gehalte an Solanin nicht mehr unbedenklich waren. [336] Dies geschah ohne große Aufhebens in der Öffentlichkeit. Solaninarme Kartoffelsorten benötigen den Schutz durch den Menschen mittels geeigneter Kulturmaßnahmen. Ihre Knollen können von uns nach einmaligem Garen als vergleichsweise vitamin- und mi-

neralstoffreiches Gemüse gegessen werden und nicht als ausgelaugtes Stärkekonzentrat wie bei den Andenvölkern.
Das Solanin ist auch der Grund, warum wir unsere Kartoffeln schälen. In der Schale sind die Alkaloid-Gehalte besonders hoch, weil sie ein Abwehrorgan ist. Früher, als die Knollen noch von Hand geerntet wurden, warf man sie abends mit ihrer hauchdünnen Schale ins »Kartoffelfeuer« und aß sie so, wie sie waren. Denn das giftige Insekten-Schutzschild ist in der Erde noch nicht vonnöten. Es wird erst gebildet, wenn die Kartoffeln ans Tageslicht kommen oder die Schale verletzt wird. [337] Wenn die Knollen etwas älter sind und die Schale etwas fester wird, gibt's deshalb Pellkartoffeln. Und nach einiger Zeit der Lagerung, wenn ihre Schale schon grün schimmert, werden sie geschält und als Salzkartoffeln auf den Tisch gebracht.
Grüne Stellen, »Augen« und Keime enthalten das meiste Solanin. Sie werden in der Küche extra entfernt. Solanin läßt sich im Gegensatz zu vielen anderen Abwehrstoffen nicht durch Kochen zerstören, sondern es gelangt dabei ins Kochwasser. [337] Ist es Zufall, daß wir das Kochwasser bei Kartoffeln abgießen, obwohl wir es bei den meisten Gemüsen schätzen?
Bleiben wir noch einen Augenblick in der Küche. Geschnittene Kartoffeln werden bekanntlich braun. Ursache sind sogenannte Polyphenoloxidasen. Die Kundschaft greift jedoch zu möglichst hellen Pommes, Chips oder Kartoffelbreipulver. Gleiches gilt für Trockenfrüchte, Äpfel oder Salat. Ein Zusatz von Antioxidantien wie Sulfit verhindert das Braunwerden. Wir haben die Polyphenoloxidasen ja bereits als Enzyme kennengelernt, die verletzte Zellen für Fraßfeinde ungenießbar machen. [319] Das bedeutet natürlich auch für den Menschen einen verminderten Nährwert. Deshalb mögen wir keine braunen Äpfel oder abgestandenen Salate. Es könnte durchaus angezeigt sein, den einen oder anderen Zusatzstoff, der eine Bräunung verhindern soll, unter diesem Gesichtspunkt neu zu bewerten.

Wie sich die Tiere vor den Pflanzen schützen

Bisher haben wir diskutiert, was Pflanzen gegen Tiere unternehmen, ließen aber die Frage weitgehend unbeachtet, wie sich Tiere vor der Abwehr der Pflanzen schützen. Die Tiere müssen Wege finden, um sie trotzdem noch als Nahrungsquelle nutzen zu können. Die Pflanzenfresser haben entweder »aufgerüstet« oder sich spezialisiert.

Die letztere Strategie wählten viele Insekten mit ihrem winzigen Verdauungstrakt. Sie haben sich häufig auf eine einzige Nahrungsquelle »eingeschossen«, weil bei ihnen eine einzige Pflanze als Speisekammer lange vorhält. Das reduziert die erforderlichen Entgiftungssysteme auf ein Minimum. [328]

Im Grunde ist eine erfolgreiche Verdauung nur in Symbiose mit Mikroorganismen möglich, die ihrem Wirt die jeweils zur Entgiftung und zum Aufschluß erforderlichen Enzymsysteme zur Verfügung stellen. Mikroben sind wesentlich anpassungsfähiger als Tiere. Insekten müssen besonders auf die richtigen Mikroben achten, weil ihr winziger Darm nur begrenzte Entgiftungs- und Aufschlußleistungen vollbringen kann. In ihrem Darm haben sie eigene Kammern eingerichtet, sogenannte Mycetocyten, in denen sie spezialisierte Bakterien beherbergen. Diese Spezialflora ist für viele Insekten überlebenswichtig, und sie muß vom Elterntier an den Nachwuchs weitergegeben werden, damit er überleben kann. [302, 328]

Staatenbildende Insekten müssen für ihre dichte Bevölkerung eine regelrechte Lebensmittelindustrie aufbauen, um möglichst viele Nahrungsquellen nutzen zu können. Bestimmte Termiten unterhalten Pilzgärten mit einem größeren Volumen als die des Verdauungstraktes von Elefanten. Blattschneiderameisen fermentieren in ausgedehnten unterirdischen Nestern gewaltige Mengen an Blättern und Blüten. Es liegt nahe, daß Insekten mit solchen »Fermentern« eine weitaus größere Zahl von Pflanzenarten nutzen können als jene Arten, die lediglich ein paar Bakterien in ihrem Darm beherbergen. [328] Unsere einheimischen Ameisen betreiben

sogar eine eigene Viehzucht: Sie pflegen Blattlauskolonien, die sie »melken«, um an ihre süßen Ausscheidungen zu gelangen.
Große Tiere, wie Rinder oder Elefanten, müssen viele unterschiedliche Pflanzenarten fressen können, um ihren Hunger zu stillen. Umso aufwendiger gestaltet sich dann die Verdauung, und umso größer müssen die Fermentationskammern ausgelegt sein, damit genügend Mikroorganismen Platz finden, um all jene Enzyme in ausreichender Menge zur Verfügung zu stellen, die zum Nahrungs-Aufschluß benötigt werden. Wiederkäuer können mit ihren vier »Mägen« sogar verholzte Stengel aufschließen. Das Federvieh hat seinerseits zusätzlich einen Kropf, um die Körner aufzuweichen; ein Muskelmagen ersetzt ihnen das Gebiß.
Kaninchen haben im Gegensatz zu den großen Wiederkäuern Rind oder Hirsch eine andere Lösung gefunden: Sie fressen einen Teil ihres Kotes. Das ist eine besondere Art des Wiederkäuens ohne Pansen. Dadurch kann der Verdauungstrakt der Tiere klein bleiben.

Gift und Gegengift: Lebensmittelverarbeitung in freier Wildbahn

Neben der Fermentation, egal ob inner- oder außerhalb des Darms, können Tiere manchmal ganz putzige »Entgiftungstechniken« für ihre Speisen entwickeln. Eine recht eigenwillige Methode pflegt ein amerikanischer Würger. Eigentlich spießt er wie alle Würger seine Beute auf Dornen und Stacheln auf. Im Unterschied zu seinen europäischen Kollegen fängt er auch giftige Heuschrecken, die er so durchbohrt, daß sich das darin enthaltene Gift innerhalb von 48 Stunden abbauen kann. Dabei verfärbt sich das tote Insekt. Erst nach dem Farbumschlag tut sich der Würger an den jetzt für ihn genießbaren Weichteilen gütlich. [338]
Oder nehmen wir die eingerollten Blätter, die man bei Spaziergängen häufiger beobachten kann. Diese Blätter enthalten Stoffe, die in Zusammenwirkung mit UV-Licht tödlich

für Insekten sind, und zwar vor allem Cumarine und Furocumarine. [311] Aalt sich eine satte Raupe in der Sonne, bildet sich nach der Mahlzeit in ihrem Körper Gift. [339] Deshalb greifen schlaue Insekten im Schatten an und injizieren dem Blatt ein Hormon, das dafür sorgt, daß es sich einrollt. So ist das Insekt vor schädlicher Strahlung sicher und kann sich im Halbdunkel sattfressen. Auch das ist eine Form der Lebensmittelverarbeitung zur Abwehr lebensbedrohlicher Gifte. Das Johanniskraut hat seinerseits wiederum eine Gegenstrategie entwickelt. Seine Blätter sind für jene Wellenlänge durchlässig, die für die tödliche Giftbildung erforderlich ist. [339] Dann nützt dem Insekt auch das Einrollen nichts mehr.

Was für Insekten gilt, gilt auch für den Menschen. Nicht daß er unbedingt im Schatten essen sollte, nur weil auch in seinen Lebensmitteln Furocumarine vorkommen. [312, 340] Sellerie bildet beispielsweise gegen Pilzbefall Psoralen. Psoralen wird seit vielen Jahren als Arzneimittel gegen die Schuppenflechte verwendet. Daneben sind Cumarine auch als Rattengift und optische Aufheller in Textilien in Gebrauch. [342, 343] Immerhin nennt die Weltgesundheitsorganisation als eine Folge der Psoralen-Therapie Hautkrebs. [340] In einer Portion verpilzten Selleries wurden schon volle Arzneimitteldosen Psoralen gefunden. [341, 344] Nach Sellerieverzehr und anschließendem Sonnenbaden sind Hautausschläge dokumentiert. [345]

Wie wäre wohl der Zusatz eines solchen Medikaments zu bewerten? Bei Fleisch, Fisch und Eiern ist der Fall klar. Arzneimittelrückstände, wie sie dort in schöner skandalöser Wiederholung auftauchen, gefährden die Volksgesundheit. [355] Die Rohkost etwa auch? Nicht nur Sellerie, auch andere pflanzliche Lebensmittel wie Pastinaken oder Zitrusöle können von Natur aus Psoralene enthalten. [340] Da Psoralen ein Phytoalexin ist, das erst im Falle eines Angriffs gebildet wird, ist es sinnvoll, frische und keine angegammelte oder abgestandene Ware zur Speisenbereitung zu verwenden. Das ist zwar banal, aber nicht in allen Industrie-, Restaurant- und Privatküchen selbstverständlich.

Das Getreide – Kronzeuge der Vollwertkost

Bei der Kartoffel gibt es über den Vollwert keinen Disput. Roh will sie keiner essen. Wenden wir uns deshalb dem Getreide zu. Frische, das heißt rohe Körner sind unstreitig das Markenzeichen der Vollwertköstler. Je voller das Korn, je unverarbeiteter, desto gesünder die Nahrung. Deshalb predigen sie, daß jeder Haushalt eine Getreidemühle haben sollte, um sich täglich frisches, naturbelassenes Korn in der Küche mahlen zu können.

Wie das Getreide sein Überleben sichert

Überprüfen wir einmal das Konzept, das wir bei der Kartoffel entwickelt haben, an unserem Getreide. Beobachten wir einen Halm beim Versuch, sich einer naschhaften Raupe zu entledigen. Die harten Silikateinlagerungen in den Blättern stumpften die Beißwerkzeuge ab, mit Chitinasen versucht die Pflanze den Chitinpanzer der Raupe zu knacken, mit Diphenolen das Tier zu vergiften. In jeder Getreidepflanze, in jedem Pflanzenteil wartet eine ganze Batterie von Schutzstoffen auf ihren Einsatz.
Die Raupe organisiert inzwischen ihre Verteidigung. Wenn Eulenraupen ein neues Blatt anfressen, behalten sie den ersten Bissen einige Minuten im »Mund«. Ihr Körper bildet nun besondere Entgiftungsenzyme, um bei der folgenden Mahlzeit die Blätter auch gut verdauen zu können. Diese Enzyme heißen Mischfunktionelle Oxidasen (MFO). Sie können viele Gifte chemisch so verändern,

daß sie ihre Schädlichkeit verlieren und ausgeschieden werden können. Sie werden zusätzlich zu den Enzymsystemen des Darmtraktes gebildet, die bereits einen Schutz gegen die enorme Vielfalt von Pflanzengiften bieten.

Bei vielen Insekten werden die MFO innerhalb weniger Minuten nach dem Kontakt mit dem Gift aktiviert. Das ist übrigens der Grund, warum Insekten so schnell gegen Pestizide resistent werden. Auch der Mensch bildet MFO, um beispielsweise Arzneimittel ausscheiden zu können. [328] Dies verleitete Chemiker zu der Behauptung, dem Menschen würden Umweltgifte nichts ausmachen, weil er durch die natürlichen Abwehrstoffe auf Entgiftung trainiert sei. [356] Diese Entgiftungssysteme des Menschen haben aber gerade gegen Umweltgifte wie DDT oder Dioxin versagt. Deshalb können die MFO eben nicht die Umweltverschmutzung entschuldigen oder rechtfertigen.

Zurück zum Acker: Dort identifiziert die Getreidepflanze den Angreifer. Verletzt man ein Maisblatt mit einer Rasierklinge, so löst das nur die Bildung von Abwehrstoffen gegen Mikroben aus, die über die offene Wunde eindringen könnten – und natürlich Wundheilungsreaktionen. Aber woran erkennt der Mais einen Angreifer? An seinem Speichel. Daraufhin ruft die Pflanze nach einem Arzt. Sie sendet einen Lockruf in Form eines Pheromons, der von Schlupfwespen »gehört« wird. Ohne dieses Pheromon würde die Schlupfwespe die befallene Pflanze auf dem Acker gar nicht erkennen. Sie müßte sonst eifrig die Stengel oder Halme entlangklettern, bis sie mal zufällig auf etwas Eßbares stößt. [346]

Hat die Schlupfwespe die befallene Pflanze entdeckt, beginnt die mühsame Suche nach der Raupe. Sie verfolgt mit ihren Antennen den Geruch des Raupenkotes. Hat sie den Schädling gefunden, sticht sie ihn an und legt ein Ei in seinen Körper. Zugleich lähmt sie die Raupe, so daß die frisch aus dem Ei geschlüpfte Wespenlarve ihr lebendiges Futteral von innen auffressen kann. Die Pflanze hat sich damit erfolgreich ihres Schädlings entledigt. [346]

Das Spiel funktioniert nur mit gut ausgebildeten Fachkräften, d. h. mit Schlupfwespen, die ihre Kinderstube in einer solchen Raupe auf der gleichen Pflanzenart verbrachten. Dies erklärt zwanglos manche Flops der biologischen Schädlingsbekämpfung. Herangezogen mit haltbarem Laborfutter wurden die armen Tiere auf die Konservierungsstoffe ihres Futters geprägt. Auf dem Acker ausgesetzt waren sie völlig hilflos, weil sie die Steuergerüche der Pflanzen und der Raupen nicht kennengelernt hatten. Da es jedoch sein kann, daß sich eines Tages andere Pflanzen und andere Schädlinge etablieren, gehen immer ein paar Schlupfwespen »fremd« und lernen neue Gerüche und damit Nahrungsquellen kennen. Dadurch ist im Falle einer Änderung des Ökosystems das Überleben der Schlupfwespenart gesichert. [346]

Getreide und Mensch

Wie kam der Mensch eigentlich auf die Idee, Körner zu essen? Getreide ist schließlich ein Gras, kaum genießbar, viel weniger ergiebig als Früchte, Knospen, Knollen und auch das Wild. Die Urformen des Getreides haben nicht viel gemein mit unseren heutigen Zuchtsorten, mit den satten Dickkopfweizen und den mastigen sechszeiligen Gersten. Es waren ein paar mickrige Halme mit ein paar verlorenen Körnern dran, gerade genug, um die Art zu erhalten.
Die übliche Vorstellung, daß kluge Urmenschen aus gesundheitlichen Gründen beschlossen, vollwertiges Fladenbrot zu backen, hat einige Ungereimtheiten. Hätte die Menschheit bewußt begonnen, Getreide anzubauen, hätte sie gleichzeitig folgende Techniken aus dem Nichts entwickeln müssen:

- ▷ spezielle Geräte zum Anbau von Grassamen, wie den Pflug, möglichst mit Ochsengespann – ein schier aussichtsloses Unterfangen bei minimalem Ertrag.
- ▷ ausgefeilte Erntetechniken mit Sicheln, Horden und Dreschflegeln – und das, obwohl sich Nüsse oder Eicheln viel einfacher ernten lassen?
- ▷ müllerische Techniken. Rohe Grassamen zu kauen ist nicht sehr vergnüglich und selbst bei Vollwertköstlern verpönt.

Das alles müßte gleichzeitig und binnen weniger Jahre entstanden sein. Denn sonst wäre die Gesellschaft verhungert oder hätte die Lust an dem erkennbar aussichtslosen Experiment verloren.
Der Getreideanbau begann erst vor gut zehntausend Jahren [347, 393], während das Feuer schon seit mindestens einer Million Jahre zur Speisenbereitung genutzt wird. [348] Seit vierzigtausend Jahren ist auch das Kochen üblich. [350] Insofern ist der Mensch entwicklungsgeschichtlich eher an seinen Herd angepaßt als an die Körner. Das Feuer war der zweite große Durchbruch für die Menschheit nach der Entwicklung von Werkzeugen vor etwa zwei Millionen Jahren. [405] Denn erst die Hitze ermöglichte die bemerkenswerte Ausweitung des Speisezettels: Nun konnten viele Pflanzen entgiftet werden, die noch nicht auf die Idee gekommen waren, kochstabile Abwehrstoffe zu designen. [350] Dadurch war eine schnelle Zunahme der Bevölkerung möglich.
Viel leichter zugänglich als Getreide waren z. B. Nüsse, Kastanien oder Eicheln. Sie sind haltbar, nahrhaft und schnell zu sammeln. Zudem mußte man sie mahlen, um die schädlichen Tannine herauswaschen zu können. Das erklärt die verblüffende Beobachtung mancher Archäologen, die zwar allerlei Mahlwerkzeuge vorfanden, aber keine Sicheln, wie man sie zur Getreideernte braucht. [349] Als das Getreide schließlich auf der Speisekarte unserer Vorfahren auftauchte, gab es längst Mühlen. [388] Eichenwälder gab es einst genau dort, wo später das Getreide in Kultur genommen wurde. [347]
Bleibt die Frage: Was veranlaßte unsere Vorfahren, die effiziente Eichelernte mit einem Ertrag von etwa 70 Zentnern pro Hektar, die in einer 40-Stunden-Woche gesammelt werden können, gegen den mühsamen Grasanbau einzutauschen? Irgendwann war offenbar Schluß mit den Eichen, sei es durch eine klimatische Veränderung, sei es durch Abholzung, um Brennholz zum Waffenschmieden zu gewinnen oder durch Ziegenhaltung, die stets zum Waldsterben führt. [349]
Das Getreide wurde damals aus purer Not gegessen, als die wachsenden Menschenansammlungen das Wild dezimiert hatten und die Eicheln ausblieben. Der pure Hunger ließ die Menschen das es-

sen, was übrigblieb, nachdem das Fleisch, die Knollen und die Beeren verzehrt waren. Prähistorische Funde zeigen, daß die Lebenserwartung der Jägervölker beim Übergang zur Körnerkost rapide sank. Sie hatten eine höhere Kindersterblichkeit, Knochenschäden durch Fehlernährung und mehr Todesfälle durch Gewalteinwirkung, sprich Krieg. [351, 403] Es dauerte Jahrhunderte, bis sich die Menschen von diesem Ernährungsschock wieder erholt hatten und ihre Anbau- und Verarbeitungstechniken so weit verbessert hatten, daß sie mit dieser Kost gesund bleiben konnten. [351] Wir sind die Nachfahren jener, die es überlebt haben, und insofern besser angepaßt.

Der Grund, warum der Mensch aufs Getreide kam, ist also recht simpel. Er mußte buchstäblich ins Gras beißen. Bis heute vermochte er sich offenbar nicht so recht an die rohen Körner zu gewöhnen. Deshalb gibt es den Bäcker. Nach Kollath verfüttert man das Beste vom Weizen ans Schwein: die Kleie. Deshalb empfiehlt er den Frischkornbrei. Er vergißt dabei, daß die Kleie nie roh verfüttert wurde. Zur Schweinehaltung gehört seit jeher die Futterküche, in der z. B. die Kleie vorher erhitzt wird. Warum machte man sich selbst beim Schweinefutter diese Mühe?

Die Abwehrstoffe im Getreide

Füttert man dem Schwein zuviel Getreide, insbesondere Roggen, kommt es zu Wachstumsstörungen [352] – im Gegensatz zum Rind, das mit seinen großen Fermentationskammern ohne weiteres mit den Körnern fertig wird. Inzwischen kennen wir eine ganze Reihe von Substanzen im Getreide, die die Verdauung vieler Tiere und natürlich auch des Menschen beeinträchtigen. An erster Stelle ist das Phytin zu nennen. Es bremst die Aufnahme von Mineralstoffen, Spurenelementen und mutmaßlich auch von Vitamin B1. [353, 354, 357] Phytin macht Eiweiße unverdaulich und blokkiert damit auch unsere Verdauungsenzyme. [353] Eigentlich ist Phytin der Energiespeicher, die Batterie der Saatkörner, der bei der Keimung verbraucht wird. Dabei entsteht aus dem Phytin übrigens das den B-Vitaminen zugeordnete Inosit. [165]

Eine zentrale Rolle spielen vor allem beim Weizen jene Stoffe, die die Fettverdauung des Körpers blockieren, speziell solche, die die Lipase der Bauchspeicheldrüse lahmlegen. [358] Dies erklärt die scheinbar positive Wirkung von rohem Weizenbrei auf die Blutfette. [359] Tatsächlich dürfte es sich bereits um eine schädliche Reaktion handeln. Nicht umsonst haben unsere Vorfahren ihr Korn schon vor Jahrtausenden mit viel Schmalz oder Öl gekocht. Prähistorische Nahrungsfunde von Vollkornspeiseresten aus unserem mitteleuropäischen Kulturkreis enthalten gewöhnlich viel Fett, nicht selten im Verhältnis 1:1. [360] Auch heute noch gehen bei den Vollwertbäckern die Kuchen am besten, die mit viel Fett gebacken sind.

Weitere Stoffe, die bei unserem Nutzvieh das Wachstum hemmen oder Verdauungsstörungen verursachen, sind die Arabinoxylane und Alkylresorcine im Roggen, die Glucane und Enzym-Inhibitoren der Gerste und spezielle Pentosane und Lectine im Weizen. [326, 352, 361-363, 369-371] Sie alle sammeln sich in den wertvollsten Schichten des Kornes, im Keimling und in der Aleuronschicht unterhalb der Schale. Daneben sind die Schalen verholzt, mit Silikateinlagerungen verstärkt, und sie enthalten Tannine, die Eiweiße binden.

Die meisten Kulturen verarbeiten die einzelnen Getreidearten seit alters her auf typische und immer gleiche Weise. Gerste wird vorzugsweise zu Bier verbraut, Roggen als Vollkorn zu dunklem Sauerteigbrot verarbeitet, Weizen gemahlen, die Kleie ausgesiebt und zu hellem Hefebrot verbacken, Hafer entspelzt und in Form von

Flocken oder Brei gegessen. Dinkel wird »unreif« geerntet und zu Grünkern gedarrt. Es muß einen bestimmten Sinn haben, wenn das von so vielen Völkern, manchmal sogar über Jahrtausende, ähnlich praktiziert wurde. Das wollen wir am Brot untersuchen.

Unser täglich Brot: praktische Ernährungsökologie

Unter der bekannten Prämisse »laßt unsere Nahrung so natürlich wie möglich« ist unser Brot, weil gebacken, ein teilwertiges, »totes« Produkt. So ordnet es auch Kollath in seiner »Ordnung unserer Nahrung« ein. Demnach schänden Bäcker und Köche seit Jahrtausenden rund um den Erdball den Vollwert. Denn selbst die zivilisationsfernsten Völker erhitzen und verarbeiten ihre Nahrung, wie wir gesehen haben, und zwar ziemlich aufwendig.

Man mag sich nach dem Sinn des Lebensmittelhandwerks fragen. Es diene der Erhöhung der Haltbarkeit, lautet die übliche Antwort. Aber stimmt das wirklich? Der Bäcker wandelt haltbares Getreide in leichtverderbliches Brot um. Und das mit etwa 2% Verlust, denn soviel Mehl wird von der Hefe zu Kohlendioxid verstoffwechselt. Abgesehen davon ist der Energieverbrauch beim Backen beträchtlich. Die Bilanz wird noch absurder, wenn man bedenkt, daß in vergangenen Jahrhunderten keine Maschinen zur Verfügung standen und Arbeitskraft immer knapp war. Genaugenommen würde jede Gesellschaft diese offenbar überschüssigen Ressourcen zum Waffenschmieden und Kriegführen genutzt haben. Die Lebensmittelverarbeitung muß also einen anderen Hintergrund haben. Und der ist heute in seinen Grundzügen entschlüsselt:

Da der Mensch weder über einen Kropf noch über einen Pansen verfügt, erfand er den Gärbottich. Hier finden die gleichen Prozesse statt wie in den Wiederkäuermägen. Die Nahrung wird aufgeschlossen, sozusagen vorverdaut. Die Fermentation baut einige der Abwehrstoffe (Antinutritiva) ab. Bei einer klassischen 20stündigen Sauerteigführung wird im Prinzip eine Keimung eingeleitet. Das Schrot quillt im Bottich viel schneller als das ganze Korn im

Ackerboden, weil das Wasser nicht erst durch die Schale hindurchdringen muß. Die biochemischen Vorgänge sind vergleichbar. Die Fermentation leitet den Abbau des Phytins ein, damit der Gehalt an Wertstoffen ausgeschöpft werden kann. Auch das Backen unterstützt zunächst die Fermentation, denn es dauert geraume Zeit, bis es für die Lebensvorgänge im Brotlaib zu heiß wird. Bis dahin werden sie sogar beschleunigt.

Forschungsergebnisse aus aller Welt zeigen, daß das in vielen Saaten verbreitete Phytin gewöhnlich durch die bodenständigen Verarbeitungstechniken verringert wird, nicht aber unbedingt durch ihre modernen zeitsparenden Ersatzverfahren. [353, 364-368] Beim heute in deutschen Bäckereien üblichen »Kunstsauer«, einer Mixtur aus Feinchemikalien, unterbleibt der Abbau des Phytins (s. S. 172ff.). Solches »Brot« ist schwerverdaulich. Derartige Vollkornbrote taugen wohl als Abführmittel, nicht aber für eine vernünftige Ernährung. Weil der Körper dies über kurz oder lang merkt, hat die »Vollkornwelle« nicht den Erfolg gehabt, den Ideologien vorausgesagt hatten.

Den Schlüssel zum Verständnis liefert wieder die Fermentation. Dabei passiert noch viel mehr als nur der Abbau einiger unerwünschter Stoffe. Es entstehen beachtliche Mengen an antibiotisch wirksamen Phytoalexinen. Das muß so sein: Wenn Saatgut keimt, quillt es in nassem Erdreich. Eigentlich müßte es dabei verschimmeln. Der empfindliche Keimling bietet zahllosen Mikroorganismen ein gefundenes Fressen. Um nun einen Verderb zu verhindern, bildet das Korn Abwehrstoffe gegen unerwünschte Pilze und Bakterien. Heute sind eine ganze Serie solcher Substanzen im Getreide bekannt, wie Momilactone, Gramine, Hordatine, Benzoxazolinone, Oryzalexine, Triticene oder Chitinasen. [310, 372-378]

Bei der klassischen Sauerteigbereitung, die letztlich nichts anderes ist als eine Keimung, laufen diese Prozesse viel schneller ab. Gerade der Sauerteig regt die Bildung von Phytoalexinen an, da die intakten Zellverbände von Kleie und Schrot ja von Mikroorganismen »verdaut« werden. Da die Sauerteigmikroben in der Überzahl sind und sofort auf die Innenflächen des geschroteten oder gemahlenen Korns gelangen, gewinnen sie den Wettlauf gegen die Abwehrstoffe. Wirkungen auf unsere Darmflora liegen nahe (s. S. 105ff). Verzehren wir Vollkornbrot aus den handelsüblichen Vollkorn-Backmischungen oder Flockenmüsli, fehlt diese Fermentation.

Natürlich ist die Wirkung des Sauerteigs viel weitreichender: Auch die Milchsäurebakterien im Teig stehen im Wettbewerb mit Verderbniserregern. Auch sie produzieren antibiotisch wirksame Stoffe, sogenannte Bakteriozine, mit denen sie ihre Konkurrenten aus dem Feld schlagen. [379-381] Bakteriozine werden inzwischen zur Lebensmittelkonservierung eingesetzt. [382, 383] Auch ist seit langem die antibiotische Wirkung vom Sauerteigbrot bekannt. Früher wurden Krankenzimmer zur Desinfektion mit Brotkrümeln ausgefegt.

Aber auch das Backen bzw. Kochen muß einen biologischen Sinn haben. Denn nirgendwo fanden wir Hinweise auf Völker, die rohe Weizen- oder Roggenbreie essen. Im Gegenteil, alle erhitzen ihr Korn, viele darren oder rösten es, andere kochen Brei und viele backen Fladen oder Brot. [384-386] Auch das Backen dient dem Abbau von Stoffen, die unsere Verdauung behindern. Zweifelsohne zerstört die Backhitze auch allerlei Wirkstoffe, wie einige Enzyme. Dennoch muß ein Nettonutzen für den Menschen bleiben. Dazu zählt unter anderem die Bildung von opiatwirksamen Stoffen in der Brotkruste, die die Stimmung des Essers aufhellen (s. S. 236). Das könnte erklären, warum man bei frischem Brot nicht aufhören kann, zu essen.

Hier erhellt sich auch der biologische Ursprung der Müllerei. Beim Weizen haben sich praktisch alle Kulturen seit Jahrtausenden bemüht, helles Mehl zu gewinnen, wenn Überschüsse dies erlaubten. Werner Kollath berichtet, daß die alten Ägypter ihr Mehl nach dem Mahlen noch einmal durchsiebten. [385] Der Grieche Hippokrates, der vor zweieinhalbtausend Jahren lebte, hielt Weißbrot für nahrhafter, und im alten Rom war Weißmehl eine Standardsorte. [387] In Frankreich wurde um das Jahr 1500 verboten, die Kleie ein zweites Mal zu mahlen. [384] Roggen wurde stets als dunkles Mehl oder Schrot im Sinne der Vollwertkost genutzt. Warum unterschieden Müller und Bäcker so klar beim Verarbeiten zwischen den beiden verwandten Körnerarten? Offenbar enthalten Roggen- und Weizenkleie recht unterschiedliche Inhaltsstoffe.

Kein Korn gleicht dem anderen

Ist es Zufall, daß die meisten Menschen Flockenmüslis aus Weizen und Roggen nach einigen Monaten nicht mehr mögen, aber gerne Haferflocken essen? Auch früher wurde nur der Hafer zu Flocken verarbeitet. Sein Schalenanteil beträgt im Vergleich zu Roggen und Weizen weniger als die Hälfte. Dafür enthält Hafer relativ viel Fett. Hafer ist offenbar das einzige bei uns übliche Getreide, das auch roh gegessen wurde. Unsere handelsüblichen Haferflocken sind gewöhnlich hitzebehandelt, weil sie sonst bitter schmecken. In gekochter Form als Brei ist Hafer seit jeher die ideale Schonkost für den strapazierten Magen.
Gerste wiederum wird seit Jahrtausenden überwiegend in gerösteter Form gegessen oder zu Bier verbraut. [384, 386] Erstaunlich, daß sich so ein unwirtschaftliches und umständliches Verfahren durch praktisch alle Kulturen und über viele Jahrtausende erhalten hat. Durch die Keimung wird das Phytin abgebaut und damit werden viele gebundene Stoffe freigesetzt, was den ernährungsphysiologischen Wert steigert. Das Auskochen zerstört unerwünschte Eiweiße. Zurück bleiben die ungenießbaren Schalen. Die Fermentation durch Hefe steuert weitere Stoffwechselprodukte bei. Welche sonstigen Effekte damit erzielt werden, läßt sich Kapitel 6 entnehmen.
Grünkern ist womöglich deshalb so beliebt, weil er unreif geerntet wird. Die Körner sind noch weich, die Schale noch nicht verhärtet. Um die nachträgliche Bildung von Abwehrstoffen zu unterbinden, wird er gedarrt, also erhitzt. Das zerstört die Enzyme, die sofort nach der Ernte solche Schutzstoffe produzieren. Deshalb ist Grünkern so bekömmlich.
Übrigens blockiert Backpulver den Abbau von Phytin vollstän-

dig. [353] Vielleicht hat es doch seinen Grund, warum das Genußmittel Kuchen aus einem möglichst hellen Haushaltsmehl gefertigt wurde. Wohlgemerkt, dies ist kein Plädoyer für Weißmehlkuchen. Wir versuchen lediglich zu erklären, warum bestimmte Dinge so sind, wie sie sind, warum bestimmte Lebensmittel über Jahrhunderte verblüffend ähnlich hergestellt wurden und warum sich Menschen oftmals nicht so verhalten, wie es der vorübergehende Erkenntnisstand der Wissenschaft glaubt einfordern zu müssen.

Vollwertköstlers Flaggschiff – der Frischkornbrei

Wir haben erklärt, warum viele Menschen den Frischkornbrei, den Körnerkuchen oder Kunstsauerbrote nicht vertragen. Was fehlt, ist eine Erklärung für die Heilerfolge, die mit dem Frischkornbrei tatsächlich erzielt wurden. Es ist sicher nicht nur die Ernährungsumstellung allein wirksam. Und auch nicht allein die abführende Wirkung bei den Heerscharen verstopfter Mitmenschen. Die kürzere Darmpassagezeit läßt sich vielfach als Abwehrreaktion des Körpers verstehen. So manch ein »normalisierter« Stuhlgang ist das Resultat von Produkten, derer sich unser Körper aus gutem Grund so schnell wie möglich wieder entledigen will.
Die von interessierter Seite verbreitete Befürchtung, im Frischkornbrei könnten sich Schimmelgifte bilden, ist unbegründet. Nichtsdestotrotz empfehlen Wissenschaftler »bei hohen Außentemperaturen« die Körner »im Kühlschrank« einzuweichen. [303] Bei jeder Keimung bilden sich Abwehrstoffe. Dieser Prozeß wird von der Kälte des Kühlschranks unterbunden. Denn dann arbeiten die Enzyme nicht mehr. Und die wiederum sind auch zur Bildung der erwünschten Vitalstoffe nötig. Mit dieser Methode wird gerade mal ein Abführmittel vorgequollen. Abgesehen davon können die Schimmelpilze auch im Kühlschrank ihre Gifte

produzieren. Etwas merkwürdig wirkt die Empfehlung, das Getreide vorher »mit kochendem Wasser« zu übergießen [303], um sich der Mikroflora zu entledigen. Dann kann man's auch gleich backen.
Es ist offensichtlich, daß sich im Frischkornbrei nicht nur Abwehrstoffe gegen Vollwertköstler befinden, sondern auch allerlei Nützliches wie z. B. Enzyme, die beim Backen dran glauben müssen, und die vielleicht Gutes bewirken können. Das könnte einer der Gründe sein, warum der Frischkornbrei bei manchen Krankheiten so wirkt wie ein Arzneimittel. So nützlich er bei bestimmten Krankheiten in der Hand des Arztes auch sein mag, durch seine Fähigkeit, die Aufnahme anderer wichtiger Stoffe zu blockieren, wird er auf lange Sicht von den meisten Menschen abgelehnt. Und dann wird er auch für die erfolgreich therapierten Patienten zum Risiko. Sie merken es, wenn ihnen der Appetit darauf nach einigen Monaten vergeht. Und dann sollte damit auch Schluß sein.

Früchte und Samen: schmackhafter Lohn für flinke Spediteure

Nicht alles, was Pflanzen produzieren, dient der Abwehr hungriger Mäuler. Genauso oft suchen sie Verbündete. Eigens für Tiere haben manche Pflanzen Nahrungsmittel entwickelt, die ganz ohne umständliche Zubereitung genossen werden können: saftige Früchte. Und zwar aus höchst eigennützigen Gründen: um ihre Samen zu verbreiten. Denn das Gewächs steht vor einem Dilemma: Es ist festverwurzelt und unbeweglich, seine Samen sollen jedoch möglichst weit von ihm entfernt keimen, damit neue Lebensräume erschlossen werden. Mittels saftiger Früchte wird das Problem elegant gelöst. Tiere fressen das weiche nahrhafte Fruchtfleisch

mitsamt den darin eingebetteten Samen. Und letztere scheiden sie, hoffentlich unbeschädigt, andernorts wieder aus. [411-413]
Die Pflanzen müssen schon einiges bieten, um die Tiere verläßlich dazu zu bringen, Spediteur für ihre Nachkommenschaft zu spielen. Ein angemessenes Entgelt bietet das Fruchtfleisch in Form von Naturalien wie Kohlenhydraten, Eiweiß, Fett und Spurenstoffe. Der Wettbewerb unter den Pflanzen und das Angebot an tierischen Arbeitskäften bestimmt die Tarife.
Wozu dient überhaupt der ganze energiezehrende Verpackungsaufwand? Viele Pflanzen, wie z. B. der Löwenzahn, lassen ihre Samen vom Winde verwehen. Man geht davon aus, daß Tiere die Samen an günstigere Standorte bringen, als es durch die zufällige Verteilung durch den Wind geschieht. Denn Tiere suchen zum Erhalt des eigenen Lebens ja auch für Pflanzen vorteilhafte Umgebungen in ihrem Lebensraum auf, beispielsweise Wasserstellen. [408]
Soweit die Theorie. In der Praxis gestalten sich die Wechselwirkungen zwischen Frucht und Fressern komplizierter: Zunächst einmal muß die Pflanze ihre Früchte – solange sie noch unreif sind – so ausrüsten, daß sie völlig ungenießbar sind. Bitterkeit, Giftstoffe, »unreife« Färbung oder hoher Säuregehalt schrecken Fraßfeinde wirksam ab. Essen wir unreifes Obst, »bestraft« uns die Pflanze mit Durchfall. Nach der Reifung, also nach dem Abbau der Gifte und der Bildung von Zuckern, präsentiert sie sich in neuem Outfit, das Genießbarkeit und Genuß signalisiert: Süße, Farbe und gelegentlich auch Duft. [400, 411]
Dann wird die Pflanze als Sinnesphysiologe und Verhaltensbiologe tätig: Hat sie Vögel als Verbreiter erwählt, arbeitet sie mit Farben, denn Federvieh ist sowohl farbtüchtig als auch scharfsichtig. Vogelverbreitete Früchte sind daher leuchtend oder kontrastreich gefärbt. Schwarze Beeren, wie die der Schlehe, besitzen gelegentlich sogar einen Wachsüberzug, der UV-Licht reflektiert. Das wird von manchen Vögeln noch wahrgenommen. [414] Duft hingegen ist überflüssig, denn Vögel können mit wenigen Ausnahmen kaum riechen. [408, 413]
Auch die Präsentation der Früchte will »durchdacht« sein. Vogelfrüchte werden an der Peripherie der Pflanze offeriert und hängen

womöglich noch an langen Stielen, so daß sie im Wind pendeln und so die Aufmerksamkeit auf sich ziehen können. Sie bleiben zudem auch nach der Reife hängen, so daß sie gefahrlos in luftigeren Höhen verzehrt werden können. [413]

Natürlich finden auch Säugetiere an so manchen Vogelfrüchten, wie Kirschen, Johannisbeeren und Weintrauben, Gefallen. Aber um gezielt Säugetiere anzulocken, müssen die Pflanzen anders vorgehen. Die meisten Säuger fressen ihre Nahrung am Boden, daher fallen die Früchte nach der Reife ab. Und weil Säugetiere in der Regel einen ausgeprägten Geruchssinn besitzen, »duftet« dieses Obst. Sie erschnuppern sich den Weg zur nahrhaften Speise. Der Geruch ist wichtiger als die Farbe, weil die meisten Säugetiere nachtaktiv sind – und obendrein farbenblind. Außerdem sollen die für sie bestimmten Früchte gerade nicht das Interesse der Vögel wecken. Früchte, die von fliegenden Säugetieren, sprich Fledermäusen, verbreitet werden, sind deshalb häufig unauffällig graugelb und riechen ranzig. Dazu zählen beispielsweise viele der in Indien geschätzten Mangosorten. [408, 413]

Aromen – egal ob wohlriechend oder ungewohnt, erfüllen übrigens noch eine ganz andere Funktion: Sie schützen reifes Obst vor schnellem Verderb. Ein Teil ihrer Duftstoffe wirkt ausgezeichnet gegen typische Fäulniserreger. [389, 390] Ein bißchen Streß tut dem Geschmack der Früchte durchaus gut: Die Aromen werden quasi als Abwehrstoffe gebildet. Das ist auch einer der Gründe, weswegen biologisch gezogenes Obst oder Gemüse aus Omas Garten besser schmeckt als solches, das vorsorglich mit Pestiziden vor allen möglichen Gefahren geschützt ist.

Die im Fruchtfleisch versteckten Samenkerne müssen völlig anders beschaffen sein als ihre saftige Umhüllung, denn sie sollen zwar verschluckt, aber nicht mitverdaut werden. Das Frachtgut, die Samen, wollen gut vor den Zähnen der Säuger, vor den Kröpfen und Muskelmägen der Vögel, und den Säure- und Laugenbädern des Verdauungstraktes und seinen vielfältigen Enzymen geschützt sein. Deshalb umhüllen harte Schalen Kirsch-, Pfirsich- und Pflaumenkerne oder Zitronensamen.

Der Inhalt vieler Kerne schmeckt unangenehm, in den meisten Fällen bitter. So bei Kernobst, Zitrusfrüchten, Weinbeeren, Kürbissen [408] oder Avocadokernen. Paprikasamen wehren sich mit dem Scharfstoff Capsaicin. Selbst bei den milden Gemüsepaprikasorten kann man das beim versehentlichen Zerbeißen der Samen spüren.
Eine weitere Strategie verfolgen Melonen, Gurken oder Tomaten. Sie betten ihre Samen in einen glibberigen Schleim ein, der sie durch die Zähne hindurchflutschen läßt. Erdbeer- und Kiwisamen sind wiederum so winzig, daß man beim Zerbeißen der Frucht nur die wenigsten der insgesamt reichlich vorhandenen Samen erwischt. [408]
In unseren gemäßigten Breiten überwiegen Früchte, die durch Vögel verbreitet werden und die an deren Bedürfnisse angepaßt sind. Bei uns könnten gar keine Tiere überleben, die ausschließlich Obst fressen. Während des langen Winters würden sie verhungern. Reine Fruchtfresser gibt es nur in den Tropen und Subtropen. Durch das ganzjährige Futterangebot konnten sich dort auch stabile Beziehungen zwischen Säugetieren und Früchten etablieren. Spezielle Säugerfrüchte, die wir hier täglich essen können, sind nun mal zumeist Südfrüchte. Die Beliebtheit von exotischem Obst hat offenbar biologische Gründe.

Einheimisches Obst – ideal für Vögel

Wie wir gesehen haben, liefern die meisten heimischen Pflanzen Früchte, die Vögel anlocken sollen: Johannisbeeren, Hagebutten, Sanddorn, Vogelbeeren (Ebereschen), rote Weißdornfrüchte, schwarz-glänzende Tollkirschen, weiße Schneebeeren (Knackbeeren), schwarze und rote Holunderbeeren, rote Eibenfrüchte und blauschwarze Brombeeren, um nur einige zu nennen. Alle zeigen sie die typischen Merkmale von Vogelobst: Sie sind relativ klein, duftlos, besitzen einen harten Samen, aber keine feste Schale, bleiben lange an der Mutterpflanze befestigt und werden von ihnen an der Peripherie präsentiert. [413]

Gerade die Früchte mit den knalligsten Farben sind eigentlich eher fürs Federvieh vorgesehen. Natürlich erliegen auch wir Säugetiere ihren Reizen, gelegentlich im wahrsten Sinne des Wortes, denn ihr Fruchtfleisch enthält so manches Mal Gifte gegen ungebetene Gäste. Wenn Kinder versehentlich Tollkirschen probieren, kann das schnell tödlich enden. Der Pflanze ist das egal: sie ist nicht auf eine Verbreitung durch Menschen angewiesen, denn dafür hat sie ja das Federvieh engagiert. Unangepaßten Verbreitern wird also schon mal der Garaus gemacht. [411]

Wenn wir schon echte Vogelfrüchte essen, dann nur in aufbereiteter Form. Frische Sanddorn-, Vogelbeer-, und Schlehenfrüchte schmecken gräßlich, erzeugen in größeren Mengen verzehrt Durchfall und werden erst nach mehr oder minder aufwendiger Zubereitung für uns genießbar. Schlehen erntet man zudem erst nach dem ersten Frost. In der Regel stellt man aus Vogelfrüchten durch Kochen Marmelade oder Saft her. Dadurch werden die meisten ihrer verdauungsstörenden Inhaltsstoffe zersetzt. Die Pflanzen konnten ja nicht ahnen, daß wir Menschen einmal das Feuer nutzen würden. Deshalb haben sie sich glücklicherweise noch nichts gezielt gegen diese Entgiftungsmethode einfallen lassen.

Viele unserer Kulturobstsorten, wie Kirschen, Johannisbeeren und Stachelbeeren, sind ursprünglich nur durch Vögel verbreitet worden. Das merken wir heute vor allem noch bei den Kirschen, die regelmäßig von riesigen Starschwärmen geplündert werden. Erst nachdem diese Vogelfrüchte durch Zuchtauslese von störenden Inhaltsstoffen befreit wurden, vertragen wir sie auch frisch gepflückt in größerer Menge.

Erdbeeren und Himbeeren können wir dagegen ungestraft vertilgen. Frisch sind sie am schmackhaftesten. Diese Früchte sind Mehrfachstrategen und sprechen verschiedene Verbreiter an: Die leuchtendrote Farbe erregt gleichermaßen das Interesse von Vögeln und tagaktiven Säugern wie Bären oder Menschen, ihr köstlicher Duft gilt eindeutig den Säugern. Übrigens sollen trotz aller dieser Verlockungen für Federvieh und Säugernasen gerade Nacktschnecken in hohem Maße für die Verbreitung der Erdbeeren zuständig sein. [411] So mancher Gartenbesitzer kann davon ein Lied singen ...

Auch in unseren Breiten gibt es natürlich speziell angepaßte Säugerfrüchte. Beim Steinobst sind es die Pflaumen, Aprikosen und Pfirsiche, beim Kernobst Äpfel und Birnen. [413] Letztere verstecken ihre unscheinbaren Samen im Kerngehäuse. Werden sie von einem Wildschwein gefressen, so wandern sicherlich ein paar Kerne unzerkaut durch den Verdauungstrakt. Entledigt sich das Schwein der unverdaulichen Reste, so hat der Baum seine Absicht erreicht: Der Same wurde ein paar Kilometer weiter, eingepackt in einen Dunghaufen, abgesetzt.

Die Verdauungsenzyme schließen während der Darmpassage die verholzte Samenhülle etwas auf. Das erleichtert später die Keimung. Manche Samen können nur dann gedeihen, wenn sie vorher den Magen-Darm-Trakt eines Tieres durchwandert haben. Eine Tomatenart, die auf den Galapagosinseln vorkommt, keimt erst, nachdem sie von einer ortsansässigen Schildkrötenart verspeist wurde. Auch die Samen einiger afrikanischer Akazienarten müssen erst von Elefanten oder Antilopen verschluckt werden, um auskeimen zu können. [408]

Fruchtfleisch ist aus Sicht der Pflanze also nichts weiter als Verpakkung und Entlohnung für den Transport ihrer wertvollen Nachkommenschaft. Deswegen verzehren wir seit jeher das meiste Obst frisch, ohne es zu kochen. Und man muß, im Gegensatz zum Getreide, auch niemandem erklären, daß es roh genossen werden kann. Es schmeckt sowieso.

Südfrüchte – Leckerbissen für Säuger

Für uns Säugetiere sind also die weniger bunten Früchte gedacht. Dafür werden wir dann mit köstlichen Düften und Aromen entschädigt. Das Zentrum der säugerverbreiteten Früchte liegt in den Tropen. Schauen wir uns die in den letzten Jahren in unsere Lande gekommenen exotischen Früchte genauer an, so müssen wir feststellen, daß sie viel unscheinbarer gefärbt sind als die mickrigste Vogelbeere unserer gemäßigten Breiten: Kiwis sind haarig-braun und innen gar grün, was eher ein Signal für Unreife ist, und Ananas sind schmutzig orangebraun. Auch die grasgrünen oder braunen Avocados animieren eigentlich nicht zum Zugreifen. [413]

Natürlich gibt es nicht nur farbenblinde und des Nachts herumschleichende und -schnuppernde Säugetiere, sondern auch tagaktive und farbtüchtige. Menschen und Affen gehören schließlich dazu. Jedoch ist deren Geruchssinn, verglichen mit ihren nachtaktiven Kollegen, deutlich eingeschränkt. Typische affenverbreitete Früchte haben ein hartes, unattraktives Äußeres und innen ein weiches Fruchtfleisch, z. B. der afrikanische Affenbrotbaum, dessen holzige Schale das gelbe Fruchtmark schützt. [392]

Die im indomalaiischen Raum beliebte Durianfrucht sollte eigentlich auch nur Affen ansprechen. Durians sehen wie stachelige Melonen aus und sind im reifen Zustand unauffällig braun. Dennoch interessieren sich auch Elefanten oder Fledermäuse dafür. In den Tropen ist diese Frucht von der Bevölkerung heiß begehrt. In unseren Breiten würde sie kaum Abnehmer finden, denn sie stinkt erbärmlich. Doch auch Europäer entwickelten nach ausreichender »Belehrung« durch die einheimische Bevölkerung Gefallen oder sogar Gier nach Durians. [391] Denn ihr Geschmack soll im Gegensatz zu ihrem Geruch köstlich sein. Selbst Raubtiere, wie Tiger, können den Früchten nicht widerstehen. [392]

Um einen richtigen Überblick über Säugerfrüchte zu erhalten, müßte man eigentlich in südliche Gefilde reisen, denn nach Europa verschlägt es nur diejenige Arten oder Zuchtformen, die unserem Geschmack angepaßt sind. Ein paar Beispiele mögen dies illustrieren:

Die hier erhältlichen Mangos unterscheiden sich deutlich von einigen indischen Sorten. Sie riechen nicht mehr nach Buttersäure und kaum noch nach Terpentin. Doch gerade dieser Geruch wird von der indischen Bevölkerung (und den Fledermäusen) geschätzt. Auch die Bananen und Ananas in unseren Supermärkten unterscheiden sich von ihren Originalen ganz erheblich. Nicht nur im

Geschmack, der speziell für den europäischen Gaumen gezüchtet wurde, sondern auch durch das Fehlen der ursprünglich vorhandenen Kerne. [413]
Bananen, Orangen, Mandarinen und Zitronen sind auffällig gelb oder orange gefärbt. Dies spricht für eine Verbreitung durch tagaktive Tiere. Diese Früchte sind wegen ihrer Lockmittelkombination aus Farbe und Duft vermutlich »Mehrfachstrategen«. Sie vertrauen den Samentransport sowohl Vögeln als auch Säugern an.

Das Geheimnis der Nüsse wird geknackt

Viele Pflanzen liefern Früchte ohne saftiges Fruchtfleisch, wie Haselnüsse, Bucheckern, Eicheln oder Eßkastanien. Entschließt sich eine Pflanze, Tiere mit der Samenausbreitung zu betrauen, ohne ihnen als Bezahlung eine lockende Hülle aus Fruchtfleisch zum Fraß vorzuwerfen, so muß sie eine andere Strategie wählen: Zunächst läßt sie den Samen einen besonderen Schutz durch eine harte Schale angedeihen und produziert dann möglichst viele davon. Aber ihr eigentlicher Trick geht so: Nüsse eignen sich hervorragend zur Vorratshaltung. Das verleitet manche Tiere zur Sammeltätigkeit. Natürlich darf die Festung um den Samen aber auch nicht so uneinnehmbar sein, daß sich überhaupt kein Tier mehr an ihn heranwagt.
Wichtige Spediteure aus Sicht der Bäume, vor allem derjenigen Arten, die wie die Buche und Eiche auf Massenproduktion setzen, sind Eichhörnchen und Eichelhäher. Sie verspeisen im Herbst zwar reichlich Nüsse oder Eicheln, horten jedoch einen Teil für den Winter. Manche dieser Lager vergessen sie, und so keimen einige Bucheckern oder Eicheln doch noch aus. Ein Großteil seiner Samen wird vom Baum also quasi als Bezahlung spezialisierten Säugern und Vögeln angeboten, die mit ihren Nagezähnen oder kräftigen Schnäbeln die Schalen aufknacken können. Der eigentliche Nutzen für den »edlen Spender« sind die Gedächtnislücken der Tiere für ihre Wintervorräte. [394]
Untersuchungen über den Verbreitungsradius durch Tiere erga-

ben, daß ein einziger Eichelhäher pro Jahr etwa 4600 Eicheln in einem Umkreis von 4-10 km verschleppt. So weit kämen die Eicheln ohne Hilfe nie. Einer anderen Untersuchung zufolge vergrub ein Schwarm Häher innerhalb eines Monats 300.000 Eicheln. [394] Und noch ein weiterer, wichtiger Aspekt kommt hinzu: Um überhaupt keimen zu können, müssen so große Früchte wie Eicheln vergraben werden, denn eine ausreichende Wasseraufnahme durch die verholzte Schale gestaltet sich schwierig, wenn die Samen auf der Erdoberfläche liegen bleiben. [408]
Natürlich haben auch Insekten Appetit auf die Dinger. Folglich muß die Eiche auch noch ein paar Appetitzügler wie z. B. Tannine mit in ihre Früchte einbauen. Manch einem wird dann die Eichel ganz und gar zuwider. Schweine und Nager sind ganz gut an diese Nahrung angepaßt, wir Menschen nicht. Wer jemals rohe Eicheln probiert, wird sie sofort wieder ausspeien, so bitter und zusammenziehend ist ihr Geschmack. Genießbar werden Eicheln erst, wenn man sie wässert und die Bitterstoffe auswäscht oder die Eicheln zusammen mit Tonerden verspeist.
Kirschen, Äpfel und Pflaumen schützen ihre Kerne mit Blausäure. Wohl gerade weil die Fähigkeit zur Bildung von Blausäure im Pflanzenreich so weit verbreitet ist, wird diese Waffe immer stumpfer. [312] Sehr viele Tiere haben dagegen bereits effektive Entgiftungsmaßnahmen entwickelt, wie zum Beispiel der Kirschkernbeißer, ein Spezialist für die harten und blausäurereiche Kerne solcher Obstgewächse.
Anders liegt der Fall beim Menschen. Für ihn ist Blausäure ziemlich giftig, wie das Beispiel der bitteren Mandeln zeigt: 5 bis 10 Bittermandeln können für Kinder schon tödlich sein. [337] Eine Tüte süße Mandeln darf nur 5% bittere Mandeln enthalten. [395] Deshalb mußte der wilden Mandel erst der hohe Blausäuregehalt weggezüchtet werden. [393] Unsere heutigen süßen Mandeln sind weitgehend frei davon. Wir Menschen essen gerne nußartige Früchte jeglicher Art und nutzen sie auch zur Vorratshaltung. Hasel- oder Walnüsse können wir bedenkenlos verzehren. Und wenn es zuviel wird, vergeht uns der Appetit schon von alleine.

Bohnen, Erbsen oder Linsen sind sehr nährstoffreich und daher für alle möglichen Tiere ein gefundenes Fressen. Die Verbreitungsstrategien der Hülsenfrüchte sind so mannigfaltig wie die Pflanzenfamilie: Man schätzt, daß es etwa 17.000 Arten von Hülsenfruchtgewächsen gibt. [407]

Manche Hülsenfrüchte sind nur wenige Millimeter groß, andere mehrere Zentimeter. Je kleiner sie sind, desto mehr produziert die Pflanze in der Regel davon. Säugetiere nehmen solch winzige Samen eher zufällig als absichtlich auf: Klee-, Wicken- und Platterbsensamen werden beim Weiden mitverschluckt. [408] Ein Teil bleibt unzerkaut, und die recht derbe Samenhülle sorgt für einen hinreichenden Verdauungsschutz. Mehr zu fürchten haben diese Pflanzen Vögel, die die Saat in ihren Kaumägen fast vollständig zerreiben. Die Verlustrate ist meist beträchtlich. Doch die wenigen Samen, die den Vogel unbeschädigt verlassen, haben manchmal das Glück, weit entfernt vom Ursprungsort auskeimen zu können. So werden neue Lebensräume erschlossen, vermutlich eine ausreichende Kompensation für den hohen Verlust. [408]

Eine unappetitliche Idee der Hülsenfrüchte sind »gefälschte« und damit schädliche Aminosäuren. Aminosäuren sind die Bausteine der Eiweiße. »Falsche« Aminosäuren enthalten einen Konstruktionsfehler. Frißt ein Tier solche Saat, wird in seinem Körper der weitere Eiweißaufbau behindert. Dies kann tödlich enden. Inzwischen kennen wir mehr als 400 »gefälschte« Aminosäuren. [312, 409]

Die bekannteste Erkrankung, die beim Menschen durch »falsche« Aminosäuren hervorgerufen wird, heißt Lathyrismus. Dabei kommt es zu Lähmungen von Beinen, Blase und Darm sowie zu Hirnschäden. In Europa ist der Lathyrismus mittlerweile verschwunden. Zuletzt registrierte man ihn im Zweiten Weltkrieg in Spanien während extremer Notzeiten. In Indien dagegen beobachtet man den Lathyrismus noch heute, und zwar vor allem in besonders kargen Gegenden. Ursache ist der Verzehr von Saatplatterbsen. Für die dort lebenden Bauern ist diese anspruchslose und robuste Pflanze trotz ihrer gravierenden Nachteile überlebensnotwendig. Schließlich ist sie ein wertvolles Lebensmittel, denn ihre Samen enthalten durchschnittlich 25% Eiweiß und knapp 60% Kohlenhydrate. Die indische Regierung hat sogar ein Anbauverbot für Platterbsen in mehreren Staaten verhängt, jedoch meist erfolglos. [337]

Hülsenfrüchte, wie Gartenbohnen, Linsen, Kichererbsen oder die Sojabohne ziehen alle Register. Sie enthalten beispielsweise diverse Enzymstopper, die sowohl unsere Eiweiß- als auch Stärkeverdauung lahmlegen können. Daher werden Hülsenfrüchte meist nicht roh genossen. Durch Kochen, aber auch durch zusätzliche Fermentation werden die Enzymstopper weitgehend inaktiviert. [396, 406]

Nicht nur auf unsere Verdauungsenzyme, sondern auch auf unsere Darmschleimhaut haben es die Sojabohne und ihre Verwandten abgesehen: mit sogenannten »Lectinen« und »Saponinen«. Durch ausreichend langes Kochen werden Lectine vollständig und die Saponine teilweise inaktiviert. [396] Bislang waren Lectinvergiftungen nie von Bedeutung, da es eigentlich unmöglich ist, rohe Bohnen »runterzukriegen«. Den Geschmacksnerven einiger hartgesottener britischer Rohkostfreaks war das offenbar entgangen. In Großbritannien registrierte man in den letzten Jahren mehrfach Vergiftungen mit halbrohen, nur kurz erhitzten roten Bohnen. [397] Sogar rohe Bohnen wurden dort aus Unwissenheit als besonders »gesunde Alternative« mit in den Salat gemischt.

Eine Krankheit, die von rohen Hülsenfrüchten, in diesem Falle von Saubohnen ausgelöst wird, heißt Favismus. Er äußert sich in plötzlichem schweren Krankheitsgefühl, Fieber, Bluthharn, Milz- und Leberschwellungen. In Mitteleuropa ist dieses Krankheitsbild unbekannt, in malariagefährdeten Ländern werden manchmal sogar Todesfälle beobachtet. [337] Es ist nicht so, daß die Menschen in diesen Ländern nicht gelernt hätten, ihre Bohnen ordentlich zu entgiften. Im Gegenteil, sie benutzen diese Wirkstoffe zur Abwehr von Malaria. [398] Für die Bekämpfung dieser das gesamte menschliche Leben bedrohenden Krankheit werden offenbar Nebenwirkungen bei einigen empfindlichen Zeitgenossen in Kauf genommen.

Manche Pflanze geht mit ihren Fraßfeinden bzw. Verbreitern sehr sensibel um. Einige Hülsenfrüchte produzieren richtige Sexualhormone, um die Anzahl der Tiere im Ökosystem zu steuern. Bei kalifornischen Wachteln beobachtete man eine derartige Geburtenkontrolle durch ihre Futterpflanzen. Unter günstigen Wachstumsbedingungen ist der Östrogen-Gehalt in den Pflanzen gering und bleibt ohne Einfluß auf die Fruchtbarkeit der Tiere. Sie vermehren sich kräftig. In schlechten Jahren mit wenig Samenkörnern ist der Hormongehalt sehr hoch. Prompt sinkt die Fruchtbarkeit der Wachteln drastisch ab. So paßt die Pflanze die Dichte der Wachtelpopulation dem jeweiligen Futterangebot an. [401]
Auch Sojabohnen enthalten Sexualhormone, was für einige Zootiere fatale Folgen hatte: Bei der Gepardenzucht waren in der Vergangenheit nur afrikanische Zoos erfolgreich. Das lag am Futter: In Afrika bekamen die Raubkatzen Frischfleisch, in Europa und Nordamerika handelsübliches Katzenfutter, das bekanntlich reichlich Soja enthält. Katzenarten, die gewöhnlich nicht an Sojabohnen angepaßt sind, können manchmal recht empfindlich darauf reagieren, sie werden unfruchtbar. [399] Das ganze funktioniert übrigens auch beim Menschen: In manchen Teilen Indiens spielt die Erbse eine Rolle als natürliche »Antibabypille«. Durch regelmäßigen Erbsengenuß wird bei den Männern die Anzahl der Spermien reduziert. [402]

Die fiesen Tricks der Hülsenfrüchte

Auch Mimikry gehört zum Repertoire der Hülsenfrüchte. Eigentlich wird Mimikry von harmlosen Tieren genutzt, um potentielle Fraßfeinde abzuschrecken: Sie ahmen die Warnfarben anderer, meist giftiger Tiere nach. Bei Pflanzen geht's genau umgekehrt: Hier soll eine spezielle Samenfärbung fälschlicherweise den Eindruck der Genießbarkeit erwecken. Die harte und giftige Paternostererbse ist kontrastreich schwarz-rot gefärbt. Vögel fallen auf diese Färbung herein, denn viele andere Samen bieten ihnen einen kontrastreich gefärbten fleischigen Samenmantel zum Verzehr an. Nachdem die robuste Paternostererbse verschluckt ist, geht sie entweder unzerstört durch den Verdauungstrakt oder wird andernorts wieder ausgewürgt. [400]

Andere Hülsenfrüchte verlegen sich auf Betrug. Sie bieten ausschließlich insektenfressenden Vögeln schwarze Samen an, die Käfern zum Verwechseln ähnlich sehen. Dies hat noch einen weiteren Vorteil: Die Verdauungsenzyme insektenfressender Vögel können pflanzliche Samenschalen nicht knacken, so daß die Wahrscheinlichkeit sehr groß ist, unzerstört durch den Magen-Darm-Trakt dieser Tiere zu gelangen. [400]

Um Linsen oder Bohnen in eine genießbare Form zu bringen, müssen wir uns also schon ein wenig Mühe geben. Zumindest müssen sie gekocht werden. Doch selbst in gekochtem Zustand bereiten sie nicht wenigen Menschen noch Verdauungsprobleme, wie der Spruch »jedes Böhnchen gibt ein Tönchen« belegt. Schuld daran sind verschiedene Zuckerverbindungen. Sie können von unseren Verdauungsenzymen nicht geknackt werden, animieren aber die Darmflora vieler Menschen zur ergiebigen Gasbildung. [396] Lediglich die frischen grünen, d. h. halbreifen Erbsen machen da eine Ausnahme. Sie werden daher gerne roh genossen.

Ökologie statt Ideologie

Offenbar reicht es nicht aus, unterschiedslos alles roh zu essen, nur weil darin schon alles enthalten sein sollte, was der Körper braucht. Neben den Nährstoffen spielen die Abwehrstoffe eine gleichwertige Rolle. Daran ist die Vollwertkost gescheitert. Sie hat den Sinn des Kochens nicht begriffen; nicht wahrhaben wollen, daß die Menschheit seit einer Million Jahren das Feuer zur Zubereitung des Essens nutzt, Getreide aber erst seit 300 bis 400 Generationen. Sie hat geglaubt, daß jede Erhitzung, jede Verarbeitung wertmindernd sei, ohne zu fragen, ob wir die Wertstoffe ohne Verarbeitung überhaupt nutzen können.

Ernährung ist immer ein Kompromiß zwischen Vorteilen (Nährstoffen) und Nachteilen (Abwehrstoffen). Alle Lebewesen müssen herausfinden, welche »Speisen« ihnen den größten Nettonutzen bieten und zu ihrer genetischen Ausstattung passen. Diese »Lehre vom Fressen und Gefressenwerden« ist ein Schwerpunkt ökologischer Forschung. Wer mag, kann sie Ernährungsökologie nennen, statt bei ihrem alteingeführten wissenschaftlichen Namen »Ökologische Biochemie« zu bleiben. Die Ökologische Biochemie deckt allerdings ein breiteres Feld ab als die Ernährungsökologie: Sie erforscht nicht nur das Freßverhalten von Tieren, sondern auch den Wettbewerb der Pflanzen um Wurzelraum, Nährstoffe und Licht. Dem Interessierten steht neben einer kaum noch überschaubaren Flut von Veröffentlichungen auch eine stattliche Anzahl Standardwerke und Lehrbücher zur Verfügung.

Eine ernstzunehmende Ernährungswissenschaft kann es ohne die geschilderten ökologischen Detailkenntnisse nicht geben. Ein Ökosystem, und sei es bloß der Lebensraum unserer Darmflora, funktioniert um einiges komplexer als die üblichen »wissenschaftlichen« Modellvorstellungen vermuten lassen. Das erklärt, warum die an unseren Hochschulen gelehrte Nährstoffideologie ebenso scheitern mußte wie die populäre Vollwertkost.

Auf ein Wort: Vollwertkost

Die Ungereimtheiten und Irrtümer der Vollwerternährung dürfen nicht darüber hinwegtäuschen, daß ihre Protagonisten mit ihrer Kritik am bisherigen Bewertungssystem unserer Nahrung recht hatten. Es ist ihr historisches Verdienst, die Grenzen der Nährstofflehre erkannt und ihrerseits ein Konzept entwickelt zu haben, wie man unsere Nahrung »ganzheitlicher« bewerten kann. Daß ihr Konzept nicht ausreichend war, daß ihnen bestimmte Informationen anfangs nicht bekannt waren, ist ihnen nicht vorzuwerfen. Denn ohne Irrtum kein Fortschritt. Sie haben auch den Mut besessen, auf die Schwächen der industriell verarbeiteten Nahrung hinzuweisen. Dies sollte bei allem Kopfschütteln über die im nachhinein offen zutageliegenden Webfehler nicht vergessen werden.

Wer Vollwertkost in den Mengen verträgt, wie sie derzeit propagiert werden – und das sind herzlich wenige –, soll sich nicht davon abbringen lassen. Aber wem diese Nahrung nach einer gewissen Zeit widersteht, der sollte sich so ernähren, wie es ihm am besten bekommt. Abgesehen davon essen viele Menschen durchaus ihre Portion Rohkost, deren Nutzen ja nicht bestritten wird: z. B. den Salat zum Wiener Schnitzel. Wir haben auch gesehen, warum der Mensch Obst gut verträgt. Dies soll aber nicht dazu verleiten, sich fürderhin nur noch von Südfrüchten zu ernähren. Natürlich verschafft das vielen geblähten Vollwertköstlern zunächst Erleichterung. Aber auch diese Kostform wird ihnen bald widerstehen.

Biologische Phänomene, wie die Unverträglichkeit von Vollwertkost, lassen sich auch nicht durch ein Ausweichen auf sogenannte »ökosoziale« Theorien oder vermeintlich »ganzheitliche« Phrasenbildung lösen oder damit entschuldigen. Natürlich führte die Entwicklung der menschlichen Gesellschaft zu einschneidenden Veränderungen des ökologischen Gleichgewichts, wobei auch soziale Bereiche nicht verschont blieben. Hier verlassen wir jedoch das Feld der Ökologie und betreten das Gebiet der Sozial- und Politikwissenschaften, die ihrerseits auch nur bestehen können, wenn sie die biologischen Spielregeln, sprich »die Natur des Menschen«, beachten.

Viel grundlegender als ökosoziale und ganzheitliche Betrachtungen ist ein anderer Zusammenhang. Was den Ernährungswissenschaftler vom ökologischen Biochemiker unterscheiden sollte, ist eine ausgeprägte Detailkenntnis der Verarbeitung jedes einzelnen Lebensmittels. Sie liefert – neben der Lehre vom Fressen und Gefressenwerden – den zweiten Schlüssel zum Verständnis unserer Nahrung. Erst durch die Verbindung von Ökologischer Biochemie mit der Lebensmitteltechnologie sind überhaupt wissenschaftlich begründete Empfehlungen zur Ernährung des Menschen zu verantworten. Die bisherigen Ratschläge und Ernährungsregeln, egal von wem, haben beide gewöhnlich nicht berücksichtigt.

5 Imitate, Food Design & Geschmacks-Tuning

Der technische Triumph

Unsere Lebensmitteltechnologen können stolz sein: In nur vier Jahrzehnten ist es ihnen gelungen, den Großteil unserer Lebensmittel zu »modernisieren« oder neu zu »designen«. Dafür wurden zahllose Herstellungsverfahren geändert und vereinfacht, Reifungs- und Gärprozesse beschleunigt oder ganz ersetzt oder den Produkten mittels Aromen jene geschmacklichen Eigenschaften verpaßt, für die es einst raffinierter Küchentechnik und viel Fingerspitzengefühls bedurfte. Dank ihrer Erfindungsgabe wurden Produkte wie Mikrowellenmenüs oder Light-Produkte erst möglich. Aber auch vor traditionellen Lebensmitteln machten sie nicht halt. Dabei reichte es dann vollkommen, wenn König Kunde den Unterschied zwischen ihrem Erzeugnis und dem Original nicht herausschmeckte. Kaum ein Lebensmittel blieb von dieser Entwicklung verschont, so daß inzwischen ein beträchtlicher Teil unserer Nahrung mit Technologien hergestellt wird, deren biologische Eignung, deren Wirkung auf unseren Körper unbekannt ist.

Wenn unsere Lebensmittel damit schon nicht besser wurden, so doch erheblich billiger. Moderne Maschinen ermöglichen eine energie-, platz- und zeitsparende Verarbeitung. [460] Membrantrennverfahren erlauben die Nutzung von Rohstoffen und die Herstellung von Produkten, die früher undenkbar erschienen. [460] Dabei läßt man Flüssigkeiten durch feinste Poren strömen, um z. B. gezielt Eiweißpartikel »herauszufischen«. Fertiggerichte werden unter anderem mit Elektroschocks konserviert. [461, 462] Das Verfahren heißt Ohm'sches Erhitzen, weil das Lebensmittel dabei als elektrischer Widerstand fungiert. Weit verbreitet ist die Anwendung von Mikrowellen, beispielsweise zum Auftauen tiefgekühlter Rinderviertel für Fertiggerichte, zum Fritieren von Kartoffelchips oder zur Trocknung von Nudeln. [460,463,531] Die meisten neuen Verfahren weisen eine bessere Ökobilanz auf als ihre traditionellen Vorbilder, da sie mit geringerem Energie- und Materialeinsatz arbeiten. Rohstoffe können vollständiger verwertet oder beliebig ausgetauscht werden.

Wenn es um die gesundheitliche Einschätzung geht, steckt der Teufel bekanntlich im Detail. In Kapitel 4 haben wir am Beispiel der Kartoffel, der Sellerie oder des Getreides gesehen, welche scheinbar nebensächlichen Faktoren über den gesundheitlichen Wert entscheiden können. Oder denken Sie an das Sprühtrocknen von Eiern und Milch, bei dem Oxycholesterin (s. S. 84ff) entsteht, eine Substanz, die als eine Ursache für Arteriosklerose gilt. Und erinnern Sie sich noch an die trans-Fettsäuren in der Margarine, die im demselben Verdacht stehen? (s. S. 94f.)

Kunstsauerbrot – ein Imitat in aller Munde

Das Brot ist ein typisches Beispiel, wie die Herstellungsmethoden klammheimlich verändert werden, ohne daß es dem Kunden bewußt wird. Beim Brot war es der »Kunstsauer«, der die uralte Natursauerteigführung verdrängte. Heute wird in Deutschland ein beträchtlicher Teil des Roggen- und Mischbrotes mit »Kunstsauer« gebacken. Statt einer 24stündigen Teigführung reichen nun etwa zwei Stunden. Es ist nicht unbedingt das Industriebrot, das damit hergestellt wird. Im Gegenteil, gerade viele kleine Bäcker greifen zu den Tüten und Pülverchen mit den schnellen Helfern aus dem Lieferprogramm der Chemiefabriken. [721-723] Denn damit gelingen die Brote immer, man spart Arbeitszeit und Arbeitskräfte und kann dem Kunden ein breites Sortiment anbieten. Dem Kunden fällt es in den seltensten Fällen auf, denn eine Kennzeichnungspflicht gibt es nur für verpacktes Brot, wie es z. B. in Supermärkten angeboten wird. [689] Müßten die Bäcker alle Zusätze ihrer Fertigmischungen offenlegen, würde die Nation vermutlich wieder selber backen. [464, 718, 719]

Was ist nun dieser Kunstsauer genau? Darüber hüllen sich die Branche und die ihr zuarbeitenden Wissenschaftler gerne in Schweigen. Den Bäckern säuseln sie etwas von »organischen Genußsäuren« ins Ohr. Kunstsauer ist eine eigenwillige Mixtur von Feinchemikalien, die es erlaubt, ohne lebendige Sauerteigbakterien eine Masse zu fabrizieren, die Laien für Brot halten. Wie eine solche Rezeptur aussehen kann, läßt sich einer Patentschrift eines Backmittelherstellers entnehmen. [465] Dort wird zunächst eine Brötchenbackmischung dargestellt, wie sie vor allem für sportliche Kunden gut sein soll:

Sportlerbrötchen-Rezeptur

Man nehme:

»ca. 25,4%	Kartoffelwalzmehl
ca. 16,9%	getoasteter, entfetteter Sojagrieß
ca. 16,9%	geschälte Sonnenblumenkerne
ca. 12,7%	kandierte Bananenchips
ca. 8 %	Salz
ca. 5,2%	Teigsäuerungsmittel
ca. 9,3%	Emulgatorbackmittel
ca. 5 %	vitales Weizeneiweiß
ca. 0,6%	Guarkernmehl« *)

*) Verdickungsmittel, wird aus den ungenießbaren Kernen der Guarpflanze, einer Hülsenfrucht, gewonnen.

Dazu gibt der Bäcker dann noch Weizenmehl, Wasser und Hefe und fertig ist der Teig. Wie? Die Rezeptur sieht doch gar nicht so schlecht aus? Nun, dann betrachten wir doch mal etwas genauer, was sich hinter den Begriffen »Teigsäuerungsmittel« und dem »Emulgatorbackmittel« versteckt:

Das Teigsäuerungsmittel:		Das Emulgatorbackmittel:	
»40,2%	Maisquellmehl	»25,5%	Puderzucker
16,5 %	Zitronensäure	20,5 %	Weizenmehl
10,9 %	Monocalciumphosphat	15,4 %	Maltodextrin
10,7 %	Salz	10,3 %	Sojamehl
4,9 %	Dextrose	10,3 %	Diacetylweinsäureester
6,7 %	Calciumsulfat	7,2 %	Guarkernmehl
3,1 %	Calciumacetat	4,1 %	Calciumcarbonat
1,2 %	Natriumdiacetat	2,6 %	Tricalciumphosphat
1,5 %	Tricalciumsulfat	1 %	Schimmelpilzamylase
4,3 %	Lecithin«	1 %	Ascorbinsäure
		2,1 %	Lecithin«

Spätestens jetzt wird jedem Leser klar, daß sich hinter dem unverfänglichen Begriff »Backmittel« letztlich Feinchemikalien aller Art verbergen. Manche davon sind billig, wie etwa das Calciumsulfat, schlicht auch Gips genannt, andere eher teuer, wie die Schimmelpilzamylasen. Wenn man den gesundheitlichen Wert der Substanzen einmal außer acht läßt bleibt die Frage, weshalb das alles ins Brötchen kommt. Nun, hier geht es um die Gelinggarantie. Diacetylweinsäureester bläst die Brötchen auf, das Natriumdiacetat konserviert das Brot, Tricalciumphosphat hält die Motten fern [724-728] und macht das ganze rieselfähig. Jeder dieser Inhaltstoffe macht – für die Technologen – einen Sinn. [464, 729]
Die in der Patentschrift offengelegte Rezeptur ist beispielhaft, auch wenn der Hersteller inzwischen versichert, sie sei nie zur Anwendung gekommen. [466] Warum läßt er sie dann für teures Geld patentieren? Es lohnt sich übrigens nicht, die vermeintliche Schädlichkeit irgendwelcher Stoffe aus dieser dubiosen Mixtur anzuprangern. Viel wichtiger ist die Fehlernährung, die bei solch künstlich »gereiften« Produkten befürchtet werden muß. (s. S. 183).

Bier und Milch

Da im Lebensmittelrecht nicht exakt vorgeschrieben ist, mit welchem Verfahren unser Bier gebraut werden muß, wird dieses schon lange nicht mehr so getan, wie werbliche Hinweise auf eine mittelalterliche Rechtslage suggerieren. Es geht hier weniger um den Einsatz von Maschinen, wo früher kräftige Muskeln arbeiteten. Es geht vielmehr um Verfahren wie Schnellreifung und Druckgärung oder um »Turbohefen«, die auch ganz ohne Gentechnik herstellbar sind. Wenn die Gär- und Reifungszeit von sechs Wochen auf 14 Tage verkürzt wird, nur weil es gelang, die Aromastoff-Entwicklung zu beschleunigen, so darf man im Glas nicht dieselben Eigenschaften erwarten wie bei einem klassischen Bier, das genug Zeit hatte, all seine Wirkstoffe zu entfalten. [467, 724, 730, 732]

Eine andere Beobachtung: Seit jeher wird Molke, ein Abfallprodukt der Käseherstellung, an Schweine verfüttert, weggeschüttet oder zu diätetischen Zwecken konsumiert. [686] Und das, obwohl die Wissenschaftler der Molke nach chemischen Analysen einen hohen Nährwert bestätigt haben. Die Frage ist: Warum wurde die Molke dennoch so ungern vom Menschen genutzt?

Inzwischen kam man einer möglichen Ursache auf die Spur: Am Anfang stand die Beobachtung, daß die Häufigkeit der Zuckerkrankheit (Diabetes) offenbar vom Stillen abhängt. Je länger die Stilldauer, desto weniger Kinder werden später zuckerkrank. [470, 471] An der Muttermilch liegt das wahrscheinlich nicht, sondern an der Ersatznahrung. [812] Säuglinge, die nicht gestillt werden, erhalten gewöhnlich Produkte auf Kuhmilchbasis. Der Milchverbrauch und die Häufigkeit von insulinabhängigem Diabetes zeigen erstaunliche Parallelen. [684] Genauere

Studien ergaben, daß Diabetiker auffällig viele Antikörper gegen ein bestimmtes Kuhmilch-Eiweiß im Blut haben. [469] Als Folge dieser Abwehrreaktion könnte Diabetes entstehen, eine Autoimmunerkrankung, bei der der Körper seine Abwehr gegen sich selbst richtet. [683] Der fragliche Eiweißbestandteil, den der Körper hier bekämpft, stammt aus der Molke. [469]
Vielleicht ist das eine Erklärung für die an sich unverständliche Ablehnung der Molke als Menschennahrung. Vielleicht wußten unsere Vorfahren ja instinktiv, was ihnen guttat und was nicht. Ein weiterer Beleg dafür wäre auch noch folgende erstaunliche Tatsache: Das Milcheiweiß aus dem Käse, den man schon jahrtausendelang ißt, schützt im Tierversuch sogar vor Diabetes. [468] Bei der traditionellen Käseherstellung wird die Molke entfernt.
Fragen Sie sich nun, was das alles mit der Babynahrung zu tun hat? Nun, Molkeneiweiß wird längst nicht mehr nur an Schweine verfüttert. Es ist ein vielseitig verwendbares Wundermittel und heute in vielen Erzeugnissen enthalten wie Kindernahrung, Frischkäsen, Fertigsuppen, Diätprodukten usw. [685, 686] So werden wir mit noch nie dagewesenen Mengen an Molkeneiweiß aus der Kuhmilch konfrontiert.

Food Design und Geschmacks-Tuning

Die Herstellung von Imitaten setzt aber nicht nur technische Fertigkeiten voraus, sondern auch sinnesphysiologisches Know-how. Mit raffinierten Meßinstrumenten rückt man unserer Lust aufs Essen zu Leibe. Da geht es neben dem Aroma und dem Mundgefühl auch um das richtige Krachen beim Knäcke, um die optimale Mürbe von Keksen oder das Kaugefühl von Weingummi. Ein Unternehmen des Chemie-Multis Hoechst verspricht »Lebensmittel-Design und Geschmacks-Tuning«. Die »Geschmacksmodule für die genußreiche kalorienarme Kost« werten »Ihre Produkte im Wettbewerb kulinarisch auf«. [472]

Schauen wir Food Designern, Marketingexperten und Sensorikern einmal über die Schulter, wie sie gerade den neuesten Dreh ausbaldowern, wie sie sich des modernsten Instrumentariums bedienen, um mit einem neuen Produkt den Geschmacksnerv der Kunden zu treffen. Mit verdeckten Kameras spüren sie die letzten Details im unserem Verhalten auf: Sie verkabeln Gesichter und spähen nach jenen Sinnesregungen des Stammhirns, die ihr Kunde gar nicht mehr bewußt wahrnimmt. Das britische Unternehmen Leatherhead Food lobt ein solches Verfahren, die Elektromyographie, als eine »neue und aufregende Technik«: Mit Elektroden werden die elektrischen Aktivitäten der Gesichtsmuskeln beim Kauen vermessen. Der Myograph erfaßt »alle Aspekte des Kauens: Speichelfluß, Temperaturveränderungen und Speisezerkleinerung«. [473]

Hat man das optimale Geschmacksprofil der Zielgruppe präzise umschrieben, erarbeiten die Technologen und Chemiker ein Produkt, das sich im Mund genauso verhält wie vorgegeben, sich dabei aber viel billiger herstellen läßt, als der Genießer vermutet. Egal ob fettreduzierte Mayo, Fertigsuppe oder Light-Bier, sie werden so optimiert, bis das Mundgefühl, die Kauelastizität oder der Speichelfluß auf die unbewußten sinnlichen Genußerwartungen abgestimmt sind. [482, 500, 733-736]

Die Wissenschaft, die sich so intensiv unserem Gaumen widmet, heißt Psychophysik. Ursprünglich diente sie dazu, die eigene Ware stets besser schmecken zu lassen als die der Konkurrenz. Dieser Wettlauf um den Gaumenkitzel beherrschte jahrzehntelang die Chefetagen der Nahrungsmittelindustrie. Da und dort wurde unsere Gesellschaft dieses Wettlaufs gewahr: So ist allgemein bekannt, daß Tierfutter Aromastoffe enthält, damit die Tiere markentreu bleiben und begierig fressen. [482, 737]

Was beim Hund wirkt, sollte bei einem anderen Säugetier, dem Menschen, genauso funktionieren. Hunderte von Jahrmillionen steuerte der Instinkt die Nahrungswahl aller Lebewesen. Der Prozeß ist durch die Evolution auch tief in unserem Limbischen System verankert. Die Industrie erforscht, welche Reizabläufe im Mund vom Limbischen System als besonders angenehm empfunden werden. Gelingt es, Lebensmittel in überzogenem Maße mit diesen Eigenschaften auszustatten, so kann das der Grund dafür sein, daß der Kunde mehr davon ißt, als er ursprünglich wollte. [431, 802-804]

Die Psychophysik muß den Unternehmen jedenfalls wie der Stein der Weisen vorgekommen sein. Denn wer den Appetit steuert, braucht sich über den Umsatz keine Gedanken mehr zu machen. So die Theorie. Die Praxis sah jedoch, zum Leidwesen der Manager, ganz anders aus.

Die Grenzen des Geschmacks-Designs

In der Tat ging die Rechnung nur selten auf. Bekanntlich verschwinden die allermeisten der neuen Produktentwicklungen nach wenigen Monaten sang- und klanglos vom Markt. [720] Anfangs sieht es meist so aus, als wäre der Erfolg vorprogrammiert. Beim neuen Knabberzeug paßte in der Theorie alles: Knuspergeräusche, Unterkiefervibrationen, Backgroundflavour, Mundauskleidung, Nachgeschmack und Speichelfluß stimmen dank Aromen, Mouthfeel-Regulatoren und funktionalen Additiven. Die Preisbewilligungsbereitschaft der Kunden ist hoch, die Rohstoffe sind billig, die Werbeagentur ist vom Feinsten. Die Produkteinführung gelingt nach generalstabsmäßiger Planung überzeugend. Die Verbraucher sind scharf drauf wie Nachbars Lumpi auf sein Dosenfutter.

Nach einem furiosen Start mit vielversprechenden Nachkäufen beginnt etwa ein halbes Jahr später der Absatz zu bröckeln. Die Marketing-Experten verweisen auf den harten Wettbewerb, bekla-

gen immer kürzere Produktzyklen und empfehlen höhere Werbeaufwendungen. Auf die Idee, etwas falsch gemacht zu haben, kommt kaum einer dieser Feldherrn des positiven Denkens. Eine typische Situation, wie sie viele Unternehmen kennen.
Was ist passiert? Hat man etwa am Gaumenkitzel vorbeigemessen? Die Vorlieben des Kunden falsch eingeschätzt? Oder hat der Aromenlieferant die falschen Lockstoffe geliefert? Lockstoffe, die nun statt zahlungskräftiger Yuppies bloß Mehlmotten und Staubläuse anziehen? Wahrscheinlich nicht. Alles hat seine Richtigkeit, nur eine Kleinigkeit wurde vergessen.
Diese Kleinigkeit konnte paradoxerweise anhand des Vollkornbrotes entschlüsselt werden. In der Abbildung 4 sehen Sie Absatzkurven zweier Vollkornbrote, einmal Roggen mit Sauerteig und einmal ein typisches Kunstsauerbrot aus einer Fertigmischung. Anfangs verkaufen sich beide gleich gut. Aber nach etwa einem halben Jahr sinkt der Absatz des Fertigmischungsbrotes – und nur dieser – langsam, aber stetig. Ein Effekt, der vielen Bäckern vertraut ist.

Abb. 4: Absatzentwicklung von Roggenvollkornbroten mit Natursauerteigführung und mit Kunstsauer

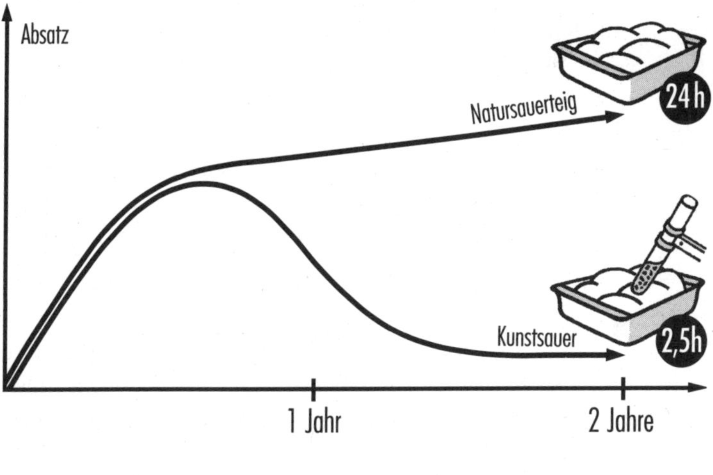

Woran liegt's?

▷ Fragt man einen Ernährungswissenschaftler, liegt's an mangelnder Aufklärung. Das kann nicht sein, sonst würden beide Vollkornbrote abgelehnt.
▷ Fragt man die Produktdesigner, dann liegt's am Geschmack. Das kann auch nicht sein, denn der Absatz steigt ja ein halbes Jahr lang. Es schmeckt also. Erst danach geht's bergab.
▷ Fragt man einen Marketingexperten, so liegt's an schlechtem Marketing. Irrtum: Der Absatz beim Sauerteigbrot bleibt ohne Werbung und ohne Geschmacksdesign über viele Jahre stabil. Bei einem üblichen Kunstsauerbrot hilft alle Werbung jedoch herzlich wenig. Selbst ein freundliches Lächeln der Verkäuferin nutzt erfahrungsgemäß nichts, auch wenn sie der Kundschaft schnelle Erlösung von der Verstopfung verspricht.

Vielleicht hilft uns eine andere Beobachtung: So wie das Kunstsauerbrot in Abb. 4 verhält sich eine weitere Produktgruppe, und zwar viele Erzeugnisse aus Weizenvollkorn. Wie bereits auf Seite 152 dargelegt, enthalten die Schalenanteile des Weizens Abwehrstoffe, die unsere Verdauung beeinträchtigen. Deshalb haben unsere Vorfahren immer versucht, ein helles Weizenmehl zu gewinnen, also die Kleie zu entfernen.

Die Tätigkeit des Müllers und des Bäckers, sprich der Verarbeiter, diente also schon immer einem biologischen Zweck, hier der Entfernung oder dem Abbau von Abwehrstoffen. Das geschmackliche Erlebnis kann man zwar von ein paar fähigen Psychophysikern nachbauen lassen, nicht aber den biologischen Sinn. Früher oder später merkt dies der Körper des Kunden. Sein Appetit ist kein autonomes System, das aus Jux und Tollerei die eine oder andere Geschmacksrichtung bevorzugt, das Gaumenkitzel um seiner selbst willen gewährt. Für die Präferenzen gibt es biologische Gründe. Aber warum wurde das Fertigmischungsbrot auch nicht angenommen?

Nun, unsere langfristigen geschmacklichen Präferenzen haben offenbar ganz andere Gründe als den aktuellen Gaumenkitzel. Der Unterschied liegt erkennbar in den Zutaten und der Verarbeitungstechnik. Offenbar merkt unser Körper, daß etwas nicht stimmt, wenn er all die Stoffe, die er aufgrund des Geschmacks erwarten durfte, nicht bekam. Bei herkömmlicher Rezeptur und Verfahrensweise beobachtet man nicht selten eine viel höhere langfristige Akzeptanz als bei sensorisch optimierten Erzeugnissen. Sogar Weltkonzerne haben das nicht glauben wollen. Über die Unsummen an Entwicklungs- und Markteinführungskosten, die mit salzarmen Vollkornbroten rund um den Erdball in den Sand gesetzt wurden, sprechen erfolgreiche Unternehmer nicht. Aber es geht nun mal nicht, den Kleiegehalt zu erhöhen und zugleich den Salzgehalt zu senken. Auch dann nicht, wenn der Kunde keinen Unterschied schmeckt. [500] Sein Körper hat den Dreh bald raus. Wer sich als Hersteller auf die Empfehlungen der Ernährungswissenschaft verläßt und danach seine Produkte konzipiert, darf sich über Flops nicht wundern.

Woher kommt unser Appetit?

Man stellt sich den Prozeß heute so vor: Der Appetit wird in der Kindheit programmiert. Die Erfahrungen des kindlichen Stoffwechsels mit den Nahrungsmitteln werden zusammen mit dem Geschmack gespeichert. Der Körper verknüpft unbewußt den Geschmack mit der physiologischen Wirkung. Er lernt so, welche Wirkung ein Nahrungsmittel mit einem bestimmten Geruch oder Geschmack auf seinen Körper ausübt. [474] Der Verstand ist an diesem Vorgang nicht beteiligt. Und auch unsere Leber erinnert uns nicht ständig daran, welche Nährstoffe sie gerade verarbeitet und signalisiert uns nicht, ob sie mit der Diätlimo auch wirklich zufrieden ist. [475]

So wie es eine Futterprägung gibt, die ein Tier oder einen Säugling für den Rest seines Lebens auf bestimmte Geschmackspräferenzen einstellt, so gibt es auch eine »metabolische Prägung« auf die in der Kindheit probierten und vom Körper auf ihre Wirkung überprüften und für gut befundenen Lebensmittel. [474] Metabolische

Prägung heißt, unser Stoffwechsel wird auf diese Lebensmittel eingestellt und darauf geeicht. Diese Prägung bleibt ein Leben lang erhalten.
Eine Redewendung lautet: Ein Mensch gibt eher seine Muttersprache auf als seine Küche. Das läßt uns auch die völlig unterschiedlichen Nahrungspräferenzen quer durch die Kulturen verstehen. Der Amazonasindio schwärmt von einer gebratenen Vogelspinne, der Europäer liebt stattdessen den Käse, der dem Chinesen bestenfalls als verdorbene Milch bekannt ist. Dieser genießt etwas, das wir als faule Eier bezeichnen würden. Der optimale Gaumenkitzel ist subjektiv. In diesem einmal erlernten Rahmen bewegen sich dann die späteren Präferenzen. Das Sprichwort »Was der Bauer nicht kennt, ißt er nicht« findet darin seine biologische Erklärung.
Im Kundenverhalten äußert sich das so: Der Kunde möchte eine Speise wegen ihrer physiologischen Folgen. Dies ist ihm natürlich nur in Form seines Appetits bewußt. Er kauft vertraute geschmackliche Merkmale. Stimmen sie nicht, dann wechselt der Kunde sofort; stimmt nur der Geschmack, aber nicht der erwartete Inhalt, wechselt er, sobald sein Körper merkt, daß er getäuscht wurde.
Jetzt wird auch deutlich, warum viele sogenannte Vollwert-Produktlinien gescheitert sind. Geschmacklich optimiert und mit einer Handvoll Körner als weithin sichtbare Garanten gesunder Ernährung garniert, blieben sie unphysiologisch. Dem Körper vergeht allmählich der Appetit auf das, was der Verstand forderte und der Gaumen akzeptierte. Besonders häufig entpuppen sich Diätprodukte als Flops. Nach den neuesten Modetheorien zusammengebastelt, läuft der Verkauf anfangs wie geschmiert, vorausgesetzt sie schmecken wie das Original. Ein halbes Jahr später springen die Kunden ab. Die Werbung muß nun helfen, neue Käuferschichten zu erschließen, was ihr aber nur eine Zeitlang gelingt.
Unsere Werbespitzenkräfte beklagen deshalb »unstete Kunden«, die sich widersprüchlichen Ernährungsmoden hingeben. Dies ist, wie wir jetzt wissen, eine normale Reaktion des Körpers auf unphysiologische Nahrung. Die meisten Marketingexperten erlie-

gen dann der Versuchung, die Marke durch besseres Geschmacksdesign und höhere Werbeausgaben stabilisieren zu wollen. Die Ernährungsgewohnheiten sind aber nur begrenzt Modeströmungen unterworfen. Wenn der Kunde Socken oder Lippenstifte kauft, so will er sich von seinen Mitmenschen möglichst unterscheiden. Beim Essen, das ja verstoffwechselt wird, ist der Körper konservativ. Schließlich zerlegt er es in seine Einzelbestandteile, um sich daraus zu regenerieren und ständig von neuem aufzubauen.

Verarbeitung ja – aber richtig

Auch auf die Gefahr hin, bereits Bekanntes zu wiederholen: Die traditionellen Verfahren der Lebensmittelverarbeitung, auch wenn sie kompliziert und überflüssig erscheinen, haben einen biologischen Sinn. Eine Ernährungslehre und Beratung ohne detaillierte Kenntnis der Lebensmittel und insbesondere ihrer derzeitigen Herstellungsverfahren ist nicht denkbar.

Auch viele industriell verarbeitete Produkte scheiterten an der fehlenden Bekömmlichkeit. Unseren Appetit regeln Rückkopplungseffekte. Und nur wenn diese Prozesse stimmen, wenn also Gaumenkitzel und Körpersignal identisch sind, bleibt auch die Akzeptanz langfristig erhalten. Wer nur nach dem Geschmack strebt und ihn nachzumachen versucht, ohne die Wirkungen der dem Körper vertrauten Rezepturen zu bieten, erleidet Schiffbruch. Dies hat wenig mit Vitaminen oder den mehrfach ungesättigten Spekulationen unserer Ernährungswissenschaft zu tun. Der Körper weiß davon nichts. Es sind überwiegend ganz andere pharmakologisch wirksame Stoffe, die über langfristige Akzeptanz und Befriedigung entscheiden. Die ablehnende Reaktion der Kunden kann durchaus einige Zeit auf sich warten lassen. Produktzyklen von nur zwei oder drei Jahren sind bei Grundnahrungsmitteln ein Beweis für unphysiologische Speisen. Normalerweise sollten sie Jahrhunderte dauern.

Die Biologie unseres Appetits ist nicht auf Speisen, wie etwa die

Backmischungsbrote, eingestellt, deren Zusammensetzung und Wirkung ständig wechseln, deren Geschmack aber dank Psychophysik gleich bleibt. Aber selbst wenn der Kunde auf das Gesagte achten wollte, hätte er keine Chance. Vielerorts kann er zum Beispiel gar kein echtes (Drei-Stufen-) Sauerteigbrot mehr kaufen, weil es nicht mehr hergestellt wird. Auf eine Deklaration der für unsere Gesundheit so entscheidenden Herstellungsmethode hat der Gesetzgeber bedauerlicherweise verzichtet.

Auch wenn der Hersteller von Kunstsauerbrot am Schluß mit leeren Händen dasteht, weil sein Umsatz in den Keller sackt, heißt das noch lange nicht, daß der Appetit des Kunden schon dafür sorgt, daß die unphysiologischen Lebensmittel so nach und nach vom Markt verschwinden. Immer neue Produkte werden geschmacklich so optimiert, damit sie die Kunden »verführen«, bis ihnen das Maß für die Art und Menge des Verzehrten abhanden kommt. [738] In einer Überflußgesellschaft bedeutet das eine programmierte Fehlernährung.

Die geheimen Verführer

Nun gibt es tatsächlich Produkte, bei denen der Eindruck entstehen könnte, wir hätten die Rückkopplung verloren oder sie würde gar nicht funktionieren: Lebensmittel, von denen Kritiker sagen, sie seien »ernährungsphysiologischer Schrott«, die aber von vielen Menschen begeistert gegessen werden, ja die wir oftmals selbst gegen unseren erklärten Willen bis zur Neige auskosten.

Wie schaffen es die Schülerabfütterungs-Schnellrestaurants immer wieder, Jugendliche mit magischer Kraft hineinzuziehen? Wie bekommen es die Schokoproduzenten hin, daß man jedesmal die ganze Tafel vertilgt, auch wenn man nur ein Stückchen essen will? Wie gelingt es den Chipsabfüllern jedesmal von neuem, daß wir die Tüte auch bei vollem Magen gnadenlos leerknabbern? Analysieren wir mal solche Produkte nach den bisherigen Konzepten der Eß-Psychologie und Psychophysik.

Die Wege der Erkenntnis sind manchmal verschlungen. Beim Kaugummi bewirkte die Antibabypille einen rasanten Erkenntniszuwachs. Wie? Nun, wenn es an Nachwuchs mangelt, gibt es weniger Kundschaft, und es wird auch weniger gekaut. Als erste merkten das die Hersteller von Süßwaren. Der Kaugummi, ein billiger Impulsartikel für Kinder, geriet in Gefahr, seltener gekauft zu werden, umso mehr, als Erwachsene sich genieren, in der Öffentlichkeit zu kauen. [476] Um auch sie als Kunden zu gewinnen, erforschten die Hersteller die Psychologie des Kauens. Diese Frage mag zunächst eher befremdlich anmuten, ist aber für den, der mit Kaugummi handelt, von existenzieller Bedeutung.

Wie Harzklumpen mit Zahnabdrücken belegen, kauten schon unsere Vorfahren aus der Steinzeit nicht nur Dinge, die Nahrungszwecken dienten. [477] Nun sind aber die reinen Kaumassen unserer heutigen Gummis keineswegs elastisch, sie sind steinhart. Erst durch technologische und chemische Kunstgriffe, etwa durch den Zusatz von Zuckern, Aromen, Säuren, Gleitmitteln, Weichmachern und Füllstoffen, werden sie auf eine bestimmte Elastizität eingestellt. Beim Kauen verändert sich die Elastizität entsprechend der Einspeichelung und der Herauslösung von Zuckern und Aromen.

Psychologisch ist der Kaugummi gut erforscht: Kauen löst innere Anspannung, es baut Streß ab. Der Mensch pflegt Spannung und Nervosität durch Bewegung abzureagieren. Anfangs bieten die Gummis einen festen Widerstand oder laden wie die Dragees mit Zuckerüberzug zum geräuschvollen und feinsplittrigen Durchbeißen ein. Nach dem Aggressionsimpuls kommt die Phase des kräftigen Kauens. Dabei wird der Gummi allmählich weicher. Das vermittelt ein gewisses Erfolgsgefühl, man hat etwas erreicht. [478]

Der Gummi sollte den Zähnen schon einen gewissen Widerstand bieten – er wäre sonst keine Herausforderung; er darf aber auch nicht zu fest sein, da das Kauen sonst eher ermüdet. Allmählich wird der Gummi durch das Herauslösen des Zuckers, der etwa

zwei Drittel der Kaumasse ausmacht, kleiner und fester. Das ist der Zeitpunkt, an dem wir praktisch keine Süße mehr wahrnehmen. Jetzt, wo er wirklich nur noch zum Kauen, zum gleichmäßigen Kauen einlädt, wird er meistens ausgespuckt. [479]
Der Zucker spielt eine Schlüsselrolle: Eigentlich würde es etwas dauern, bis der Gummi soweit durchspeichelt ist, daß die Süße herausgelöst wird. Weil der Kunde darauf aber nicht warten will, wird in die Streifen Staubzucker mit einem Durchmesser von etwa einem 10.000stel Millimeter eingewalzt. [480] Daher die mehlige, leicht rauhe Oberfläche. Auf der Zunge empfinden wir das als äußerst angenehm. Der ultrafeine Zucker löst sich sofort auf - und das Signal »süß« ist präsent: Kaugenuß vom ersten Biß an.

Chips

Kennen Sie den Effekt? Sie öffnen eine Tüte Chips und beginnen zu knabbern. Und irgendwann sind Sie satt - und Sie knabbern weiter, können einfach nicht aufhören, bis die Tüte leer ist. Fühlen Sie sich niedergeschlagen, besiegt? Von einer Tüte Krümel? Ja! Dann sind Sie gesund. Denn dieser Effekt ist Kalkül.
Das Erfolgsgeheimnis liegt nach Ansicht der Psychophysiker im krachenden Draufbeißen und den Vibrationen des Unterkiefers. [481] Ihre Wirkung entfalten die Chips vorzugsweise vor dem Fernseher. Das hat einen einfachen Grund: Chips bieten ein Ventil für Aggressionen, die zum psychologischen Interieur mancher Sendungen à la Dallas gehören. Mit unseren Kiefern können wir »J.R.« zeigen, was wir mit ihm machen würden, wären wir seiner habhaft. Schon folgt die nächste Kauphase: Das inzwischen bröckelige Material wird weich und breiig. Angenehm schmiegt es sich an den Gaumen, ohne an den Zähnen zu kleben. Damit ist die Aufgabe des Chips erfüllt. Der Esser darf sich entspannen, seinem Gaumen mit weicher Masse Streicheleinheiten verpassen und beruhigt herunterschlucken. [482]
Bei langweiligen Sendungen spielt natürlich noch der »Unterhal-

tungswert« der Geräuschkulisse im Mund eine Rolle. »Knusprigkeit ist ein aktives, aggressives Charakteristikum, das stimuliert und zum Weiteressen anspornt. Weichheit entspannt, . . . sie ist passiv und kindisch«, sagt Kau-Expertin Alina Szczesniak vom US-Nahrungsmulti General Foods. [483] Sie spricht den Chips sogar ein »dramatisierendes Element« zu. Damit dürften Chips für manche Sendungen unverzichtbar sein . . .
Das erklärt zwar die Beliebtheit von Chips angesichts von Fernsehshows, aber nicht, warum die gefüllten Schälchen mit Knabberzeug in der Regel auch noch bis zur Neige aufgefuttert werden. Dabei spielt es seltsamerweise keine Rolle, ob der Esser bereits satt ist oder nicht. Chips-Experten, wie Dr. Helmut Grüb vom Aroma-Multi Haarmann & Reimer in Holzminden, glauben die Ursache zu kennen: Um den Chip mit seiner großen trockenen Oberfläche schlucken zu können, brauche man jede Menge Speichel. Der wiederum werde durch das hinzugefügte Salz gebunden. Sind Chips und Spucke erst einmal weg, »entsteht im Mund ein Gefühl der Leere«. Dagegen helfe ein weiterer Chip, der seinerseits ja ganz leicht und luftig sei. [484] So einfach ist das.
Chips krachen nicht nur, sie haben auch einen »herzhaften« Geschmack. Die Röstaromen haben für unseren Körper einen Signalcharakter. Entsprechende Geschmackszusätze machen aus einer fritierten Kartoffelscheibe einen wahren Gaumenkitzel, ein echtes Geschmackserlebnis. Dazu wird sie mit allerlei Aromastoffen imprägniert, z. B. mit einer Substanz namens 2-Methoxy-3-äthylpyrazin, der ein intensiver Geruch nach frischen Bratkartoffeln entströmt. Als »Backgroundflavor« hebt sie den Kartoffelgeschmack hervor und rundet ihn ab. [485]
Nun kennen wir den zweiten psychischen »Motor« unserer »Verzehrslust«, der uns nicht mehr aufhören läßt, zuzugreifen: der Speichelfluß. Läuft uns das Wasser im Mund zusammen, müssen wir essen, ob wir wollen oder nicht. So will es die Biologie des Menschen. Gelingt es, Produkte zu designen, die mehr Speichel locken als sie verbrauchen, steckt »Appetit auf mehr« drin. Das Paradebeispiel ist neben den Chips der Hamburger.

Viele Jugendliche und nicht wenige Erwachsene überkommt angesichts eines Hamburger-Restaurants regelmäßig Heißhunger. Offenbar kann der Hamburger nur gierig mit den Fingern gegessen werden, aber nicht mit »Etikette« oder Messer und Gabel. Das hat zwei Vorteile: Erstens können die Gäste kein Besteck klauen und zweitens muß es niemand mehr abspülen. [680] Der Rest klingt wie aus einem Psychologielehrbuch:

Wir greifen es mit den Händen und beißen in etwas Weiches, beinahe Körperwarmes. Der ideale Hamburger ist nicht heiß wie ein Mittagessen, sondern warm wie Muttermilch und als Erinnerung ans Säuglingsalter weich wie Babykost. Das umhüllende Brötchen, mit Verlaub die »Softroll«, ist nicht knusprig rösch, sondern »flauschig« und anschmiegsam. Aufgestreute Sesamkörner geben dem Gaumen einen ganz leichten Kick. Sie vermitteln den Gaumenkitzel, der beim Säugling den Saugreflex auslöst. [487]

Das Abbeißen sollte den Kunden möglichst wenig fordern, außer, daß er seinen Mund aufsperren muß. Hackfleisch und Gurkenscheibchen bieten nur einen leichten Widerstand, der schnell erfolgreich »geschafft« wird. Das Hack schmeckt eher unaufdringlich, im Kaugefühl etwas gummig, bröckelig. Umso wichtiger ist der Fettgehalt. Je mehr Fett, desto angenehmer Mundauskleidung und Mundgefühl.

Im Mittelpunkt des psychophysikalischen Designs steht die Gurkenscheibe. Knackig muß sie sein, damit der Kunde auch hört, was er kaut. Für das richtige Gefühl auf der Zunge wird sie vorher mit den erforderlichen Geschmackszutaten, wie Salz und Säure, imprägniert. Der ideale Salzgehalt beträgt mindestens 2,2%, ihr Durchmesser liegt zwischen 3 und 5 cm, die Scheibenstärke wird tunlichst auf exakt 3 mm eingestellt. Sonst stimmt das Mundgefühl beim Reinbeißen nicht. [680]

Um nicht die ideale Soße zu vergessen: Zur Steigerung des Genußappeals bedarf es eines süßsauren Ketchups, das regt unsere Speicheldrüsen an. Damit er nicht ins Brötchen suppt, toastet man die

Schnittflächen an. Dadurch steigt dem Esser ein milder, leicht süßlicher Röst- und Bratgeruch in die Nase. [679]
Wozu der ganze Aufwand? Er zielt auf unseren Speichelfluß. Hinter dem unscheinbaren Wort verbirgt sich der Schlüssel zum Verständnis unseres Appetits. Wenn uns das Wasser im Mund zusammenläuft, müssen wir einfach weiteressen. Deshalb fühlen sich viele unmittelbar nach einer solchen Mahlzeit nicht richtig satt. [681] Schuld trägt nicht das »Weißmehl-Brötchen«, sondern unser Speichelfluß. Nach einiger Zeit versiegt er, und die Sättigung kommt von allein.
Die Steuerung unseres Speichels kann jeder selbst nachprüfen: Man verzehre die Softroll seines Lieblings-Hamburgers pur, ohne jegliche Soßenreste. Die Masse ballt sich im Mund zu einem speichelzehrenden Klumpen, nicht unähnlich einem überdimensionierten Griesnockerl. Der Mund wird trocken. Das genaue Gegenteil passiert bei der Soße. Sie lockt neuen Speichel. Für sich allein genossen, schmeckt sie fast penetrant. Im Hamburger ist das Grundprinzip allen erfolgreichen Food Designs realisiert: mehr Speichel erzeugen als verbrauchen! [487, 500]
So also weckt man den Appetit. Aber die Frage bleibt: Warum funktioniert das nicht nur ein paarmal wie beim Vollkornbrötchen, sondern immer und immer wieder? Warum versiegt der Speichelfluß nicht eines Tages? Warum funktioniert das über Jahrzehnte in aller Herren Länder gleich? Oder ist der Hamburger gar nicht so schlecht, wie Gesundheitsaufklärer immer wieder predigen?
Vielleicht wirkt noch etwas anderes, das unseren Appetit auch auf lange Sicht bei Laune hält. Beim Verständnis könnten uns einige andere Produkte helfen, die nach gängiger Auffassung »ungesund« sind: die Genußmittel Zucker, Alkohol, Kaffee oder Schokolade. Sie wirken neben ihrem Gehalt an Nährstoffen und Abwehrstoffen über einen dritten biologischen Mechanismus auf unseren Appetit ein. Sie beeinflussen die Stimmung des Menschen, sein Lebensgefühl. Und das soll uns im nächsten Kapitel beschäftigen.

6 Genußmittel – Essen mit Lust

Warum essen wir das, was wir essen? Warum steht bei Millionen Menschen der verschiedensten Kulturkreise morgens neben dem Marmeladebrötchen eine Tasse Kaffee auf dem Tisch? Warum konnten Schokolade, Tee und Likör ihren Siegeszug um die Welt antreten? Wie ist es den physiologisch eher armseligen Pausenriegeln gelungen, das Vesperbrot so radikal vom Schulhof zu verdrängen? Warum wurde Coca Cola zum bekanntesten Begriff der Welt, der sich durch alle Sprachen zieht? Und warum haben die meisten Völker im Laufe ihrer Geschichte ziemlich schnell herausgefunden, wie man aus den verschiedensten Feldfrüchten, Obstsorten oder Beeren Alkohol machen kann?

Die Antwort der Ernährungspäpste ist einfach, vielleicht zu einfach. Denn bei den aufgezählten Erzeugnissen handelt es sich ihrer Meinung nach größtenteils nicht um Nahrung, sondern um Genußmittel, die unter dem Gesichtspunkt einer gesunden Ernährung eigentlich überflüssig, wenn nicht gar zu verurteilen sind. So als ob Schokolade, Marzipan, Mousse au Chocolat, Sherry oder Espresso von Ernährungswissenschaftlern verschmäht würden. Doch allen Unkenrufen diplomierter Kalorienzähler und verklemmter Rohköstler zum Trotz und entgegen allen Forderungen moderner Ernährungsaufklärung scheint die Menschheit sich kollektiv und unbeirrt mit Schokolade, Mocca und Champagner vergiften zu wollen.

Wie die Lemminge puschen wir uns mit Koffein auf, trinken uns einen Bierbauch an, schieben die Hamburger rein und füllen unseren Magen mit Bratwurst, Pommes und Mayo oder quälen unser Herz mit diätetisch verwerflichen Sahnetorten. Und sage da nicht einer, er wisse nicht, was er tue, schließlich haben die Apostel der dreifach ungesättigten Fettsäuren in den letzten Jahrzehnten ganze (Aufklärungs-)Arbeit geleistet. Säuerlichen Calvinisten gleich setzten sie das Gebot in die Welt, daß alles, was Menschen bei Tisch Spaß macht, zugleich »Sünde« für ihre Gesundheit sei.

Und so weiß heute schon jedes Kind, daß wir zu viel, zu fett, zu süß und zu salzig essen und daß es alleinseligmachende Ballaststoffe sind, die unserem zivilisationsgeschädigten Darm fehlen. Leider haben diese Einsichten den Umsatz von Weizenkleie und Co. nicht in schwindelnde Höhe wachsen lassen. Werden sie dennoch gekauft, fallen sie nach einer ersten Verkostung und einer Inkubationszeit von vier Wochen den auf solches Futter spezialisierten Motten zum Opfer. Mit all den Ratschlägen für gesunde Ernährung hat man letztendlich eher ein kollektiv schlechtes Gewissen erzeugt, als eine »Umstellung« der Ernährung bewirkt. Und das nur, weil man eine Tatsache vergessen hat: Der Mensch ißt nicht nur, weil er dadurch Proteine, Fett, Kohlenhydrate, Vitamine und Mineralstoffe zu sich nimmt, die sein Körper benötigt, sondern er ißt vor allem, um seine Lust nach Essen zu befriedigen.

Von Triebtätern und Feinschmeckern

Essen ist Jagd nach Geschmackserlebnissen. Wie? Das glauben Sie nicht? Sie essen und trinken nur, wenn Sie hungrig und durstig sind? Nun, Hunger und Durst sind elementare Triebe. In der Triebhierarchie liegen sie, gleich hinter dem Bedürfnis zu atmen, noch vor dem Sex. Die Regulation der Nahrungsaufnahme ist ein sehr alter Trieb, der tief im Unbewußten, d. h. dem limbischen System verankert ist. Seit ewigen Zeiten wird die Nahrungsaufnahme stets durch Lust oder Unlustgefühle gesteuert. Sie können sich ohne weiteres entscheiden, die nächsten vier Wochen auf Sex zu verzichten, aber sie werden es nicht schaffen, so lange nicht zu essen und zu trinken.
Je größer die Auswahl, je verführerischer der Überfluß, desto öfter nimmt der Mensch Lebensmittel zu sich, ohne den knurrenden Magen zu spüren, rein aus Vergnügen. Der australische Psychophysiker Robert McBride vergleicht »Essen ohne Hunger und Trinken ohne Durst mit Sex, bei dem keine Kinder gezeugt werden sollen«. [500] Der Appetit des Menschen dient also vor allem der Lust-

maximierung und ist willentlich kaum kontrollierbar. Schon der berühmte französische Gourmet Brillat-Savarin schrieb Anfang des 19. Jahrhunderts in seinem Werk *Physiologie des Geschmacks,* [502] daß »ein Mensch nicht vollkommen glücklich sein kann, solange sein Geschmack nicht befriedigt ist«.

Wie wichtig diese Geschmacksstimulierung für das Wohlbefinden ist, kann der Mensch anscheinend erst abschätzen, wenn er diesen Sinn verliert. Süß, sauer, bitter und salzig schmecken wir mit den Geschmacksknospen der Zunge, für alle anderen Geschmackserlebnisse sind Gaumen und vor allem Nase zuständig. Anosmotiker, Menschen, die nichts mehr riechen können, haben auch keine Freude mehr am Essen. Und das ist leicht nachzufühlen, denn es wird einem auch das beste Galadiner verleidet, wenn man an diesem Tag Schnupfen hat. Eine intakte Nase gehört anscheinend zum Eßvergnügen. Falls Sie immer noch nicht an den Lustfaktor glauben, dann überlegen Sie einmal: Wie lange würden Sie es durchhalten, von ungesalzenem Reis zu leben?

Geschmack erlebt jedoch jeder Mensch verschieden. So bevorzugen die einen ihren Kaffee schwarz, andere mit Sahne, wieder andere mit Zucker und Milch oder nur mit Zucker (wobei auch noch die Mengen an zugegebener Milch oder Zucker variieren). Beim Kaffeegenuß muß die Temperatur stimmen, der Kaffee darf nicht zu heiß oder zu kalt sein, nicht zu stark, da er sonst zu bitter ist, aber auch nicht zu schwach. Hat er die richtige Stärke, die richtige Temperatur und die richtigen Ingredienzien, so erregt er die maximale Lust, oder, um in den Worten der Psychophysiker zu sprechen: dann ist der sogenannte »Bliss-point« erreicht. [500]

Die Lust, die wir beim Konsum eines bestimmten Nahrungsmittels verspüren, ist individuell also sehr verschieden. Was dem Engländer der Tee, ist dem Deutschen die Tasse Kaffee. Der Lustfaktor alleine erklärt deshalb noch nicht, weshalb einige Nahrungsmittel einen solchen Siegeszug um die Welt angetreten haben und weshalb der Mensch von einigen Speisen und Getränken einfach nicht lassen kann. Die Antwort liegt in unserer Psyche begründet. Einige Nahrungsmittel scheinen die Fähigkeit zu besitzen, regelrechte

»Nahrung für die Seele« zu sein. Sie enthalten Verbindungen, wie Morphine oder Opiate, oder greifen indirekt in den Gehirnstoffwechsel ein und fördern so die Produktion von stimulierenden Substanzen im Gehirn.
Der Bliss-point ist somit nur die Vorfreude des Körpers auf die Drogenwirkung, die nach dem Genuß kommt. Der optimale Gaumenkitzel ist dann erreicht, wenn der Körper spürt, daß jetzt die Stimmungsmacher kommen. Die Konsequenz ist, daß wir regelrecht abhängig von diesen Genußmitteln werden können. Die vielen Schokoholics, Kaffee- oder Alkoholsüchtigen bestätigen das. Bis jetzt weiß man über diese »Psycho-Nahrung« noch recht wenig, doch Tag für Tag werden neue Substanzen in unseren Nahrungsmitteln entdeckt, die diese suchtartige Wirkung belegen. Die folgenden Kapitel zeigen, welche Lebensmittel wie auf unsere Psyche wirken können und auf welchem Erkenntnisstand sich die Forschung derzeit befindet.

Zucker – die angeborene Sucht

Kaum eine Erfindung hat die Speisepläne der Menschen wohl so revolutioniert, wie die Gewinnung von Zucker aus der Zuckerrübe. Das ist noch nicht einmal 200 Jahre her. Die Kontinentalsperre Napoleons schnitt Europa von den Zuckerrohrlieferungen aus West-Indien ab. Das brachte alles ins Rollen. Zucker, den man damals nur als eingedickten Saft des Zuckerrohrs kannte, wurde ob der politischen Umstände selten und teuer. Die Zuckerabstinenz machte die Bevölkerung Napoleons aber anscheinend so mürrisch und unwillig, daß, so der Zeitzeuge Brillat-Savarin, »sich die Regierung genötigt sah, wissenschaftliche Untersuchungen für ein Ersatzprodukt in Auftrag zu geben«. [502]
Bereits 1749 hatte der Berliner Apotheker Marggraf entdeckt, daß der Zucker aus dem tropischen Zuckerrohr identisch ist mit dem Zucker aus der heimischen Runkelrübe. Seinem Schüler Achard gelang es, Rüben mit einem höheren Zuckergehalt zu züchten. Da-

zu erfand er auch noch ein Verfahren zur großtechnischen Gewinnung der süßen Kristalle. 1798 kam dann der große Augenblick. In Kaulsdorf bei Berlin produzierten ausgerechnet die Preußen die ersten 1.600 Pfund Rübenzucker der Welt. [511] Ab dann konnte zumindest in dieser Hinsicht die Alte Welt auf die Neue verzichten. Der Erfolg der Kontinentalsperre und damit der Lauf der Geschichte wäre wohl ein anderer gewesen, wenn man keinen Ersatz für das Zuckerrohr gefunden hätte. Denn eher verzichtet der Mensch auf das tägliche Brot als auf die Süße.

Für dieses Laster kann der Mensch nichts. Wie bei praktisch allen Säugetieren ist uns die Vorliebe für Süßes mit in die Wiege gelegt worden. Woher man das wissen will? Nun, neugierige Forscher träufelten Neugeborenen, die noch keine anderen Geschmacksreize kannten, ein wenig Zuckerlösung auf die Zunge und fotographierten ihre Mimik. Alle Babys lächelten selig. Bei saurer oder bitterer Lösung verzogen sie angewidert das Gesicht. Der Säugling lächelt nur bei süß und mit ihm alle anderen neugeborenen Säugetiere, an denen das ausprobiert wurde. [514, 515]

Die Lust auf Zucker ist also vorprogrammiert. Deshalb kann unsere Gesellschaft so erfolgreich den Zuckerkonsum für ihre Rituale benutzen. Und weil es das billigste Genußmittel ist, wird es ebenso bereitwillig wie gedankenlos Säuglingsfläschchen zugesetzt, in Schultüten gelegt, schmückt es Osternester wie Weihnachtsteller und beglückt uns als Likör, Konfekt oder Weinbrandbohne noch bis ins hohe Alter. Mit ihm wird Artigsein belohnt, werden Tränen getrocknet und Schreihälse beruhigt.

Für die Psychologen war der Fall bisher klar. Hier mußte es sich um erlerntes Verhalten handeln, womit die Erziehung – wieder einmal – an allem schuld wäre. Doch das ist sicher nur ein kleiner Teil der Wahrheit. Denn sie erklärt nicht, weshalb zu allen Zeiten in allen Kulturen die Menschen nach Süßem strebten. So kostbar war früher der Zucker, daß er nur in Apotheken erhältlich war. Naturvölker, wie die australischen Aborigines, haben großen Appetit auf Honig, den sie sich mit allen Mitteln zu beschaffen wissen. [150] Das in Amazonien lebende Indianervölkchen der Arawete unterscheidet sogar 45 Honigarten. [152] Und auch uns stellt der Zuckerverzicht vor eine innere Zerreißprobe. Ganz wie die Kontinentaleuropäer vor 200 Jahren. Der Geist will wohl, nur der Appetit spielt nicht mit.

Zucker – der Stoff der Laune macht

Ganz langsam beginnt man zu verstehen, warum der Mensch solch eine Vorliebe für Süßes entwickelt und weshalb die gebetsmühlenartigen Appelle an die Vernunft durchweg gescheitert sind. Zucker liefert nicht nur »leere Kalorien« für den Körper, sondern beeinflußt nachhaltig unsere Psyche. Zucker beruhigt. Säuglinge schreien weniger mit Zucker im Fläschchen. Sobald ihr Mund Süßes wahrnimmt, verstummen sie. [587] Mit Zucker schlafen viele Menschen besser durch und ertragen leichter Schmerzen. Zucker hebt die Stimmung und macht abhängig, weil er in den Stoffwechsel einer bestimmten Substanz im Gehirn eingreift: des Serotonins. Serotonin ist ein »Bote« im Gehirn, der uns Wohlbefinden vermittelt. Im übertragenen Sinne meldet Serotonin die »guten« Nachrichten.

Wieviel Serotonin sich im Gehirn befindet, hängt unter anderem davon ab, was wir essen. Wenn wir Zucker naschen, so schüttet der Körper Insulin aus. Das Insulin sorgt dafür, daß im Gehirn Serotonin entsteht. Depressive leiden an einem Mangel an Serotonin, und fast alle Psychopharmaka manipulieren den Serotoninstoffwechsel. [503] Auch im Labor funktioniert das: die Serotoninvorstufe Tryptophan, in Verbindung mit Zucker verabreicht, löst eine milde Euphorie aus. [584]

Die Chemie der Lebenslust

Serotonin ist ein sogenannter Neurotransmitter. Neurotransmitter sind Boten, die im Gehirn Informationen von Zelle zu Zelle übertragen. Eine ganze Reihe solcher chemischer Botenstoffe sind schon bekannt. Serotonin beeinflußt den Schlaf-Wach-Rhythmus, unser Sexualverhalten, die Aggressionen, Impulsivität, Gedächtnis, Selbstmordneigung, Appetit, Angst und natürlich unser Lebensgefühl. [165, 503, 706]

Serotonin wird nicht aus Zucker gebildet, sondern – so paradox es klingen mag – aus einem Eiweißbaustein, der Aminosäure Tryptophan. Doch bevor daraus Serotonin entstehen kann, muß das Tryptophan erst einmal ins Gehirn gelangen, und das ist gar nicht so einfach. Denn es benötigt an der »Grenze«, der Blut-Hirn-Schranke, erst einmal eine Transporthilfe, ein »Taxi«, das es ins Gehirn befördert. Und dieses »Taxi« transportiert nun nicht nur Tryptophan, sondern auch noch andere Aminosäuren. Gewöhnlich ist Tryptophan ein selten gesehener Fahrgast, weil unser Nahrungseiweiß davon nur anderthalb Prozent enthält. [579, 580, 787]

Das ändert sich, wenn wir Süßes naschen. Dann stellt unser Körper Insulin bereit, um den rasch ins Blut strömenden Zucker zu verarbeiten. Das Insulin entfernt nicht nur den Zucker aus dem Blut, sondern versorgt auch die Muskeln mit Aminosäuren. Dadurch sinkt deren Gehalt im Blut, und es drängeln sich nicht mehr so viele an der Blut-Hirn-Schranke ins Taxi. Eine Ausnahme bildet das Tryptophan. Es wird im Blut zurückgehalten, so daß seine Konzentration gleich bleibt. Deshalb kann nun das Tryptophan mehr Sitzplätze im »Taxi« ergattern. In der Folge gelangt mehr Tryptophan ins Gehirn, und dadurch wird mehr Serotonin gebildet. [579, 580, 787]

Essen wir nun statt Kohlenhydraten viel Eiweiß, so tritt genau der gegenteilige Effekt ein. Dann erhöht sich die Masse an Aminosäuren. Das seltene Tryptophan hat nur noch wenig Chancen, ins Gehirn zu gelangen. Dies Beispiel zeigt, wie komplex Rückkopplungssysteme arbeiten: Ißt man

Eiweiß, das Tryptophan liefert, gelangt weniger Tryptophan ins Gehirn, als wenn man Zucker ißt, der gar kein Tryptophan enthält. So ist sichergestellt, daß man sich nicht einseitig ernährt. Dieser Mechanismus könnte erklären, warum wir erst das (tryptophanhaltige) Fleisch essen und danach den süßen Nachtisch.

Ganz normale Lebensmittelbestandteile, wie hier der Zucker, können also richtig angewandt regelrecht »Laune machen«. Eben deshalb essen so viele Menschen so gerne Süßes, weil dies ihre Stimmung anhebt, ohne den Verstand, wie beim Alkohol, einzutrüben. Damit kennen Sie das Motiv für unsere Lust auf Süßes: hat der Körper erst einmal die Erfahrung gemacht, daß er mit Zucker sein Lebensgefühl zumindest kurzfristig heben kann, verlangt es ihn immer häufiger danach. Der nachfolgende Stimmungsabfall tut sein übriges. Damit haben wir ein wichtiges Rätsel unseres Ernährungsverhaltens gelöst.

Hab' Sonne im Herzen!

Aber warum essen wir zum Frühstück Honig- oder Marmeladebrötchen und nicht mittags? Warum essen wir im Winter und Herbst sehr viel mehr Süßigkeiten als im Frühjahr oder Sommer? Auch diese Fragen kann man beantworten, wenn man den Gehirnstoffwechsel genauer betrachtet.

Die meisten kennen das Gefühl: Der November kommt, und Sie werden traurig, müde und hungrig nach Süßem. Sie greifen zu Marzipan, Schokolade und Kuchen. Natürlich nehmen Sie durch den Genuß derselben auch ein paar Kilo zu. Und je mehr Sie versuchen, ihre Müdigkeit auszuschlafen, desto schlimmer wird es. Aber trösten Sie sich: Arktisforscher kennen das Problem auch. In der Polarnacht klagen sie über Trauer und Gewichtszunahme.

Generell ist diese Erscheinung - in der Sprache der Medizin »Winterdepression« genannt - im Norden unserer Erde viel häufiger als am Äquator. [546, 781] Eine Fahrt in den sonnigen Süden oder ein Skiurlaub im gleißenden Schnee wirken vielfach wahre Wunder.

Was uns fehlt, ist das Licht. Licht und Zucker haben anscheinend dieselbe Wirkung auf die Stimmung des Menschen. In der Tat greifen beide in den Serotoninstoffwechsel ein. Mit einem Unterschied: Während Zucker für einen Anstieg des Botenstoffes sorgt, unterbindet Sonnenschein seinen Abbau. [546, 790] Die übliche Wohnungsbeleuchtung reicht nicht aus, um den Abbau zu stoppen, im Gegensatz zum Tageslicht. Verständlich also, daß die Menschen im Advent nach Plätzchen greifen. Jeder Mensch ist bestrebt, ein gewisses Lebensgefühl zu erreichen und guter Stimmung zu sein. Dafür leben wir. Danach richtet sich unser Handeln. Intuitiv sind wir dabei bemüht, unseren Serotoninspiegel hoch zu halten. Deshalb essen wir das, was wir essen.

Im Frühjahr, wenn die Tage wieder länger und sonniger werden, verläßt uns der Drang zu Zucker und Kuchen. [789] Die Schläfrigkeit weicht neuem Tatendrang, und unser Körpergewicht sinkt dann ganz von allein um ein paar Kilo. Deshalb gibt es auch jede Menge Frühjahrsdiäten, aber keine Novemberdiät. So bleibt der Scheinerfolg gewahrt. Wenn das Licht schwindet, wenn es dämmert oder wenn wir schlafen, setzt im Gehirn der Abbau von Serotonin zu dem Hormon Melatonin ein (siehe Kasten). Dadurch sinkt logischerweise der Serotoninspiegel. Morgens ist er folglich am niedrigsten. Das erklärt unseren Appetit auf Marmelade zum Frühstück.

Das Melatonin, der Sonnenwind und die Stereoanlage

In der Dunkelheit wird Serotonin zu Melatonin abgebaut. [706] Der Abbau hängt aber nicht nur vom Licht ab. Auch das Magnetfeld der Erde mischt mit. Dieses Feld un-

unterliegt steten Veränderungen durch den Sonnenwind. Dieser besteht aus einem Gas, das von der Sonne mit der unvorstellbaren Geschwindkeit von etwa 400 Kilometer pro Sekunde zur Erde strömt. Das Erdmagnetfeld lenkt es an den äußeren Schichten unserer Atmosphäre zu den Polen ab, und wir können es am Himmel als Polarlicht bestaunen. [534]

Melatonin ist ein Hormon, es steuert unter anderem die Fruchtbarkeit der Tiere. [581, 708] Und auch unsere Keimdrüsen. Wenn der Sonnenwind wirklich das Melatonin beeinflußt, müßten sich die Auswirkungen an der Geburtenrate ablesen lassen. Deshalb verglichen Wissenschaftler die Geburtstage von Eskimos aus dem Polarkreis mit dem jeweiligen Magnetfeld der Erde. Dabei zeigte sich eine verblüffende Parallelität. Je stärker das Feld, desto niedriger die Geburtenrate und umgekehrt. Daß dieser Effekt vor allem bei Eskimos auftritt, hat einen einfachen Grund: Je näher wir zu den Polen gelangen, desto schwächer ist das Sonnenlicht und desto stärker das Magnetfeld. Im Süden dominiert die Sonne. [529]

Nichtsdestotrotz haben aber auch künstliche Magnetfelder einen nachweisbaren Einfluß auf den Abbau von Serotonin zu Melatonin. [530] Es wäre interessant, einmal zu erforschen, welche Wirkungen von den Magnetfeldern jener Gerätschaften ausgehen, die wir in Haushalt und Beruf nutzen.

Neben Zucker und Licht erhöht auch körperliche Betätigung die Serotoninkonzentration im Gehirn. Menschen, die hartnäckig durch die Straßen joggen, wollen also nichts anderes als die Naschkatzen zuhause: um jeden Preis bei guter Laune bleiben. Besonders wirksam ist der Wintersport. Der Schnee reflektiert das Licht, die körperliche Aktivität verschafft dem Skifahrer eine milde Euphorie. Aktive und körperlich schwer arbeitende Menschen sind deshalb nicht so gefährdet, dem Süßhunger zu verfallen. Und da der nächtliche Serotoninabbau erst endet, wenn wir aufstehen, gibt es natürlich noch eine Möglichkeit, die Serotoninkonzentration im Gehirn möglichst hoch zu halten: früher aufstehen. Dies ist gut für die Psyche, und manch einem Depressiven hat es schon geholfen.

Auf ein Wort: Es geht uns nicht darum, dem Zucker den lange ersehnten Persilschein auszustellen oder seinen Konsum zu fördern. Zucker ist ebensowenig lebensnotwendig wie Alkohol. Es ist uns auch egal, wieviel Süßes Sie essen. Wir wollen nur erklären, warum sogar die meisten Kritiker des Zuckers ein Verlangen nach eben diesem verspüren. Wer diese Zusammenhänge nicht beachtet, wird mit seinen Bemühungen, den Zuckerverbrauch zu senken, weiterhin Schiffbruch erleiden.

Alkohol – die legale Droge

Alkohol ist sicher eines der umstrittensten Genußmittel unserer Zeit. Egal, ob sein Konsum verboten ist und bestraft wird oder ob öffentliche »Aufklärung« oder »Ächtung« stattfindet, er wird so oder so getrunken. Die Kunst, Traubensaft oder Gerstenmalz zu alkoholischen Getränken zu vergären, ist wohl so alt wie die Menschheit. Alkohol gibt und gab es in fast jeder Kultur. Schon die Bibel erwähnt die Wein- und Bierherstellung, Sumerer und Ägypter waren exzellente Brauer, und im Fernen Osten frönt man dem Pflaumenwein und Sake.

Auch in der Natur scheint der Hang zum Trinken nicht ganz unbekannt zu sein. Im Herbst, wenn die überreifen Beeren an den Stäuchern in Gärung übergehen, wird öfters mal ein torkelnder Krähenschwarm gesichtet. Und jeder Wilhelm-Busch-Liebhaber kennt wohl Hans Huckebein, den boshaften Raben, der den tiefen Blick ins Likörglas genoß, um schließlich schwankenden Ganges und »voll roher List und Tücke« seinen Schabernack zu treiben. Daß Alkoholmißbrauch unter Tieren nicht weit verbreitet ist, ist

daher wohl eher der Tatsache zuzurechnen, daß man zur Herstellung von »Hochprozentigem« einige technische und – im doppelten Sinne des Wortes – geistige Fähigkeiten braucht.
So bleiben wohl die einzigen Tiere, die regelmäßig betrunken sind, jene Versuchsratten, mit Hilfe derer die Wissenschaftler die Biologie des Trinkens erforschen. Dazu hat man spezielle Stämme gezüchtet, die sogar lieber Alkohol als Wasser trinken. Und auch beim Menschen weiß man, daß die Neigung zur Alkoholsucht vererbt werden kann. Die Anwort auf die Frage, weshalb manche von Alkohol süchtig werden und andere wieder nicht, scheint also in unserem Erbmaterial zu liegen. Und so langsam kristallisiert sich heraus, über welche Mechanismen Alkohol auf den Menschen wirkt.

Warum Alkohol betrunken macht

Warum trinken wir? Damit wir betrunken werden!?! Irrtum. Jeder, der schon einmal betrunken war, kann bestätigen, daß das alles andere als vergnüglich ist. Da ist diese furchtbare Übelkeit, das Benebeltsein und der Verlust der Selbstkontrolle bis zum sprichwörtlichen »Filmriß«. Wir trinken nicht, damit wir betrunken werden – wir trinken trotz dieser Nebenwirkungen. Der Schlüssel dafür liegt auch hier wieder beim »Stimmungsmacher« Serotonin. Sobald es dämmert, beginnt sein Abbau. Und der Alkohol bremst diesen Abbau.

Die Biochemie des Weihnachtsfestes

Viele Menschen glauben, Weihnachten habe deshalb so einen hohen Stellenwert als Fest, weil es mit so angenehmen Kindheitserinnerungen verbunden sei. Wir behaupten das Gegenteil: Die Kindheitserinnerungen sind so an-

genehm, weil die Maßnahmen zum Fest um diese Jahreszeit besonders stark euphorisierend wirken. Wer einmal versucht hat, Weihnachten in sonnigen Gefilden auf der südlichen Erdhalbkugel zu feiern, weiß, daß sich die entsprechenden Gefühle nicht einstellen wollen.
In der dunkelsten Zeit des Jahres mit den niedrigsten Serotoninspiegeln ist das Zuckerzeug natürlich am wirksamsten. Deshalb gibt's die Weihnachtsbäckerei, die am Heilig Abend vielfach ihren Höhepunkt in einer Süßwarenorgie findet. Der Lichterbaum und die Christmetten tun das ihre, auch sie euphorisieren. Besonders effektiv ist helles Licht mitten in der Nacht, das den Schlaf unterbricht. Der Alkohol im Gläschen Wein oder im Cognacschwenker potenziert diese Wirkung.
Natürlich spricht dieses Fest möglichst viele unserer Sinne an: In winterlicher Landschaft gibt es nicht viel zu riechen, umso wirksamer sind weihnachtliche Düfte und Gewürze, die ein paar Opiate enthalten, wie wir später noch sehen werden. Die musikalischen Maßnahmen, um den Gehörsinn zu stimulieren, seien nur der Vollständigkeit halber erwähnt.

Dies erklärt, warum Alkohol bevorzugt abends getrunken wird: das Pils zum Abendessen, das Viertele vor dem Fernseher oder der Whisky vor dem Schlafengehen. Und so kann man auch verstehen, weshalb der Norden Europas so viel mehr dem Alkohol zuspricht. Die verminderte Sonneneinstrahlung verursacht vor allem im Winter niedrige Serotoninspiegel, denen man mit einem Gläschen Wodka, Rum oder Aquavit zu entgehen trachtet. Und auch wir Deutsche greifen in der lichtarmen Jahreszeit gerne zu alkoholischen Getränken mit mehr »Stoff« drin. Glühwein, Punsch, Liköre und Schnäpse bekämpfen so nicht nur die Kälte, sondern vor allem die schlechte Laune in dieser Jahreszeit. Warum aber bleibt es bei vielen Menschen nicht bei dieser angenehmen Wirkung, warum verlieren Millionen dabei jedes Maß und jede Kontrolle über sich und vergiften sich regelrecht damit? Die Antwort darauf liegt im Alkoholstoffwechsel.

Vom Alkohol zum Morphium

Nicht alle Völker mögen Alkohol gleichermaßen. Chinesen oder auch Koreaner kennen kaum Alkoholismus, obwohl der Alkoholkonsum dort nicht mit Tabus belegt wird. Sie vertragen ihn einfach nicht. Ihr Gesicht läuft knallrot an, sie klagen über Bauchschmerzen und beschleunigten Puls. Auslöser dieser Symptome ist eine Verbindung namens Acetaldehyd, der im Körper aus Alkohol gebildet wird. Im Gegensatz zu Europäern oder Afrikanern fehlt vielen Asiaten ein Enzym, das den Acetaldehyd abbaut und damit entgiftet. Je seltener dieses Enzym in der Bevölkerung vorkommt, desto weniger Alkoholkranke gibt es. [504, 542]
Heute weiß man, daß im Körper aus Acetaldehyd und den Botenstoffen Serotonin und Dopamin völlig neue suchterzeugende Substanzen entstehen können. Im Falle von Dopamin bildet sich Salsolinol, das im weitesten Sinne zu den Opiaten gehört. [517] Salsolinol ist als Pflanzeninhaltsstoff bekannt, zum Beispiel in Bananen. Und im Falle des Serotonins entsteht ein »Tetrahydro-ß-carbolin«, eine Verbindung, die einer südamerikanischen Pflanzendroge ähnlich ist, die von den Indianern für Zaubertränke (Yage) benutzt wird (siehe Kasten). Dieselben Substanzen sind übrigens auch im Tabakrauch vorhanden. [165]

So entsteht Alkoholismus

Alkoholismus und Morphinabhängigkeit zeigen erstaunliche Parallelitäten, was Gewöhnung, Abhängigkeit und Entzug betrifft. Alkohol ist die Droge mit der am weitesten ver-

breiteten Abhängigkeit, und die Wirkstoffe des Morphiums gelten als die am stärksten suchterzeugenden Substanzen. Auch ist die Alkoholabhängigkeit, ebenso wie die Morphinsucht, nicht mehr rückgängig zu machen, jedes »Gläschen« – selbst nach einem erfolgreichen Entzug – macht wieder süchtig wie zuvor. Dies deutet daraufhin, daß Alkohol und Opiatsucht offenbar eine gemeinsame molekulare Grundlage haben. [504, 505, 541]
Wenn Acetaldehyd mit Serotonin reagiert, bilden sich die sogenannten »Tetrahydro-ß-carboline«. Diese Reaktion läuft ganz leicht schon bei Körpertemperatur und ohne Mithilfe von Enzymen ab. [539] ß-Carboline wirken stark halluzinogen. Sie verstärken den Effekt von Alkohol, der unseren Verstand benebelt. [517] In Gegenwart von Dopamin, einem anderen Botenstoff, bildet sich »Salsolinol«. Es blockiert den Serotoninabbau. [541] Salsonilol läßt sich ebenso in den Körperflüssigkeiten von Alkoholikern nachweisen wie ß-Carboline. [165, 516, 540]
Der Acetaldehyd hemmt nicht nur den Abbau von Serotonin, sondern auch den von Dopamin. Dies führt dazu, daß das Dopamin nun weiter zu einer Verbindung namens »Norlaudanosolin« reagieren kann. Dieses Norlaudanosolin ist eine Vorstufe des Morphins und etwa 2.000 weiterer Alkaloide. In Gewebepräparaten, die mit Alkohol behandelt wurden, ließ sich die Bildung von Norlaudanosolin bereits nachweisen. Dies legt die Bildung morphinähnlicher Alkaloide als Ursache für die Alkoholabhängigkeit nahe. [505, 516, 517]

Die Bildung von Opiaten und Morphinen ist von Mensch zu Mensch recht unterschiedlich und in erster Linie von den Genen geprägt. [582] So wird verständlich, weshalb der Alkoholkonsum nur bei manchen Menschen in Sucht umschlägt, nämlich bei solchen, die durch ihre Erbanlagen bedingt aus Acetaldehyd besonders viel Opiate und Morphine bilden können, bevor die Nebenwirkungen des Rausches weiteres Trinken unterbinden. Damit lassen sich Narkose, Gewöhnung, Abhängigkeit und Entzugserscheinungen beim Alkoholismus auf eine indirekte Morphinabhängigkeit zurückführen. Eine weitere Bestätigung für diese Theorie, daß der Alkoholismus in Wirklichkeit eine verkappte Morphinsucht ist, finden wir in des Deutschen liebstem Getränk: dem Bier.

Bier – Hopfen und Malz, Gott erhalt's

Bier ist wohl eines der ältesten Alkoholprodukte des Menschen. Schon seit mindestens 6.000 Jahren wird Gerste zu Bier verbraut. Es heißt, die alten Babylonier hätten das Bierbrauen erfunden. Das älteste bekannte Braurezept steht auf einer 4.000 Jahre alten mesopotamischen Keilschrifttafel. Wohl eher aus Not als aus Weitsicht entwickelten die Sumerer eine hohe Braukunst mit 16 verschiedenen Biersorten. [531] Ursprünglich bauten sie Weizen zum Backen an, als es jedoch im Lande Sumer zu einer Versalzung der bewässerten Felder kam, mußte der Brotweizen durch die salztolerante Gerste ersetzt werden. Sogar der Hopfenzusatz war bei den Sumerern üblich, diese Tradition ging aber im Laufe der Zeit verloren. [532]
In Europa wurde der Hopfen erst wieder von finnisch-baltischen Völkern genutzt. Von dort gelangte er allmählich nach Südwesten. [386] Und das hatte seinen Grund: Im Mittelalter wurden die eigenartigsten Ingredienzen zum Brauen verwendet. Neben allerlei Kräutern, wie zum Beispiel Rosmarin, war auch die Zugabe von Sumpfporst oder Bilsenkraut Usus. Diese enthalten jedoch recht schädliche Wirkstoffe. Räusche mit Sumpfporstbier gelten als Ursache für die sprichwörtliche »Berserkerwut« der Wikinger. [545] Aggressives Verhalten ist jedoch nur in kriegerischen Zeiten erwünscht. In friedlicheren Tagen schätzt man ruhige Un-

tertanen. Dies ist vermutlich ein Grund, warum die Obrigkeit 1516 in Bayern das berühmte »Reinheitsgebot« erließ, darin den beruhigenden und zugleich konservierenden [682] Hopfen zum Brauen vorschrieb und alle »aufmüpfigen« Zutaten verbot.

Die Wirkungen des Hopfens waren zu jener Zeit den Mönchen, die die Hopfengärten pflegten, nur zu bekannt. Seither genehmigen sich viele Menschen abends noch ein Bierchen, weil es ihnen beim Einschlafen hilft. Sicher ist, daß die beruhigende Wirkung vom Hopfen kommt. Hopfen ist ein Hanfgewächs. Als nächster Verwandter gilt die Cannabispflanze, aus der man Haschisch und Marihuana gewinnt. Beim Hopfen erntet man ebenso wie beim Hanf die drogenhaltigen Blüten. Dem Standardwerk »Kulturgeschichte der Nutzpflanzen« entnehmen wir den Hinweis, daß »Hopfen in England wie Opium geraucht wurde«. [386] Unruhigen Kindern legt man hierzulande mit Hopfendolden gefüllte Kissen unter den Kopf, sie schlafen dann besser. Denn der Duft der Hopfendolden wirkt leicht hypnotisch und verursacht auch die sogenannte Hopfenpflückerkrankheit, die von starker Schläfrigkeit gekennzeichnet ist. [526]

Welcher Stoff jedoch für die beruhigende Wirkung verantwortlich ist, darüber diskutieren die Gelehrten heute noch. Wahrscheinlich ist es die richtige Kombination mehrerer Verbindungen. Einen wichtigen Beitrag leistet offenbar der Hopfeninhaltsstoff Hopein. Hopein hat sich inzwischen als Morphin erwiesen. [165] Morphin ist übrigens auch in anderen Lebensmitteln, wie z. B. Kopfsalat oder Mohnsamen, von Natur aus in Spuren nachweisbar. [568, 697, 808] Ferner muß Methylbutenol erwähnt werden, wegen seiner verblüffenden Ähnlichkeit mit dem Schlafmittel Methylpentynol. [519, 522] Offenbar entstehen aber beim Brauen noch weitere bisher unbekannte Wirkstoffe.

Der Bierbauch

Kalorienzähler können angeblich ganz genau erklären, warum Bier dick macht: Es sind halt ganz viele Kalorien drin, vor allem vom Alkohol. Das Problem: Welch mächtige Bäuche müßten da erst Likör- oder Korntrinker haben? Der Alkohol brennt zwar gut beim Flambieren, er liefert dem Stoffwechsel aber nur wenig Energie, wie wir aus zahlreichen Studien wissen. [691-696] Der Bierbauch hat einen völlig anderen Grund: weibliche Sexualhormone. Die nimmt man bekanntlich zur Mast von Kälbern, Schafen und Hähnchen. Der Hopfen enthält solche Hormone wie Daidzein und Genistein. [520] Als der Hopfen noch mit der Hand geerntet wurde, bekamen die Hopfenzupferinnen vom Pflücken der Dolden ihre Monatsregel. In der Volksheilkunde wurde Hopfentee »Jugendlichen angeraten, um die Onanie aufzugeben«. Man verordnete »1-2 Tassen bei Bedarf am Tage ungesüßt und schluckweise«. [521] Generell gilt Hopfen als Antiaphrodisiakum, d. h. als Mittel zur Unterdrückung des Sexualtriebs. [533]

Auch die Hefe steuert Hormone bei, z. B. das 17-ß-Östradiol, ein Östrogen, das ansonsten nur in den weiblichen Eierstöcken gebildet wird. [523, 524] Eine Wirkung dieser Inhaltsstoffe ist die Entwicklung eines Bierbauchs beim regelmäßigen Biertrinker. Die typische Östrogenwirkung ist vielfach auch an einem deutlichen Brustansatz zu erkennen. Wird der Bierkonsum eingeschränkt, sinkt häufig das Gewicht. Der berühmte Bierbauch hat somit herzlich wenig mit Kalorien zu tun, wie uns Ernährungsideologen einreden wollen, sondern ist schlichtweg ein Ergebnis der vermehrten Zufuhr weiblicher Hormone.

Es ist übrigens noch gar nicht lange her, da riet man stillenden Müttern, ein Glas Bier zu trinken, um den Milchfluß anzuregen. Während dies von medizinischen Experten als Ammenmärchen abgetan wurde, ergaben Studien, daß ein bis zwei Halbe den Gehalt an Prolactin im Blut der Stillenden verdoppelten. [508] Prolactin ist eben jenes Hormon, das die Milchbildung stimuliert.

Auch das Malz steuert einen Wirkstoff bei, der auf die Psyche wirkt: das Hordenin. [543, 544] Hordenin entsteht erst während des Keimens, rohe Gerstenkörner sind frei davon. Hordenin ist mit den bekannten Aufputschmitteln Ephedrin und Meskalin verwandt. [165] Vielleicht ein Grund dafür, weshalb sich das Bier zum Mutantrinken so gut eignet. Früher wurde Hordenin als Arzneimittel gegen Kreislaufstörungen verordnet. [698] Daneben wirkt es beim Biertrinker, wie man so schön sagt, diuretisch. Man meint damit den nächtlichen Harndrang nach Biergenuß. [165]
Es ist also nicht nur der Alkohol, der die Stimmung des Biertrinkers hebt. Sowohl das Hordenin aus dem Malz als auch das Morphin des Hopfens in Verbindung mit dem Methylbutenol wirken auf die Psyche. Vielleicht ist das ein Grund, weshalb Bier seit alters her so und nur so hergestellt wird: um möglichst viele opiatähnliche Wirkstoffe zu erhalten. Und wir verstehen damit auch, warum das beruhigende, alkoholhaltige Bier bei uns nicht morgens, sondern abends getrunken wird.

Kaffee – die nüchterne Droge

»Einer alten Überlieferung zufolge« – so schrieb Anfang des 19. Jahrhunderts der französische Gourmet Brillat-Savarin – »entdeckte ein Hirte in Arabien den Kaffee, als er bemerkte, daß seine Schafe, jedesmal, wenn sie die Früchte der Kaffeesträucher abgeweidet hatten, besonders erregt und ausgelassen waren. Wie es auch um diese alte Geschichte bestellt sein mag, die Ehre der Entdeckung kommt nur zu einem Teil dem aufmerksamen Schafhirten zu. Der Rest gebührt ohne Zweifel dem, der als Erster auf den Gedanken kam, die Bohne zu rösten.« [502] Tatsächlich wäre die Welt wohl nicht so süchtig nach Kaffee, müßten wir die Bohne roh kauen. Durch das Rösten entwickelt sich erst das Aroma und dieser ganz besondere Geschmack, dem wir so verfallen sind.

Daß Kaffee süchtig machen kann, ist längst keine Frage mehr. Das beweisen Millionen Verbraucher, die ausgerechnet »jetzt« ihr »Täßchen« brauchen. Gemeinhin wird ein Inhaltsstoff der Kaffeebohne dafür verantwortlich gemacht, den jeder kennt: das Koffein. Koffein wirkt nicht nur anregend, sondern euphorisiert ebenfalls, wie japanische Wissenschaftler unlängst nachweisen konnten. Auch diese »Stimmungsmache« geschieht wie beim Zucker oder Alkohol über das Serotonin. [525] Fehlt das Koffein, gibt es sogar ein Entzugssymptom: heftige Kopfschmerzen, die meist nach einigen Tagen abklingen. [518]

Abb. 5: Zusammenhang zwischen Kaffeekonsum und Tageszeit (506)

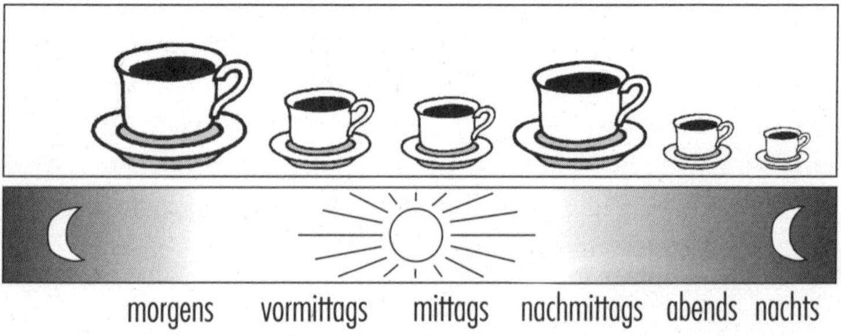

Und nun ahnen wir, warum wir ausgerechnet am Morgen unsere Tasse Kaffee brauchen. Unser Serotoninspiegel ist am Morgen am niedrigsten. Mit seinem Täßchen beim Frühstück sucht der Mensch also nicht nur die aufputschenden Eigenschaften des Kaffees, sondern auch die besondere, euphorisierende Wirkung. Damit kann er seiner Laune einen regelrechten »Push« geben. Auch die zweite »Kaffeestunde« ist so zu erklären, sie liegt am Nachmittag zu Beginn der Dämmerung, wenn mit dem Licht auch das Serotonin schwindet. Mit Koffein kann man den Abbau zwar nicht stoppen, dafür aber die Neubildung stimulieren.

Und so ist es auch kein Zufall, daß der meiste Kaffee in Skandinavien gebrüht wird (weltweit nehmen Kaffeefreunde jedes Jahr übrigens etwa 120.000 Tonnen Koffein zu sich). [513] Die »Nordlichter« müssen aufgrund der flacheren Sonneneinstrahlung mit weniger Licht auskommen, und das beeinträchtigt ihr seelisches Empfinden. [546, 547] Depressionen treten deshalb im Hohen Norden besonders häufig auf, tagsüber werden sie mit Kaffee bekämpft, abends mit alkoholischen Getränken. Die extremen Steuern haben daran nichts zu ändern vermocht. Im Süden Europas wird nur wenig Kaffee konsumiert. Wenn, dann wird er sehr stark getrunken, um die entsprechende Wirkung zu erzielen. Die Bewohner der Alpen haben einen etwas erhöhten Bedarf, da die Sonne erst später die Täler erreicht und früher hinter den Gipfeln versinkt. Aus der Reihe tanzen lediglich Großbritannien und Irland. Sie trinken statt dessen Tee, ebenfalls aus gutem Grund.

It's teatime

Wie alt die Geschichte des Teetrinkens ist, vermag heute kein Historiker mehr zu belegen. Fest steht, daß die Heimat des Teestrauches China ist. Das chinesische Schriftzeichen für Tee, Ch'uan, ist eines der ältesten Symbole der chinesischen Sprache und wird sowohl für den Teestrauch als auch für das aus seinen Blättern bereitete Getränk verwendet. Überliefert ist, daß es dem Tee nach und nach gelang, den beliebten Reiswein zu verdrängen. [536]

Von Regierungsseite wurde das unterstützt. So rief Kaiser Fu-kien-lieng (um 370 n. Chr.) das Volk auf, »den nicht berauschenden Tee« zu trinken, »diese köstliche Flüssigkeit, vertreibt er doch die Sorgen und versetzt den Körper in einen Zustand der Ruhe und des Wohlbehagens«. Tschinmung, ein gefeierter Lehrer der Lebensweisheit (um 560 n. Chr.), schließt sein Lob auf den Tee mit den Worten: »Tee ist besser als Wein, denn er vermittelt keinen Rausch«. Dazu noch ein geschichtliches Kuriosum: die Teekanne entwikkelte sich in China aus den Weinkrügen. [536]

Tee ist der bevorzugte »Stimmungsmacher« von Briten und Iren. In Großbritannien stand kaum Kaffee zur Verfügung, weil der auf Ceylon begonnene Kaffeeanbau dem Kaffeerost, einer Pflanzenkrankheit, zum Opfer fiel. [538] Dafür gedieh dort der Tee umso prächtiger, so daß die englische Bevölkerung das trank, was die Kolonien in großer Menge liefern konnten. Das Getränk wurde sogar bereitwilliger akzeptiert, da Teeblätter dreimal soviel Koffein enthalten wie Kaffeebohnen. Deshalb verwendet man für eine Tasse auch weniger Teeblätter als Kaffeebohnen. Durch seinen hohen Koffeingehalt hebt der Tee unsere Stimmung ganz genauso. Daneben sind noch geringe Mengen an dem nahe verwandten Theophyllin vorhanden. [165] Das entspannt übrigens

Abb. 6: Kaffee- und Teekonsum europäischer Länder (387, 818)

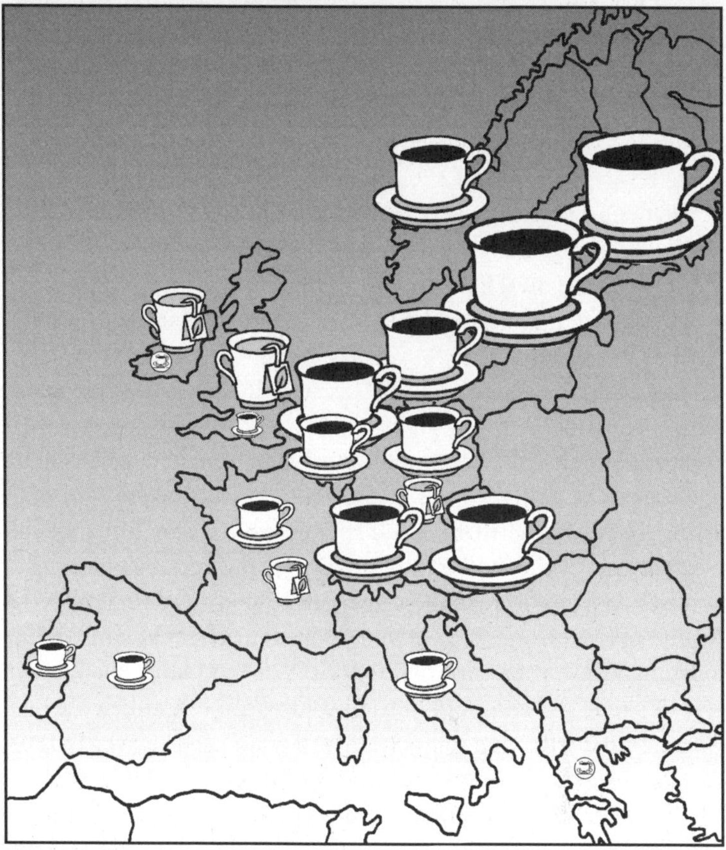

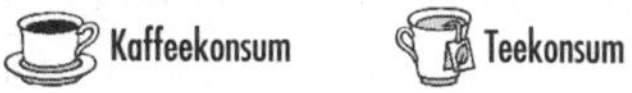

Die Größe der Tasse symbolisiert den jeweiligen Pro-Kopf-Verbrauch von Kaffee oder Tee des jeweiligen Landes. Man sieht deutlich, daß mit verminderter Sonneneinstrahlung auch mehr konsumiert wird. Die Darstellung berücksichtigt den höheren Koffeingehalt der Teeblätter. Der Teekonsum ist in allen Ländern außer Großbritannien und Irland sehr gering.

auch die Bronchien, weshalb Asthmatiker eher zum Tee- als zum Kaffeekonsum neigen.
Das bekannte Phänomen, daß kurzgebrühter Tee anregend wirkt, lange gezogener Tee aber beruhigend, liegt wohl daran, daß sich das aufputschende Koffein sofort aus den Blättern löst, während der beruhigende Wirkstoff etwas länger braucht. Diese Substanz heißt Theanin. Sie hebt jenen Teil der Koffeinwirkung wieder auf, der uns »hippelig« macht. Deshalb, so die Theorie, wirkt eine gewöhnliche Tasse Tee bei gleichem Koffeingehalt viel »sanfter« als eine Tasse Kaffee. [526]

Was uns am Kaffee reizt, kann nicht das Koffein allein sein. Schließlich wurde auch der entkoffeinierte Kaffee ein Verkaufserfolg. Niemand hätte ihn auf Dauer gekauft, wenn ihm dadurch der gewisse »Kick« völlig fehlen würde. So ist es 1983 einem australischen Forscherteam gelungen, ein Opiat aus dem Kaffee zu isolieren. Die Droge konnte damals zwar noch nicht in allen Details analysiert, ihre euphorisierende Wirkung aber nachgewiesen werden. [510] Nebenbei bemerkt: Obwohl es ein Leichtes gewesen sein dürfte, den fraglichen Stoff analytisch zu »verhaften«, gibt es unseres Wissens seitdem keine wissenschaftlichen Veröffentlichungen mehr darüber. In der Hand eines Anbieters wäre die Kenntnis dieser Substanz sicherlich von unschätzbarem Wert. Er könnte beispielsweise den Rohkaffee nach dem Gehalt an diesem Stoff einkaufen.
Womit aber haben sich unsere Vorfahren morgens ihre Laune aufgebessert, als man in Europa noch nichts vom abessinischen Kaffeestrauch wußte und konzentrierter Zucker nur selten und dann in Form von Honig verfügbar war? Die Antwort ist einfach: sie aßen morgens schon Biersuppe und spülten kräftig mit Bier, Wein und Schnaps nach. Der Kaffee stieß anfangs auf heftigen Widerstand seitens der Mediziner, schließlich sei er unge-

sund, mache impotent oder ließe die Brüste erschlaffen. [548] Sicher spielte dabei auch eine Rolle, daß Deutschland keine Kolonien besaß, die den Kaffee hätten liefern können. Das Verschwenden von Devisen für importierte Genußmittel galt stets als Treiben, dem von Staats wegen Einhalt geboten werden mußte. So heißt es in einer Verlautbarung des Bistums Hildesheim: »Eure Väter, deutsche Männer, tranken Branntwein und wurden bei Bier wie Friedrich der Große aufgezogen, waren fröhlich und guten Mutes. Dies wollen wir auch.« [549] Des weiteren seien alle Kaffeemühlen inklusive der Kaffeeservices zu zerstören. In Preußen erschnüffelten staatliche »Kaffeeriecher« verbotenes Kaffeekochen in den Wohnungen der Untertanen. Aber es hat alles nichts genutzt, weder die universitäre »Ernährungsaufklärung«, noch die Verbote, noch die Aufforderung, lieber Schnaps zu trinken. [548]

Die tägliche Pichelei tat damals zwar etwas gegen die schlechte Laune, trübte jedoch auch den Verstand. Kein Wunder also, daß der Kaffee, der gegen Mitte des 17. Jahrhunderts nach Europa kam, schnell populär wurde: ein willkommener Ersatz für den Alkohol. Ebenfalls in dieser Zeit beginnen auch Zucker und Tabak ihren Siegeszug in Europa. So sind diese Genußmittel, die so wichtig für Stimmung und Staatskasse sind, auf unserem Kontinent etwa 300 Jahre alt. Nicht die Pamphlete der Antialkoholiker haben etwas gegen den Alkohol vermocht, sondern der Kaffee. Denn er ist tagsüber einfach besser zur Stimmungsaufhellung geeignet als Spirituosen.

Wozu schuf die Natur das Koffein?

In »freier Wildbahn« hat das Koffein ganz andere Aufgaben. Der Kaffeestrauch schützt sich damit vor seinen Feinden: Koffein wirkt als Breitbandpestizid und stärkt die pflanzeneigene Abwehr. Es tötet vor allem Insekten und Milben. [572]

In den jungen, unverholzten Trieben ist der Gehalt an Koffein am höchsten, weil sie für Fraßfeinde besonders attraktiv sind. [575]
Auch für keimende Samen ist die Gefahr groß, gefressen zu werden. Deshalb steigt der Koffeingehalt in Kaffeesämlingen erheblich an. [574] Damit wird zugleich verhindert, daß die Samen unerwünschter Konkurrenzpflanzen auskeimen können. Zugleich tötet das Koffein der abgeworfenen Blätter bei der Verrottung Unkräuter. [571] Diese Allround-Waffe des Kaffeestrauches hat der Mensch mit Hilfe eines komplizierten Aufbereitungsverfahrens in einen Stimmungsmacher umgeschmiedet.

Gewürze – Kriege für unseren Gaumen

Das viele Blut, das für exotische Gewürze vergossen wurde, beweist, wie wichtig die Jagd nach Genußmitteln schon immer war. Der Weg der Gewürze vom malaiischen Archipel ins Abendland war ebenso mühselig wie gefahrvoll. Die Spezereien, von Sklaven geerntet, wurden mit winzigen Praus von den Gewürzinseln nach Malacca gepaddelt, dann von Dschunken durch zwei oder drei gefahrvolle tropische Meere verschifft, bis Kamele die zunehmend teurere Fracht von Aden nach Ägypten durch die Wüste schaukelten. Auf das, was Taifune, Sandstürme und Seeräuber übrigließen, legten Emire, Sultane und Wegelagerer einen hohen Zoll. [501]
Für Europa war es besonders ärgerlich, daß der gesamte Indienhandel fest in türkischen und arabischen Händen lag. Keinem christlichen Schiff wurde die Fahrt auf dem Roten Meer gestattet, keinem christlichen Händler auch nur die Durchreise. »Damit wird aber nicht nur den europäischen Verbrauchern die Ware unnütz verteuert«, erläutert Professor Glatzel, »nicht nur dem christlichen Handel der Gewinn von vorneweg abgemelkt, es droht der

ganze Überschuß an Edelmetall nach dem Orient abzufließen, da die europäischen Waren bei weitem nicht den Tauschwert der indischen Kostbarkeit erreichen. Schon um dieses fühlbaren Handelsdefizits willen mußte die Ungeduld des Abendlandes immer leidenschaftlicher werden, der ruinösen und entwürdigenden Kontrolle sich zu entziehen, und schließlich raffen sich alle Energien zusammen.« [501]

Der erste Versuch Europas, sich von diesem Joch zu befreien, begann um das Jahr 1100 mit den Kreuzzügen. Sie waren keinesfalls ein von religiösen Eiferern getriebener Versuch, den Ungläubigen die Stätte des Heiligen Grabes zu entreißen. Es war die erste logische und zielbewußte Anstrengung, jene Sperrkette zum Roten Meer zu durchstoßen und den Osthandel und damit den Weg zu den Gewürzen, für Europa und für die Kirche freizumachen. [501] Es gelang den Kreuzrittern, größere Gewürzmengen nach Europa zu bringen und sogar die Städte Alexandria und Jerusalem zu »befreien«. Das war übrigens der Beginn der Blütezeit Venedigs. Es kontrollierte jetzt den gesamten eurpoäischen Gewürzhandel. [512]

Insgesamt mißlang den Kreuzfahrern aber ihr militärischer Auftrag. Hinzu kam, daß im 15. Jahrhundert die Türken erst Konstantinopel und bald darauf Alexandria erobern. Da die Kreuzfahrer den Mohammedanern Ägypten nicht entreißen konnten und der Islam weiterhin den Weg nach Indien verlegte, mußte notwendigerweise der Wunsch wach werden, einen anderen Weg nach Indien zu finden. Glatzel: »Die Kühnheit, die Columbus nach Westen, die Bartholomeo Diaz und Vasco da Gama nach Süden, die Cabot nach Norden gegen Labrador vorstoßen ließ, entsprang in erster Linie dem zielbewußten Willen, endlich, endlich für die abendländische Welt einen freien, einen unbezollten und ungehinderten Seeweg nach Indien zu entdecken und damit die schmachvolle Vormachtstellung des Islam zu brechen.« [501]

Als Vasco da Gama 1499 das erste Mal mit einer Gewürzladung an Bord in Lissabon einlief, war nicht nur das Schicksal Venedigs besiegelt. Auch der Islam war aus dem Geschäft. Der Seeweg war wesentlich billiger als die mühsamen Karawanenstraßen. Trotz aller

Risiken und Gefahren galt der Spezereienhandel als das weitaus einträglichste Geschäft im Mittelalter. Die Paläste Venedigs und der Reichtum der Fugger und Welser gründeten hauptsächlich auf den Gewinn mit indischem Gewürz. Wenn nach der Entdeckung der Neuen Welt vier von fünf Schiffen nicht mehr zurückkehrten, so hatten zwar die Besatzungen ihr Leben verloren, die Händler jedoch gewonnen. Denn die Ladung des einen Schiffs machte den Verlust der vier anderen Frachten leicht wieder wett – ein Sack Pfeffer galt im 15. Jahrhundert mehr als ein Menschenleben. [501, 512]

Mit der Entdeckung des Seewegs zu den Gewürzanbauländern begann die koloniale Expansion Europas, bei der sich die seefahrenden Nationen unrühmlich hervortaten. Portugiesen, Spanier, Holländer und Briten lieferten sich rund um den Globus grausame Kriege, um die einheimische Bevölkerung nicht minder grausam als Gewürzlieferanten zu versklaven. Um 1800 wurden die Briten Herrscher über den Gewürzhandel. Statt aber, wie ihre Vorgänger, die Preise durch künstliche Verknappung hochzuhalten, boten die Engländer die Gewürze relativ preiswert an und machten sie so für weite Bevölkerungskreise erschwinglich. Die Zeit der Gewürzmonopole war endgültig vorbei. Die Gewürzplantagen wichen dem Anbau von Kaffee, Tee oder Kautschuk. [512]

Daß Kriege um des Geldes willen geführt werden, ist nichts Neues. Aber warum sind Pfefferkörner und Muskatnüsse so begehrt, daß man beinahe von einer kollektiven Sucht sprechen kann? Auch Gewürze enthalten Stoffe, die auf die Psyche wirken. Die bekanntesten Inhaltsstoffe sind Myristicin und Elemicin, beide nahe verwandt mit dem Mescalin. Mescalin ist die Droge aus dem mexikanischen Peyotl-Kaktus, die schon die Azteken für ihre religiösen Kulthandlungen benutzten und die starke Halluzinationen hervorruft. Der Gehalt an Myristicin und Elemicin ist in manchen haushaltsüblichen exotischen Gewürzen viel höher als in heimischen Kräutern, wie z. B. dem Dill .[337, 677]

Natürlich unterscheiden sich die beiden genannten Stoffe noch etwas vom Mescalin. Diese Abweichung scheint aber die Leber »korrigieren« zu können. [688] Man fand heraus, daß zumindest die Rattenleber in der Lage ist, sie in Amphetamine umzuwandeln. [678, 687] Und das sind Drogen, die dem Mescalin nicht nur chemisch sehr nahe kommen, sondern es in seiner Wirkung noch übertreffen. [749] Wenn den Hippies früher das Haschisch ausging, griffen sie nicht selten zur Muskatnuß. [677] Zwei bis drei Nüsse reichen für Halluzinationen aus, allerdings auch für eine scheußliche Vergiftung. [688] Lange vor den Hippies empfahl die Nonne und große Seherin des Mittelalters, Hildegard von Bingen, Muskatnüsse aufs Wärmste, um die »Bitterkeit des Herzens« zu dämpfen, denn sie machen »deinen Geist fröhlich«. [577] Und der Dichter Wolfram von Eschenbach setzte dem begehrten Gewürz ein frühes literarisches Denkmal. [578] Zu jener Zeit kosteten zwei Pfund Muskatblüte genausoviel wie eine Kuh. [578] Ein wenig erinnern Verwendung, Preise und Gewinnspannen an modernen Drogenhandel.

Myristicin und Elemicin können aber auch noch subtiler unters Volk gebracht werden. Ein Aromenunternehmen ließ sich eine besondere Anwendung patentieren: Parfüms oder Düften, denen man diese beiden legalen Drogen zusetzt, wirken streßvermindernd und beruhigend. [527] Das heißt, wir können solche Stoffe auch über die Nase aufnehmen, ohne daß wir sie deshalb bewußt riechen müssen. Diese Manipulationsmöglichkeit lüftet ein wenig den Schleier, der bisher über den Düften und ihrer Wirkung auf unsere Emotionen lag.

Ein Kasten Cola

Man mag sich über den Siegeszug von Colagetränken rund um den Erdball wundern. Das Staunen schwindet schnell, wenn man sich die Zusammensetzung von Cola genauer anschaut. Die Rezeptur ist – entgegen landläufiger Meinung – wenig geheimnisvoll: da hätten wir zunächst den Zucker zusammen mit Koffein zu bieten, eine recht brauchbare Kombination, um anregend und stimmungsfördernd zu wirken.

Aber das allein reicht noch nicht aus, um eine echte Konkurrenz zu einem Getränk wie Kaffee zu werden, der ja seinerseits noch mindestens ein Opiat enthält.
Betrachtet man sich den zugemischten »Aromamix«, die Grundlage des Colageschmacks, genauer, so kommt man der Lösung näher. Dieser besteht aus Extrakten, Destillaten und Ölen von Colasamen, Limetten, Zimt, Zitronen, Kakao, Kaffee, Mate, Mandarinenblättern, Caroben, Bitterorangen, Zitwer, Orangen, Kokablättern, Ingwer, Koriander, Holunder, Muskat, Mimosenbaumrinde, Kalmuswurzeln, Gewürznelken und Ysop, abgerundet mit Vanillin. [576, 676]
Abgesehen davon, daß heute natürlich nur cocainfreie Kokablatt-Extrakte verwendet werden, ist ein Inhaltstoff besonders interessant: Muskat. Und daß das tatsächlich im neuzeitlichen Cola landet, bewies ein Fütterungsversuch mit Mäusen. Sie erhielten statt Wasser acht Wochen lang nur Cola zu trinken. Dabei zeigten sich bei den Versuchstieren Leberveränderungen. Als Hauptursache ermittelten die Wissenschaftler den Gehalt an Myristicin. [528] Und das ist der Stoff, der, wie wir vorher gesehen haben, für seine stimmungsaufhellende Wirkung bekannt ist. Unter diesem Gesichtspunkt könnte sich der Erfolg von Colagetränken ganz von selbst erklären.

Ein australischer Wissenschaftler hat herausgefunden, warum manche Menschen die scharfen Gewürze so lieben. Der Wirkstoff von Chilli ist das Capsaicin, von Pfeffer das verwandte Piperin. Sie bringen den Mund zum Brennen und treiben uns die Tränen in die Augen. Warum setzen sich Menschen nun freiwillig dieser unangenehmen Schärfe aus? Nun, was wir als Schärfe empfinden, ist in Wirklichkeit ein Schmerzeindruck. Durch die Schmerzen der Schärfe werden körpereigene Opiate freigesetzt, die sogenannten

Endorphine. [537] Sie erzeugen ein Gefühl von Zufriedenheit und Glück (s. S. 227f.). Dies erklärt, weshalb es Menschen gibt, die regelrecht süchtig nach scharfem Essen sind. [535] Daß allerdings in vielen Staaten der Dritten Welt generell extrem scharf gegessen wird, hat noch einen weiteren Grund: Scharfstoffe wie das Capsaicin bekämpfen Darmparasiten. Piperin, der Scharfstoff des Pfeffers, ist eins der stärksten Insektengifte. [526] Insofern ist diese Gepflogenheit bei Fehlen entsprechender Arzneimittel durchaus sinnvoll.

Früher wurden in Deutschland pro Kopf offenbar hundertmal mehr Gewürze verkonsumiert als heute. [512] Sicher nicht nur wegen der Bandwürmer oder gar aufgrund mangelnder Eßkultur. Viel naheliegender ist eine andere Überlegung. Im Mittelalter gab es außer Alkohol, Muskat und Pfeffer sowie einigen widerwärtigen einheimischen Drogen wie dem Stechapfel (so dürften auch manche Gemälde von Hieronymus Bosch ein Ergebnis von Stechapfelräuschen sein) keine Stimulantien. Als Zucker, Kaffee und Tabak verfügbar wurden, schwand der Bedarf an heimischen »Aufputschmitteln«, und die Dosierungen von Muskat und Pfeffer konnten gesenkt werden. Der wahre Grund für den Niedergang von Fliegenpilz-, Bilsenkraut- und Stechapfelräuschen war also das Erscheinen viel verträglicherer Suchtmittel aus der Neuen Welt.

Die Milch macht's

Kaum ein Bild vermittelt wohl mehr den Eindruck von Glück und Zufriedenheit als das eines schlafenden, satten Säuglings. Gerade noch markerschütternd schreiend, hat ihn die Mahlzeit an der Brust anscheinend so beruhigt, daß jetzt nur noch ein seliges Lächeln da ist. Er ist – im wahrsten Sinn des Wortes – »gestillt« worden. Für den Beobachter ist es immer wieder erstaunlich, wie abrupt ein Säugling nach der Mahlzeit in den Schlaf versinkt. Wem das wohl zu verdanken ist? Sicher der beruhigenden Gegenwart der Mutter, sicher auch dem Müdewerden durch die Anstrengung beim Nuckeln. Aber sicher auch einigen Inhaltsstoffen der Muttermilch, die man schon 1979 entdeckte und die auf Baby's Psyche wirken. Die Rede ist von »Exorphinen«. Das sind Stoffe, die im Darm der Babies aus dem Eiweiß der Muttermilch freigesetzt werden und dieselbe Wirkung entfalten wie Opium. Um zu verstehen, wie so etwas überhaupt möglich ist, werfen wir zunächst einen Blick auf den Schlafmohn.

Opiate – ein zweischneidiges Schwert

In welcher Kultur der Mensch zum ersten Mal auf die Idee kam, aus dem Milchsaft des Schlafmohns Opium zu gewinnen, kann heute nicht mehr nachvollzogen werden. Fest steht, daß die ältesten schriftlichen Nachrichten über den Konsum von Drogen aus Mohn von den Sumerern im Mittleren Osten stammen (»Pflanze der Freuden«) und auf 4.000 Jahre vor Christus datiert werden. [165] Die schlafbringenden und arzneilichen Kräfte des Opiums waren schon im Altertum bekannt. Der griechische Arzt Galen, der im 2. Jahrhundert gelebt hat und für viele Generationen von Medizinern die höchste Autorität war, verabreichte Opium als schmerzlinderndes Mittel bei Kopfschmerzen, Gallenkoliken, Asthma, Herzinsuffizienz und Nierensteinen. [550]

Opium wurde von den Griechen nicht nur seiner medizinischen, sondern auch seiner wohltuenden Wirkungen wegen benutzt. Hypnos, der Gott des Schlafes trägt in einer Hand einen Stengel mit einer Mohnkapsel, mit der anderen gießt er aus einem hornartigen Gefäß eine Flüssigkeit aus. Darunter darf man sich ruhig einen Schlummertrunk aus Mohnextrakten vorstellen. In der Odyssee, die im 8. oder 9. Jahrhundert vor Christus entstand, erzählt Homer von einem »Nepenthes« genannten Mittel. [165] Dieses zaubert zuerst ein Gefühl von Wärme und Wohlbehagen herbei, führt dann aber zu leichten Bewußtseinstrübungen und schließlich zum Schlaf. Damit hat Homer schon

recht treffend die Euphorie beschrieben, die durch Schlafmohn hervorgerufen wird. [550]
Auch in unseren Breiten scheint man die Wirkungen des Opiums schon lange zu kennen. Der Züricher Professor C. Hartwich, der in Pfahlbauten aus der Jungsteinzeit Samen und Kapseln von Kulturmohn gefunden hat, vermutet: »Es drängt sich dabei naturgemäß die Frage auf, zu welchem Zweck man den Mohn wohl in Kultur genommen habe und weshalb speziell die schweizerischen Pfahlbauer nördlich der Alpen ihn eingeführt und angebaut haben mögen. Auf den ersten Blick scheint es der Ölgehalt der Samen gewesen zu sein, der die Menschen für den Mohn interessiert hat, aber bei näherem Zusehen ist das doch nicht so sicher, denn den Menschen standen in anderen Pflanzen (Buche, Haselnuß, Linde, Lein, Cruciferen usw.) andere ölliefernde Pflanzen reichlich zu Gebote, deren Material leichter zu verarbeiten war als die außerordentlich kleinen Samen des Mohn. Man wird also doch wenigstens die Möglichkeit zuzugeben haben, daß man den Mohn in erster Linie nicht als Ölpflanze verwendete, und dann liegt es natürlich am nächsten, an eine Verwendung als Genußmittel zu denken.« [551]
Die Verwendung von Opium war und ist in der Geschichte der Menschheit ein zweischneidiges Schwert. Da ist einmal seine enorme medizinische Bedeutung. Trotz aller Anstrengungen in den vergangenen hundert Jahren ist es niemandem gelungen, andere, auch nur annähernd so wirkungsvolle Schmerzmittel zu finden. Andererseits macht Opium süchtig. Bereits im 16. und 17. Jahrhundert warnten Mediziner vor den Risiken des Opiumgenusses. Ein Dr. John Jones bemerkt zum Beispiel: »Wird Opium nach langem Gebrauch plötzlich abgesetzt, sind starke, ja sogar unerträgliche Schmerzen, Angstzustände und Depressionen die Folge, die – begleitet von merkwürdigen Agonien – im allgemeinen zu einem höchst elenden Tode führen, wenn der Betroffene den Opiumgenuß nicht wieder aufnimmt; dann jedoch verbessert sich sein Zustand, und er erholt sich mit Sicherheit.« [550]
Dr. Jones' Ausführungen sind eine präzise Beschreibung der Symptome, die bei Drogenabhängigkeit vorkommen. Die Opium-

sucht fordert von der Gesellschaft einen hohen Tribut. Besonders hart traf es im 19. Jahrhundert China. Von 1839 bis 1842 führten die Chinesen gegen England den »Opiumkrieg«. Entgegen landläufiger Meinung brach dieser nicht aus, weil China Opium exportieren wollte, im Gegenteil. England versuchte damals zu erzwingen, daß es chinesische Waren, wie Seide, Tee und Porzellan, mit Opium aus seinen indischen Kolonien bezahlen konnte. China verlor diesen Krieg, mit der Konsequenz, daß englisches Opium das Land überschwemmte und immer mehr Chinesen süchtig wurden. [588] Wie stark das Opium die chinesische Gesellschaft abhängig machte, zeigen folgende Zahlen: Im Jahre 1890 wurden über 18 Millionen Kilo Opium in China verbraucht. Es gab Provinzen, in denen 60 Prozent der Männer Opiumraucher waren, in der Stadt Fu-tschu kam auf 400 Einwohner eine Opiumkneipe. [551] Wie auch sonst man die kommunistische Machtergreifung in China beurteilen mag, für die Gesundheit des chinesischen Volkes war sie ein Segen, denn es gelang, der Seuche des Opiumrauchens innerhalb von vier Jahren den Garaus zu machen. [588]

Opium, Morphin und Heroin

Opium wird aus dem Milchsaft des Schlafmohns durch Anschneiden der Kapseln gewonnen. Man fängt den Saft auf, läßt ihn eintrocknen und formt daraus Kugeln. Lange Zeit war unklar, was die aktive Substanz ist. 1803 gelang es dem erst zwanzigjährigen deutschen Chemiker Friedrich Sertürner, aus dem Milchsaft eine Substanz in reiner Form zu isolieren. In Anlehnung an Morpheus, den griechischen Gott der Träume, taufte er sie Morphin. Es ist der wichtigste Wirkstoff des Opiums. Für die Mediziner hat Morphin den Vorteil, daß man es dem Patienten genau dosiert direkt in die Venen spritzen kann. Damit begann der Siegeszug des Morphins als Schmerzmittel.

Die heute mißbrauchte Droge Heroin wird aus Morphin hergestellt. Durch eine geringfügige chemische Veränderung kann es schneller ins Gehirn gelangen. Durch Heroin kommt der Süchtige also rascher zum Rauschzustand als mit Morphin. Das ist der Grund für die stärkere suchterzeugende Wirkung.
Interessant ist, daß die Fähigkeit des Opiums, eine besonders starke Abhängigkeit zu erzeugen, offenbar vom Herstellungsverfahren abhängt. Im Altertum und im Mittelalter hat man Opium hauptsächlich gegessen oder getrunken. Daß dadurch ganze Völker süchtig geworden wären, wie in China, ist nirgends überliefert. Zur Volksdroge ist Opium anscheinend erst geworden, als man es »rauchfähig« machte.
In China wurde das Rohopium in flachen Messingpfannen mit Wasser aufgeweicht und auf offenem Feuer eingedickt, bis es eine feste Masse bildete. Dann wurden die Pfannen umgedreht und das Rohopium direkt den Flammen ausgesetzt. Die oberste Schicht des Kuchens blähte sich dabei unter Ausstoßen aromatischer Dämpfe auf und wurde als flacher Fladen vom übrigen Kuchen abgezogen. Dieser Prozeß wurde wiederholt, und es gelang einem geschickten Arbeiter, den Kuchen in 12 bis 14 schwarze Fladen zu verwandeln. Die Fladen wurden dann zerstoßen, mit Wasser extrahiert, das Wasser wieder eingedampft, mit Mikroorganismen vergoren und bis zu drei Monate gereift. Erst dann wurde es geraucht. [551]
Diese aufwendige Verarbeitungsmethode macht Sinn, wenn man annimmt, daß die eigentlich wirksame Droge hier nicht das Morphin ist. Vermutlich werden durch die Fermentation und die Erwärmung Stoffe mit größerem Suchtpotential gebildet. Auch der Schweizer Professor C. Hartwich vermutet, daß im Rauchopium die ursprüngli-

chen Wirkstoffe des Schlafmohns »wahrscheinlich gar keine, jedenfalls keine irgendwie bemerkenswerte Rolle spielen« [551].

Opiate – natürlich in Pflanze und Mensch

Wie kann eine Substanz wie das Morphin, das aus dem Stoffwechsel einer Pflanze stammt, im Gehirn des Menschen eine solch vielfältige Wirkung erzielen? Die Antwort auf diese Frage erhielten die Wissenschaftler 1973, als es gelang nachzuweisen, daß im Gehirn spezifische Bindungsstellen für Morphin sind. [550] Stoffe wie Morphin oder Heroin passen in diese Bindungsstellen (Rezeptoren) wie der Schlüssel in ein Schloß. Nur dann tritt die Wirkung ein. So werden nicht nur Schmerzen gelindert und Euphorie hervorgerufen, sondern auch das Atemzentrum und die Darmmuskulatur gelähmt, die Pupillen verengt und Hormone freigesetzt.
Die Frage, die sich nun ergab, war aber eine viel wichtigere: Warum hat der Mensch im Gehirn Rezeptoren für Drogen? Was ist ihr biologischer Sinn? Bekanntlich wird der Mensch nicht geboren, um sich mit Morphin zu berauschen. Die Wissenschaftler vermuteten, daß das Morphin rein zufällig in Bindungsstellen paßt, die eigentlich für natürliche körpereigene Stoffe bestimmt sind. Und sie hatten recht. 1975 gelang es schottischen Forschern, aus Hirnextrakten Stoffe zu isolieren, die sich tatsächlich an diese Rezeptoren hefteten. [550] Sie erwiesen sich als winzige Eiweißpartikel. Ihre Entdecker nannten sie »Enkephaline«, nach dem griechischen Ausdruck für »im Kopf«. Heute nennt man alle Substanzen, die endogen, d. h. körpereigen und von morphinähnlicher Wirkung sind, Endorphine.

Endorphine – die körpereigene Sucht

Man kennt heute drei Klassen von Endorphinen. Allen gemeinsam ist, daß sie winzige Eiweißkörper sind, sogenannte »Oligopeptide«. In den Nervenzellen erfüllen sie die Aufgabe von Botenstoffen, die, ebenso wie das Serotonin, die Kommunikation im Gehirn aufrechterhalten.
Lange Zeit hat man daran gezweifelt, daß diese körpereigenen Opiate auch süchtig machen können. Heute ist das bewiesen. Schützenhilfe leistete eine Modeerscheinung der 80er Jahre, das »Joggen«. Es gab und gibt immer noch Leute, die, haben sie einmal mit dem Laufen angefangen, nicht wieder davon loskommen. Sie laufen und laufen und brauchen immer längere Strecken, um ihre »Jogglust« zu befriedigen. Sie magern ab und laufen selbst noch mit wunden Füßen. [554]
Bei körperlichen Höchstleistungen werden Endorphine ausgeschüttet, die eine Euphorie bewirken. Wie der Morphiumsüchtige muß der Läufer immer längere Strecken zurücklegen, um zum »Runner's High« zu kommen. Wieviel Anstrengung nötig ist, um die begehrte Endorphinausschüttung zu erhalten, ist individuell verschieden. Trainierte wissen, wie sie diesen Zustand erreichen.
Kein Wunder, daß Endorphine als Dopingmittel ausprobiert worden sind. [555] Sie bergen aber auch eine große Gefahr: Da Endorphine nicht nur high, sondern auch schmerzunempfindlich machen, nimmt der Läufer die relativ starken Schmerzen nicht mehr wahr, die bei Überanstrengung eine Herzkrise einleiten. Der Jogger läuft weiter bis zum todbringenden Infarkt. Damit erscheint auch die Legende um den griechischen Meldeläufer von Marathon glaubwürdig, der vor 2500 Jahren von Marathon nach Athen lief, um die Nachricht vom Sieg der Griechen über die Perser zu

überbringen. Er brach gleich danach tot zusammen - ein Opfer seiner Endorphine.

Exorphine – die Droge aus der Milchflasche

Ende der 70er Jahre, als die Jagd nach den körpereigenen Opiaten, den Endorphinen, in vollem Gange war, erlebten Wissenschaftler des Max-Planck-Instituts für Psychatrie in München eine Überraschung. Sie untersuchten handelsübliche Babymilchnahrung auf Endorphin. Vielleicht gelangen ja über die Kuhmilch ein paar Endorphine hinein. Tatsächlich fanden sie Eiweiße, die genauso wirkten, aber keine Endorphine waren. [591] Die neuen Eiweiße sahen den erwarteten zwar recht ähnlich, waren aber nicht mit ihnen identisch. Ihre Entdecker nannten sie im Gegensatz zu den körpereigenen Endorphinen Exorphine, um deutlich zu machen, daß diese Substanzen exogen, das heißt dem Körper von außen zugeführt werden und daß sie morphinähnlich wirken. [559] Nur, was suchten diese Substanzen in der Milch? Woher kamen sie, und was ist ihr biologischer Sinn?

Einige dieser Fragen kann man heute beantworten. Man hat nachgewiesen, daß diese Exorphine aus dem Eiweiß der Kuhmilch stammen. [775] Nach der bisherigen Vorstellung der Ernährungswissenschaft dürfte es solche Stoffe eigentlich gar nicht geben. Bisher ging man davon aus, daß jedes Eiweiß im Darm in seine Bausteine, also in Aminosäuren, zerlegt wird. Exorphine und viele andere Eiweißkörper sind jedoch vor der Verdauung geschützt, so daß sie unverändert als Peptid ins Blut gelangen können. [556, 559, 770] Bereits 1988 schrieben Dr. Meisel und Dr. Frister von der Bundesanstalt für Milchforschung in Kiel: »Es wird nun anerkannt, daß Peptide und nicht Aminosäuren die Hauptabbauprodukte der Eiweißverdauung darstellen.« [716]

Einige der Peptide wirken wie Opiate. [557, 568, 714, 715] Sie lindern ebenso wie Morphin Schmerzen und können in erhöhter Dosis sogar körperlich abhängig machen. [558] Sie »beruhigen« den Darm, was zur Folge hat, daß sich die Darmpassage verlangsamt bis hin zur Verstopfung. [560, 592] Andere regulieren die Mineralstoffaufnahme im Darm oder unser Immunsystem, wieder andere stimulieren die Verdauungshormone oder beeinflussen unser Nervensystem. [507, 509, 560, 561]

Eine zentrale Rolle spielen die Exorphine für den Nachwuchs der Säugetiere. Nicht nur in Kuhmilch, auch in Schafs-, Kamel-, Büffel- und in Muttermilch konnte man inzwischen Exorphine nachweisen. [562, 774] Neugeborene Kälber hatten nach der ersten Milchmahlzeit Exorphine im Blut, ebenso Säuglinge. [563] Im Körper des Neugeborenen können die Exorphine völlig intakt die Darmwand passieren [710] und mit dem Blut ins Gehirn gelangen. [717] Dort beeinflussen sie seine Stimmung oder regulieren seine Entwicklung. [563] Küken, denen man Exorphine spritzte, machte es viel weniger aus, von der Glucke getrennt zu werden, als der Kontrollgruppe. [564]

Exorphine scheinen also die Fähigkeit zu besitzen, das soziale Verhalten zu beeinflussen. Als morphinähnliche Verbindungen könnten die Exorphine den Säugling aber auch regelrecht abhängig von der Muttermilch machen. Sie sind die Belohnung für den Säugling, ermuntern ihn weiterzutrinken, stärken so die Mutter-Kind-Bindung und machen das Baby schläfrig. [568, 770]

Säugetiere steuern mit diesen Stoffen aus ihrer Milch den Stoffwechsel ihres Nachwuchses, regulieren sein Wachstum und seine Gefühle. Bisher glaubte man, die Milch, und damit auch die Muttermilch, enthielte nur das »Baumaterial«, die »Nährstoffe« für das Neugeborene. Allmählich beginnt man zu begreifen, daß die Natur den »Bauplan« gleich mitliefert. Exorphine geben dem Körper und der Psyche des Säuglings zunächst die erforderlichen Steuersignale, die notwendigen Informationen zum Gedeihen, um erst danach als Eiweißbaustoff genutzt zu werden. [590]

Dies ist aber noch nicht das Ende der Exorphingeschichte. Setzt man ganz normale Lebensmittel, wie etwa Weizen oder Fleisch,

einer »Verdauung« im Reagenzglas aus, so werden auch daraus Exorphine freigesetzt, die ähnlich denen in der Milch sind. [771] Das Exorphin aus dem Weizeneiweiß erwies sich dabei als bis zu 100 mal stärker als Morphin selbst. [565] Nun wird verständlich, warum Weißmehlbrötchen und Kuchen zur Verstopfung führen. Die Exorphine »beruhigen« den Darm. [772]
Und die Exorphine liefern eine mögliche Erklärung für eine alte Beobachtung: Viele Schizophrene können ihren Zustand verbessern, wenn sie den Weizen vom Speiseplan streichen. [566,567,773] Gibt man ihnen wieder Weizeneiweiß, so tritt auch die Schizophrenie wieder in gewohnter Weise auf. Entsprechende Tierversuche deuten ebenfalls auf einen solchen überraschenden Zusammenhang. [585] Das heißt natürlich nicht, daß wir alle vom Weizen schizophren werden. Aber es gibt offenbar auch den Fall, daß ein Produkt, das für zahllose Menschen absolut unbedenklich und vorteilhaft ist, einigen ganz wenigen schaden kann.
Unsere ganz normalen Lebensmittel besitzen also die Macht, unsere Psyche zu beeinflussen. Wie empfindlich man darauf reagiert, ist wohl individuell sehr verschieden. Noch stehen wir am Anfang dieser Forschung. Vielleicht wird es aber einmal mit Hilfe der Exorphine möglich sein, die Zusammenhänge zwischen Ernährung, Psyche und Gesundheit zu erfassen.

Schokolade – die heimliche Sucht

Voilà, nun ist es also wissenschaftlich bewiesen: Es gibt ihn, den Schokophilen, das heißt, den Menschen, der die Schokolade liebt. [570] Er träumt von ihr, und sein Appetit ist ausschließlich mit Schokolade zu befriedigen. Andere Süßwaren wie Bonbons, Buttercremetorten oder Gummibärchen werden schnöde abgelehnt. Außerdem ist er sehr eigen, was das Objekt seiner Begierde betrifft: Meist muß es die eine bestimmte Sorte sein, die seinen Gaumen streicheln darf. Über die Hälfte dieser »Genießer« bezeichnet sich sogar selbst als süchtig. [570]

Ob es für diese hehren Erkenntnisse einer wissenschaftlichen Untersuchung bedurft hätte, möge uns erlaubt sein anzuzweifeln. Sicher kennen auch Sie einen »Schokoholic«, einen solchen Schokoladesüchtigen, von denen es allein in Deutschland Millionen geben soll. Viele essen enorme Mengen des braunen Stoffes, und alle haben sie ihre bestimmte Vorlieben. Was dem einen die Zartbitterschokolade, ist dem anderen der Schokoriegel, die Trüffel, die Nougatpraline, der Schokotrunk, die Schokotorte oder die Riesenportion Schokoladeneis. Mit diesem und nur diesem Produkt wird dann der Heißhunger gestillt, egal zu welcher Tages- oder Nachtzeit. Bei vielen tritt die »Sucht« nur in stark belastenden Situationen auf. Und meist verschwindet sie wieder, wenn das Problem gelöst ist.
Ob der Spanier Hernando Cortéz, der 1519 Mexico eroberte, ahnte, was er da nach Spanien mitnahm und damit in die Alte Welt einführte? Sicher kannte er den Stellenwert, den die Kakaobohnen bei den Indianern Mittel- und Südamerikas hatten. Sie betrachteten sie als »Göttergeschenk«, und Kakaobohnen waren auch offizielles Zahlungsmittel. Ihr immenser Wert läßt sich ermessen, wenn man weiß, was man für eine Handvoll Kakaobohnen alles kaufen konnte: Ein Kaninchen kostete z. B. 10, ein Sklave 100 »Braune«, eine Sklavin konnte man dagegen schon für 50 Kakaobohnen erwerben. Am Hofe Montezumas wurde das dunkel schäumende Getränk in goldenen Schalen gereicht. Es heißt, der Herrscher habe selbst täglich 50 Becher davon getrunken. Kakaobohnen wurden den Göttern geopfert, der kraftspendende Trank vom ganzen Volk genossen. Der Name »Xocolatl«, der von den Spaniern übernommen wurde, leitet sich von »Xococ«, das heißt sauer, herb, würzig und »atl«, das heißt Wasser, ab. [552]
Es ist fraglich, ob unseren heutigen mitteleuropäischen Gaumen das Getränk der Azteken gemundet hätte. Ein Mönch, der in Cortez' Heer mitzog, beschreibt die Zubereitung des Xocolatl: »... zuerst werden die Bohnen in einem irdenen Topf geröstet. Wenn die Kerne dann aus der Haut gesprungen sind, werden sie auf einer steinernen Platte mit einer Walze zerrieben, die sie allhier metatl

heißen. Das macht man einmal oder auch zweimal, bis es Pulver ist, das man dann mit Mehl vom Mais mischt und ein wenig Wasser aus einem Krug, das dann einen festen Brei macht. Das wird über dem Feuer erhitzt, bis er schäumt. . . . Wenn der Brei aber gut schäumt, gibt man Vanille dazu, auch Honig von den wilden Bienen im Wald und auch Rosenwasser.« [552]

Vielleicht wäre der Kakao nie über seine Heimat Mittel- und Südamerika hinaus bekannt geworden, hätte es da nicht die Entdeckung des Rohrzuckers gegeben, den die Kolonialherren auf den Westindischen Inseln anbauen und nach Europa schicken ließen. Denn nachdem man auf die Idee kam, dem bis dahin bitteren Kakaotrunk Zucker beizugeben, schmeckte er den vornehmen spanischen Granden. Und so begann im 17. Jahrhundert der Siegeszug des braunen Goldes rund um die Welt. Unter Ludwig XIV., dem Sonnenkönig, dem Vorbild für alle großen und kleinen Potentaten in Europa, hoffähig geworden, avancierte der Tropentrank zum Modegetränk derer, die es sich leisten konnten. Kaiserin Maria Theresia war ihm genauso zugetan wie Casanova, Napoleon oder Goethe. Wie bei den Azteken war er nicht nur Genuß-, sondern auch Stärkungsmittel. Schon 1717 schrieb der Breslauer Johann Gottfried Kühne: »Es stärcket nemlich der Cacao den Magen, macht die Lebensgeister hurtig, verdünnt die Säfte und Geblüth, hilft zur Venus-Lust, stärcket das Haupt, lindert die Schmerzen und ist sein Lob sowohl zur Nahrung wie als Medicament nicht genug fast zu beschreiben.« [552]

Damals wurde der Kakao noch für teures Geld in Apotheken vertrieben. Im 19. Jahrhundert wurde, dank gesteigerter Erträge im Kakaoanbau, die Schokolade allmählich zum Volksnahrungsmittel. Alle bedeutenden Schokoladenfabriken, deren Namen heute noch Weltruf genießen, wurden damals gegründet: van Houten, Cadbury, Cailler, Suchard, Sprüngli, Sarotti und und und. Heute werden weltweit über 2,5 Millionen Tonnen Kakao jährlich geerntet und in Kakaoerzeugnisse umgewandelt. Allein in der Bundesrepublik wurden 1992 über 500.000 Tonnen Schokolade und Schokoladenerzeugnisse hergestellt. Jeder Bundesbürger war im Durchschnitt mit 6,3 Kilogramm der süßen Nascherei dabei. Dies brachte 5,6 Milliarden Mark in die Kassen. [553]

Abb. 7: Schokoladenkonsum in verschiedenen europäischen Ländern

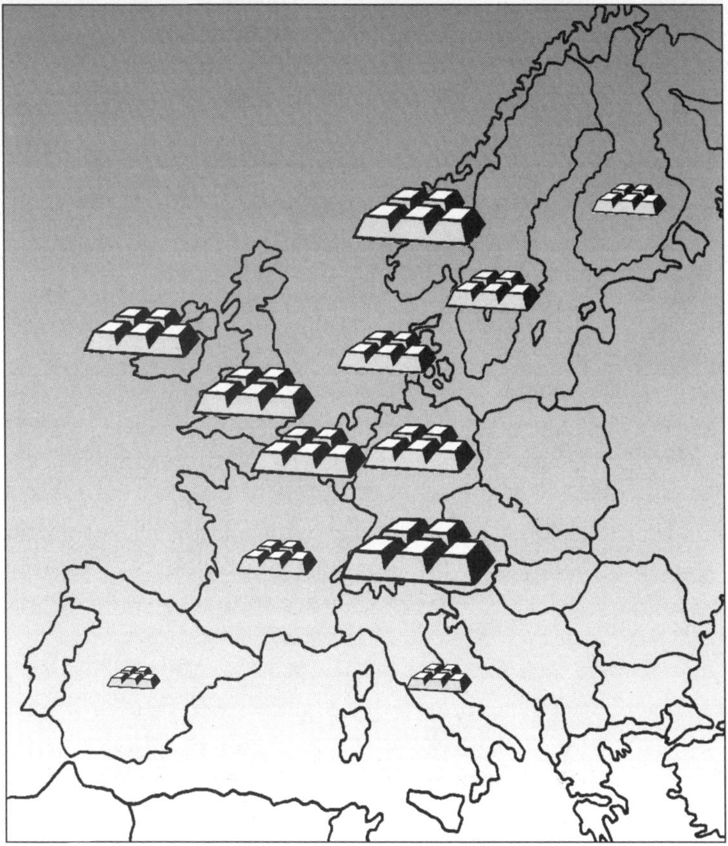

Weltweit liegt die Schweiz im Pro-Kopf-Verbrauch von Schokolade an der Spitze. Der Durchschnittsschweizer stopft immerhin an die 10 Kilo »Schoggi« pro Jahr in sich hinein. So wie beim Kaffee liegen auch hier die skandinavischen Länder und die Alpenstaaten an der Spitze. [553] Dort müssen die Bewohner mit weniger Licht auskommen: in Skandinavien aufgrund der Erdkrümmung, im Gebirge wegen der geringeren Sonnenscheindauer in den Tälern. Daß der Finne relativ wenig Schokolade verspeist, liegt womöglich daran, daß in Finnland andere Genußmittel wie Alkohol oder Kaffee in höheren Mengen konsumiert werden.

Die Schokoladensucht scheint weltweit um sich gegriffen zu haben. Natürlich gibt es dabei die verschiedensten Grade der »Abhängigkeit«. Und mal ehrlich: Kennen Sie nicht auch diese unwiderstehliche Lust auf Schokolade, die bevorzugt dann auftritt, wenn sich die dunklen Tage im November oder Dezember wie ein Schleier auf unsere Stimmung legen. Meist setzt sie nachmittags ein und läßt Sie nicht mehr los, bis die ganze Tafel verzehrt ist. Natürlich haben Sie vorher zehn heilige Eide geschworen, nur ein ganz kleines Stück zu naschen oder allenfalls ein Rippchen. Doch zum Schluß kommt einzig der Schoko-Nikolaus heil davon, und das auch nur, weil er so schön verpackt ist.

Nun, die Kulmination des Schokoladenverbrauchs besonders an Weihnachten zeigt uns, auf welchem Wege die Schokolade unsere Stimmung beeinflußt. Alles deutet auf das Serotonin. Im Falle des Zuckers ist der Fall klar. Weniger bekannt hingegen ist die Wirkung der »Kakaobutter« auf unseren Serotoninspiegel. Fett gilt als eine Art Spätzünder. [586] Im Gegensatz zum Zucker wirkt es erst einige Zeit nach dem Verzehr. Damit könnte man erklären, weshalb Schokolade als Seelentröster gefragt ist.

Weshalb trösten sich dann aber so viele lieber mit Schokolade als mit einer Buttercremetorte, die sicher genausoviel Fett und Zucker enthält? Für unseren Schokoladenappetit müssen andere Substanzen verantwortlich sein. Und tatsächlich enthält die Schokolade einige koffeinähnliche Stoffe, die auch auf die Psyche wirken: z. B. das Theobromin. [573]

Daß man von Trüffel und Co. aber nicht mehr loskommt, könnte auch noch einen weiteren Grund haben. Und der liegt in der Herstellungsart der Schokolade. Seit der Zeit der Azteken werden Kakaobohnen nach der Ernte nicht nur getrocknet, sondern auch einem Gärprozeß unterzogen. Früher wurde zu diesem Zweck ein Loch in die Erde gegraben, die Samen hineingeworfen und mit Bananenblättern und einer dünnen Erdschicht bedeckt. [551] Dadurch kam eine Fermentation in Gang, die die Bohnen auf 50 bis 70 Grad erwärmte. Dabei verlor der Kakao seinen bitteren Geschmack und

entwickelte sein typisches Aroma. Das Verfahren ist im Grunde heute noch das gleiche.
Bei jeder Fermentation entstehen sogenannte »biogene Amine«. Das bekannteste Amin im Kakao heißt »Phenylethylamin«. Eine 100-Gramm-Tafel enthält davon immerhin 0,7 Gramm. [573] In seiner Wirkung ähnelt es dem Serotonin. Phenylethylamin wird gewöhnlich vom Körper selbst hergestellt, hebt die Stimmung und sorgt für das psychische Gleichgewicht. [583] Ob seine Wirkung beim Genuß eines Schokoriegels jedoch mit einem sexuellen Höhepunkt vergleichbar ist, wie unlängst ein Fachblatt nahelegte, sei der Phantasie des Lesers überlassen. [573] Daß Schokolade für viele Menschen eine Art Liebesersatz darstellt, scheint jedoch sicher. Schließlich sind Frauen vor der Menstruation oder Menschen mit Liebeskummer besonders anfällig für die Pralinenschachteln.
Die eigentliche Ursache der Schokoladensucht dürften jedoch Opiate sein. Der britische Pharmakologe Ryan Huxtable vermutete, »daß eine Konsequenz der Fermentation die Bildung eines ziemlich wirksamen Exorphins ist, und der typische Schokoholik bloß der sozial akzeptierten Form einer Sucht fröhnt, während andere zu einem Mittel aus einer anderen Pflanze, dem Mohn, greifen«. [565] Ein anderer Mechanismus ist allerdings naheliegender. Um aus Kakao und Zucker Schokolade zu erhalten, wird die Masse in milder Wärme über viele Stunden innig miteinander verrieben und verknetet. Man nennt dieses qualitätsentscheidende Verfahren »Conchieren«. Für die vorhin genannten »biogenen Amine« herrschen dabei optimale Bedingungen zur Bildung von Opiaten.
Diesen Effekt könnte das Milchpulver verstärken. Eine Tafel Milchschokolade enthält mehr Eiweiß als ein Glas Milch. Und in diesem Eiweiß liegen, wie wir wissen, von Natur aus Exorphine verborgen. Auch sie dürften ihren Teil zum Gaumenkitzel der Milchschokolade beitragen. [565] Es müssen also viele Dinge zusammenkommen, bis dieses Genußmittel »stimmt«. Und es gibt erkennbar mehrere Varianten. Ganz schön kompliziert im Vergleich zur »simplen« Wirkung des Zuckers, der dieses Kapitel einleitete.

Wohl auch deshalb ist die Schokolade der Kulminationspunkt aller euphorisierenden Nahrungs- und Genußmittel. Nicht nur, daß sie von Natur aus anregende Substanzen wie das Theobromin enthält, nein, der Mensch hat es auch durch jahrhundertelang geübte Verarbeitungstechniken verstanden, ihren Gehalt an Stimmungsförderern zu erhöhen und gibt dem ganzen noch - last not least - mit der Milch und dem Zucker eins obendrauf. Es ist schon erstaunlich, daß der Kakao seinen Siegeszug durch die Welt anscheinend erst antreten konnte, als man ihm Zucker und Milch zusetzte und in milder Wärme conchierte. Dann erst wurde er zum Seelentröster der Nationen.

Vom Genußmittel zum Persönlichkeits-Design

Sicher kennt man bis heute nur einen Bruchteil der Wirkungen, die unsere ganz normalen Lebens- und Genußmittel auf die Psyche ausüben. Aber jeder kann es täglich an sich und anderen beobachten: Manche Lebensmittel üben einen unwiderstehlichen Reiz auf uns aus. Dann können wir unsere Begierde nur schwer beherrschen. Besonders in Extremsituationen, wie bei Liebeskummer oder wenn man das Rauchen aufgibt, braucht man die Tröster in der Not. Ist es Zufall, daß Drogenabhängige auf Entzug vor allem nach dem exorphinreichen Quark und zu Schokolade greifen?
Auch Geröstetes wie Erdnüsse, Gebratenes wie Bratkartoffeln oder Gebackenes wie frische Brotkruste werden manchmal ohne jeden Hunger mit solcher Begierde vertilgt, daß es naheliegt, daß auch sie opiatähnliche Verbindungen enthalten könnten. Dies ist chemisch betrachtet sogar wahrscheinlich, denn beim Rösten, Braten oder Backen werden zahlreiche Aromastoffe gebildet, die ihre Ähnlichkeit mit Opiaten nicht verleugnen können. [814] Der Chemiker spricht bei derartigen Bräunungsprozessen von der »Maillard-Reaktion«, benannt nach ihrem Erforscher L.C. Maillard. [165]
Voraussetzung für die Bildung von Röstaromen sind, ebenso wie zur Bildung von Opiaten, zwei Stoffgruppen (nämlich Aldehyde

und Amine). Sie entstehen bei Fermentationen in großer Menge und können beim Erhitzen zu Opiaten reagieren. Es ist doch auffallend: Praktisch alle Genußmittel werden auf diese Art hergestellt. Ob Kaffee, Kakao, Tee, Brötchen oder Tabak, alle werden zunächst fermentiert und danach erhitzt. Diese Verfahren sind meist recht aufwendig und nicht geeignet, den Gehalt an den bekannten Stimulantien wie Nikotin oder Koffein zu erhöhen. Der Verdacht liegt nahe, daß andere auf die Psyche wirkende Substanzen den Grund für diese Bemühungen darstellen.
Vielleicht weiß ja auch unsere Lebensmittelindustrie mehr darüber, als sie zu erkennen gibt. Auf den entsprechenden Kongressen sind jedenfalls ihre Fachleute präsent. Ein Vertreter des Nahrungsmittelkonzerns Nestlé, S. Witherly, bemerkte dort zutreffend, daß »ein opportunistischer Nahrungsmittelhersteller versuchen könnte, Märkte zu erobern, indem er dem Opiatgehalt seiner Produkte Beachtung schenkt«. [486] Er sprach damit aus, was man in Herstellerkreisen längst weiß. Man wird also sehr genau beobachten müssen, bei welchen Produkten die Gehalte an diesen »Appetizern« künstlich erhöht werden. Ob darauf allerdings unsere Lebensmittelüberwachung vorbereitet ist?

Glückspillen – ein Milliardenmarkt

Drogen wie Opium sind in unserer Gesellschaft geächtet. Drogen halfen aber auch aufzuklären, auf welcher chemischen Basis unser Gehirn arbeitet, über welche Moleküle die Übertragung der Nervenimpulse stattfindet und welche Botenstoffe daran beteiligt sind. Der Lohn der Forschung sind Medikamente zur Behandlung von psychischen Erkrankungen, die noch sicherer, noch wirksamer und noch spezifischer sind als bisher entwickelte. Ein erstes Ergebnis ist *Prozac*, das seit zwei Jahren in den Vereinigten Staaten erhältlich ist. Es ist ein Mittel zur Behandlung von Depressio-

nen. Es wirkt, wie die Genußmittel Kaffee oder Alkohol, über das Serotonin.
In den Vereinigten Staaten schlug *Prozac* ein wie eine Bombe. Es wurde innerhalb kürzester Zeit massenhaft verschrieben, bis heute haben über 6 Millionen Amerikaner die Kapsel über kürzere oder längere Zeit geschluckt, ein Milliardenmarkt. [690] Viele Amerikaner wollen nicht mehr ohne ihre »Glückspille« leben. Merkwürdig: Nach Ansicht der Experten soll sie gar nicht süchtig machen.
Die Brisanz der Droge liegt in ihrer Fähigkeit zur Persönlichkeitsveränderung. Wie ein amerikanischer Psychiater beschreibt, fühlt man sich damit »besser als gut«. [589] Aus gehemmten, ängstlichen Menschen werden mutige, energisch zupackende, aus müden Angestellten entscheidungsfreudige, energiegeladene Mitarbeiter und aus Mauerblümchen männermordende Vamps. Für viele amerikanische Psychologen ist *Prozac* bereits die Modedroge der 90er Jahre. Durch sie wird der Mensch so, wie er in der heutigen Zeit sein soll: arbeitsam, streßresistent und glücklich. Selbst die Nebenwirkungen – Gewichtsverlust und vermindertes Schlafbedürfnis – erhöhen noch seine Attraktivität. [589] Und weitere wirksame Mittel, die andere Persönlichkeitsmerkmale verändern, sind schon im Versuchsstadium. Das Zeitalter der »kosmetischen Psychopharmakologie« hat begonnen. [690] Mit diesen Drogen der Zukunft würden wir dann unsere Persönlichkeit »designen«. Der Charakter kommt dann aus der Apotheke.

Vielleicht könnte man es so zusammenfassen: Der Mensch lebt für sein Wohlbehagen. Für ihn muß die Gesamtbilanz »positives Lebensgefühl« stimmen. Dies kann er auf verschiedenen Wegen erreichen: über körperliche Arbeit bzw. Sport, über helles Sonnenlicht, z. B. durch Winterurlaub im Süden, Skifahren oder durch

Spaziergänge oder über Genußmittel, wie Kaffee, Tabak, Schokolade, Zucker, Bier bzw. Exorphinlieferanten wie Quark oder Weißbrot. Im Sommer, wenn man sich mehr im Freien bewegt, schraubt der Körper von alleine das Verlangen nach den anderen Mitteln zurück. Im Winter, wenn die dunklen Tage kommen, nehmen diese dann wieder einen erhöhten Stellenwert ein. Dies erklärt die saisonalen Unterschiede beim Genuß von Schokolade, Zucker oder Kaffee.

In einer Überflußgesellschaft, in der die Nahrung stets verfügbar ist und in der die Menschen immer weniger körperlich im Freien arbeiten müssen, finden diese Stimmungsmacher automatisch Zuspruch. Verbote nützen da herzlich wenig. Verkneift man sich das eine, konsumiert man vom anderen umso mehr. Insgesamt ist es ein Nullsummenspiel. Der Gesamtkonsum ist vom Lichteinfluß abhängig, d. h. von der geographischen Breite, von Gebirgslagen und von der Häufigkeit von Nebel. Dies ist kein Wunder, denn die Wiege der Menschheit liegt in den Tropen.

Die jeweilige Lebenssituation spielt natürlich auch eine Rolle. Ist man frisch verliebt, erlebt man ein Stimmungshoch. Dann kann man wahrhaftig von Luft und Liebe leben. Hat man jedoch Liebeskummer, so greift man vermehrt nach den Seelentröstern, egal welches Wetter und welche Jahreszeit draußen herrscht. Das Resultat heißt Kummerspeck. Denn gegen Liebeskummer helfen keine Kalorientabellen. Raucher haben gewöhnlich ein niedrigeres Körpergewicht, weil sie bei schlechter Laune nicht auf Nahrungsmittel angewiesen sind, sondern den schnellwirkenden Zigarettenrauch inhalieren.

Magersüchtige (s. S. 255ff.), die sich aufgrund der Nahrungsverweigerung kaum Opiate zuführen können, essen extrem scharfe Speisen, um eine Endorphinausschüttung zu erzwingen. Ebenso der Jogger, der durch extremes Laufen zum »Runner's High« kommt. Den gleichen Effekt erzielen manche Magersüchtige durch Selbstbeibringung von Schnittwunden, die einige eifrige Psychologen als »Selbsttötungswunsch« interpretieren und zu behandeln pflegen.

Wie gesagt: dieses Nullsummenspiel ist normal für jeden Körper. Aber was läßt ihn jedes Maß und Ziel vergessen und süchtig werden? Dies ist die dringendste Frage, die es aufzuklären gilt. Die Antwort darauf könnte Millionen Menschen aus der Abhängigkeit helfen. Einen wichtigen und nur selten erkannten Suchtauslöser konnten die Wissenschaftler in den letzten Jahren dingfest machen. Es ist allerdings keine Droge, sondern ein Verhalten; ein Verhalten, das für Menschen einer Wohlstandsgesellschaft zur Manie werden kann: Abmagerungsdiäten. Von ihnen handelt das nächste Kapitel.

7 Diät – Essen mit Frust

Diäten und kein Ende: nach Hollywood-, Punkte-, Atkins- und Max-Planck-Diät bricht nun das Zeitalter der individuellen, maßgeschneiderten Abspeck-Diäten an. Da sind in einem Journal gleich zig verschiedene Varianten versammelt, von der Vitamin-Diät über die Wohlfühl- und die Astro-Diät zur Immun-Diät. Die Leser bekommen das Gefühl, eine auf ihre persönlichen Bedürfnisse abgestimmte spezielle Ernährungsform vorzufinden. Das Abnehmen scheint eher nebenbei zu erfolgen. Dazu vermitteln die »neuen« Diäten den Eindruck, sie seien gesund, weil »ausgewogen« und nach den neuesten Erkenntnissen der Ernährungswissenschaft komponiert.

Auf der anderen Seite hat es sich offensichtlich schon bis in die Redaktionen der Frauenjournale herumgesprochen: Diäten sind ungesund. Sie können dick machen und krank und unglücklich.[792] Wer nun geglaubt hat, sie würden aus den Magazinen verschwinden, der irrt. Sie sind nach wie vor die Renner: Die Hefte mit den Diäten werden am meisten verkauft, bringen die höchsten Auflagen. Die Kundschaft ist »diäthörig«, immer noch, vielleicht auch immer mehr, nach den Frauen nun auch die »Herren der Schöpfung«. Es wäre einmal interessant zu sehen, was passieren würde, wenn von heute auf morgen einfach keine Diätpläne mehr gedruckt würden.

Für die Redakteure scheint die Diskussion um den Nutzen oder Schaden von Diäten kein Dilemma zu sein: Vorne im Heft wettern sie gegen die ungesunden »Crashkuren« der Vorzeit und der Konkurrenz, beklagen den Anstieg der Eßstörungen, und einige Seiten weiter kommt dann die hauseigene neue »Soft-Diät«, mit der das Abnehmen angeblich funktioniert, ja sogar Spaß machen soll, wo es endlich keinen Hunger und keinen Diät-Frust gibt.

Schaut man sich die »neuen« Pläne näher an, dann sind es genau die gleichen Strickmuster wie vor zwanzig Jahren: 1.000 Kalorien (mal etwas mehr, mal etwas weniger), verteilt auf fünf winzige

Mahlzeiten, Süßstoff, Magerquark, Knäckebrot, Gurken- und Radieschenscheiben, Corned Beef, Mineralwasser und allmorgendliche Gymnastik. Zwar findet sich in dem einen oder anderen Plan schon mal ein Stück Kuchen oder Schokolade, weil man inzwischen weiß, daß Totalverbote Heißhunger auslösen, doch hat sich eben nichts Wesentliches geändert. Es kann sich auch nichts Wesentliches ändern, denn Diät halten ist nach wie vor Essen nach Plan, kontrolliert, bewußt, beschränkt, begleitet vom erhobenen Zeigefinger und dem festen Willen durchzuhalten, bestimmt vom ständigen »ans-Essen-denken«. Diäten sind ein Boykott von Lust und Appetit. Diäten sind und bleiben Essen mit Frust. [792]

Wie die Diäten in Mode kamen

Dicke und dünne Menschen hat's zu allen Zeiten gegeben. Man denke nur an die berühmte Venus von Willendorf, eine üppige, kleine Steinfigur, die vor 25.000 Jahren entstand. Bei Hippokrates (4. Jahrhundert v. Chr.) und Galen (2. Jahrhundert) finden sich bereits erste Vorschläge zum Abspecken. [57] Die Nulldiät, das totale Fasten zur (vorübergehenden) Verminderung des Körperumfanges, ist mindestens seit 1915 in der medizinischen Literatur eingehend beschrieben. [62]

Zwei Dinge haben sich jedoch im Laufe der Zeit geändert: das Schönheitsideal, dem wir frönen, und sicher auch die Zahl der Dikken. Vor rund fünfzig Jahren nahm ihr Anteil in der Bevölkerung kräftig zu: Als mit dem Aufbau in der Nachkriegszeit die »fetten« Jahre begannen und die sogenannte »Freßwelle« über das ausgehungerte Deutschland schwappte, setzten immer mehr Menschen Speck an. Gleichzeitig kamen paradoxerweise immer schlankere Figuren in Mode. Die Schönheitsköniginnen und Filmstars wurden ebenso wie die Models immer dünner. Nach Brigitte Bardot und Marylin Monroe konnte in den 60er Jahren ein so klapperdürres, magersüchtiges Model wie Twiggy zum Idol werden. Schlankheit war zum Ideal geworden. [79]

Ein Körpergewicht an der Grenze zur Magerkeit wurde für die deutsche Durchschnittsfrau zum unerreichten Traumziel: nur etwa 17% der Frauen entsprechen dieser Wunschvorstellung. [79] Das Image der Dicken wandelte sich dramatisch. Galten sie vorher noch als verträgliche, lebenslustige Mitmenschen, so ergaben Umfragen am Ende der 70er Jahre, daß man mit Dicken nicht gerne befreundet sein mochte. Selbst dicke Kinder hielt man nun für träge und faul, gutmütig, aber einsam. [79, 80] Glücklicherweise hat sich diese Beurteilung in den 80er Jahren wieder ein bißchen geändert. Zwar seien die extrem Dicken nach wie vor »out«, so Professor Volker Pudel von der Universität Göttingen, doch werde auch »die magere Silhouette ... nicht mehr so positiv bewertet wie noch zum Ende der 70er Jahre.« [79]

Schönheitsideale im Wandel

Das Gewicht der Models im amerikanischen »Playboy -Magazin« sank zwischen 1959 und 1979 merklich. Dabei hatte es schon 1959 deutlich unter dem Gewicht der US-Durchschnittsfrau gelegen. [79] Im gleichen Zeitabschnitt wurden die Amerikanerinnen nicht etwa schlanker, sondern schwerer. Die Kluft zwischen Wunsch und Wirklichkeit vergrößerte sich ständig. Der soziale Druck stieg.
Nun könnte es einen ja völlig kalt lassen, wenn die Models immer dünner werden. Aber unser Auge ist bestechlich, es gewöhnt sich schnell an neue Standards. [500] Wir alle kennen dieses Phänomen: Wenn die neue Mode der Saison zum erstenmal gezeigt wird, findet man es zunächst unvorstellbar, sich im kommenden Winter nur in Brauntöne oder im Frühjahr nur in Pastell zu kleiden. Egal ob Bundfaltenhosen, Knitterlook, Fransen-Haarschnitte oder Plateausohlen-Schuhe: Sehr oft findet man die neue Mode erst einmal scheußlich. Sie konfrontiert das Auge mit Ungewohntem. Doch mit jedem Mal, wo man die neuen Merkwürdigkeiten

sieht, peu à peu, fast unmerklich, gewöhnt man sich ein bißchen mehr an den Anblick. Dann dauert es meist nicht mehr lange, und die erste pastellfarbene Bluse hängt im Kleiderschrank. Bald darauf müssen wir auch die Plateausohlen-Schuhe haben, denn jetzt – und das ist das Entscheidende – gefallen sie uns. Das Auge, verführt durch die Allgegenwart der neuen Mode, hat sie akzeptiert.

Nicht anders erging es uns vermutlich mit den immer dünner werdenden Figuren. Wenn aus jeder Zeitschrift und in jedem Werbespot, von jeder Plakatwand, aus jedem Film und jeder Boutique gertenschlanke Models lachen, dann wird dies zur Norm. Und da Schlankheit in den Medien stets mit Gesundheit, Lebensfreude, Glück und Leistungsfähigkeit verknüpft vorkommt, ist diese Schlankheit auch erstrebenswert geworden.

Schon lange sind die Psychologen der Schönheit auf der Spur. Was läßt die Mehrheit der Menschen eines Kulturkreises ein bestimmtes Gesicht schön finden? Bislang gibt es hierzu nur Theorien. Zum Beispiel die Hypothese, daß wir wahrscheinlich weniger auf Exotik als vielmehr auf »Durchschnittsgesichter« stehen. Entwicklungsgeschichtlich waren für die Arterhaltung des Menschen wohl eher die stabilen körperlichen Eigenschaften in der breiten Mehrheit sinnvoll und nicht extreme Eigenschaften einzelner Individuen. Daher könnte es sein, daß der Mensch solche Partner attraktiv findet, die »durchschnittlich« aussehen. Versuche mit Computerbildern unterstützen diese These. Ein durch Übereinanderblenden vieler Einzelbilder »konstruiertes Durchschnittsgesicht« wird von den Betrachtern als attraktiver empfunden als die Einzelbilder realer Personen. [81]

Das »Idealgewicht« – ein Weg in die Krankheit

Einen wesentlichen Auslöser für unser heutiges Diäten-Dilemma lieferte die Einführung des »Idealgewichtes«. Amerikanische Lebensversicherungsgesellschaften hatten schon zu Beginn des Jahrhunderts Berichte veröffentlicht, aus denen hervorging, daß sehr dicke Männer früher starben als andere. In den Tabellen der Metropolitan Life Insurance Company von 1943 taucht erstmals der Begriff »Idealgewicht« auf, der 1959 in »wünschenswertes Gewicht« umbenannt wurde. [79, 83] Angeblich war mit diesem Gewicht die höchste Lebenserwartung verbunden. »Es liegt nahe, daß hier finanzielle und nicht medizinische Interessen die wirkliche Triebfeder der Forschung waren«, meint die Ärztin Sabine zu Nieden. »Denn da das Idealgewicht, das kaum jemand erreicht, angeblich die höchste Lebenserwartung hat, folgt aus dem angeblichen Übergewicht ein höheres Sterberisiko. Das heißt in Dollar übersetzt: eine höhere Versicherungsprämie. So simpel ist das.«[82]
Als die Deutschen nach dem Krieg immer dicker wurden, entstanden die ersten Aufklärungskampagnen zur Bekämpfung des Übergewichtes. Auch bei uns wurde dieses gewinnträchtige »Idealgewicht« aus den Werbeblättchen der amerikanischen Versicherungsindustrie jetzt propagiert. Es wurde prompt von deutschen Medizinern übernommen und als alleinseligmachendes Gewicht gepredigt. Ein durchschnittliches Körpergewicht zu haben, war nun nicht mehr gut genug, Superdünnsein war zur nationalen Norm geworden. Da nur etwa jeder Zehnte in diese Norm hineinpaßte, war die Mehrheit der Bevölkerung auf einen Schlag krank oder zumindest von Krankheit und frühem Tod bedroht. Die breite Masse wurde zu »potentiellen Zielpersonen sozialmedizinischer Präventionsmaßnahmen« [79] oder – um es plastischer auszudrükken – zum gefundenen Fressen für Ärzte, Diätberater und Wundermittelhersteller.
Mit dem Idealgewicht war ein Instrument geschaffen, mit dem sich alle Menschen in ein Schema pressen ließen. Es wurde für viele zur unerreichbaren Zielvorgabe. Man stelle sich nur einmal vor, wie

sich eine kerngesunde Frau fühlen mußte, die 70 Kilo bei einer Größe von 1,65 Meter wog. Obwohl gesund und munter, sah sie sich nach den Idealgewichtstabellen plötzlich mit einem »Übergewicht« von 15 Kilo konfrontiert, das ihr Leben angeblich deutlich verkürzen würde. Konnte einem da nicht der Appetit vergehen? Kein Wunder, wenn sie sich unter diesen Umständen zu einer Abmagerungsdiät hinreißen ließ.

Die Tatsache, daß dieses »Idealgewicht« weit unter dem Durchschnitt lag, hat anscheinend niemanden gestört. Sollte wirklich das Gros der Menschen potentiell krank und therapiebedürftig sein, unfähig, seine Gesundheit zu erhalten? Trotz dieser deutlichen Widersprüche kam mit dem »Idealgewicht« die Diätwelle so richtig ins Rollen. Fortan sollten alle Deutsche schlank sein. Die Kalorie wurde salonfähig. Das Wiegen und Messen begann, Ver- und Gebote wurden erlassen, Butter und Speck kamen auf den Index, und das schlechte Gewissen hielt Einzug in unsere Küchen.

Die Lebenserwartung untergewichtiger oder halb magersüchtiger Mitmenschen ist aber nicht, wie in der öffentlichen Propaganda verkündet wird, besonders hoch. Es ist auch bis heute nirgendwo nachgewiesen, daß eine Gewichtsabnahme von Vorteil ist. Das Gegenteil ist der Fall! Neuere Untersuchungen zeigen, daß vor allem ständiges Diäthalten gesundheitsschädlich und lebensverkürzend ist. [85, 795] Wer ständig Diäten macht, stirbt früher. [85, 785, 786]

Folgern Sie daraus bitte nicht im Umkehrschluß das Falsche. Zunächst: Wenn sich ein von seiner Konstitution her eher fülliger Mensch (Pykniker) auf sein angebliches »Ideal«-Gewicht herunterhungert, schadet er sich. Bei einem von seiner Natur her eher hageren Menschen (Leptosomen) ist hingegen ein niedriges Gewicht völlig normal und Zeichen bester Gesundheit – und kein Grund für die noch vor wenigen Jahrzehnten üblicherweise verordneten Mastkuren. Es gibt ebensowenig eine »Idealgewichtsformel«, die für alle Menschen gleichermaßen passen würde, wie es keine gemeinsame Körpergröße für alle gibt. Jeder Mensch ist anders, entsprechend seiner Konstitution und seinem Stoffwechsel. Zwischen Körpergewicht und Lebenserwartung besteht der gleiche

Zusammenhang wie zwischen Schädelumfang und Intelligenz, bei gesunden Menschen nämlich gar keiner!
Im Grunde basiert die ganze »Idealgewichtspropaganda« auf einem logischen Fehler. Aus der Beobachtung, daß einige schlanke Menschen länger leben, hat man die Begründung dafür abgeleitet, daß Dicke abspecken müßten, um alt zu werden. Wie absurd das ist, zeigt ein etwas überzeichneter Vergleich: Windhunde sind sehr dünn und laufen sehr schnell. Möpse sind dick und laufen langsamer. Kein normal denkender Mensch würde daraus schließen, daß die Möpse nur abspecken müßten, um künftig Rennen zu gewinnen. Klar, daß ein halbverhungerter Mops keinen Windhund besiegt.
Obwohl man heute längst weiß, daß das »Idealgewicht« mehr Schaden als Nutzen gebracht hat, geistert es noch immer durch die Köpfe und durch die Medien. Die Computerprogramme der Fitneßstudios rechnen zum Beispiel noch immer damit.

Diäten: Nichts ist unmöglich

Viele Diäten gingen vom folgenden Rechenexempel aus: 1 Kilo Körperfett enthalte 7.000 Kalorien. Wer also täglich 1.000 Kalorien einspare, müsse in einer Woche 1 Kilo abnehmen. Das klang einleuchtend und einfach, und so begannen viele an sich gesunde Menschen, Kalorien »einzusparen«.
FdH hieß ein Diät-Motto – wer zu fett war, sollte einfach die Hälfte seiner Kalorien streichen, dann würde er schon abspecken. Da dies in der Praxis aber nicht so einfach funktionierte wie in der Theorie, ersann man immer neue Tricks, um den Bäuchen zu Leibe zu rücken. Die einen empfahlen, keine Kohlenhydrate zu essen, die anderen, auf Fett zu verzichten, wieder andere sahen das Heil im totalen Fasten, in der Nulldiät. Extrem eintönig waren z.B. die ungezählten Eier-, Kartoffel- oder Reiskuren. [79]
Die Ergebnisse all dieser trickreichen Abmagerungsversuche waren (und sind bis heute) ernüchternd. [79, 86, 793] Albert Stunkard,

Psychiatrieprofessor an der Universität von Pennsylvania, stellte bereits 1975 resigniert fest: Von denjenigen, die sich zu einer Diät entschlossen haben, »brechen die meisten ab. Von jenen, die bleiben, nehmen die wenigsten ab. Von jenen, die abnehmen, nehmen die meisten wieder zu.« [796]
Da helfen auch Pulverdiäten, Ballaststoffriegel oder Wundermittelchen, wie Kalorienblocker, Algenpräparate, Tiefenwärme, Saunaanzüge, Abführtees und Akupunktur nichts. Also mußten Psychologen her: Mit Verhaltenstherapie wollte man die ungezügelten Esser zur Vernunft bringen. Seither wird von kleinen Tellern gegessen, Süßigkeiten und Salzstangen sind aus dem Haus verbannt, Ablenkung beim Essen durch Radio und Fernseher ist tabu. Überhaupt esse man am besten nur an einem bestimmten Platz, natürlich nur, wenn man wirklich Hunger hat, und vorher ist ein großes Glas Mineralwasser zu trinken, um den Appetit zu dämpfen. Ach ja: und bitte jeden Bissen 50 x kauen.

»Wie man Sünden abarbeitet« erläutert eine Diätbroschüre von 1976: »Um jede kleine ›Naschsünde‹ abzuarbeiten, müssen Sie kräftig zulangen. Sie müssen zum Beispiel: ... Für eine große Portion Pudding (360 Kalorien) fast zwei Stunden schwimmen und für eine Tasse Tee mit einem Löffel Zucker und einem Eßlöffel Rahm sechs Stunden geistige Arbeit leisten«.[87] Wohl bekomm's!

Versagt auch die Psychologie, so treten die Chirurgen auf den Plan. Den armen Dicken werden die Därme verkürzt, der Mageninhalt wird per »Luftballon« verkleinert, die Kiefer werden mit Draht zusammengebunden. Oder man saugt das ungeliebte Fett an den Beinen, am Po und am Bauch »einfach« ab. Was so simpel klingt, ist eine große Operation mit hohen Risiken: angefangen von der Narkose über mögliche »Dellen« und andere

Entstellungen (wenn's mal nicht so geklappt hat) bis hin zur Infektionsgefahr durch die riesigen Wundflächen. [791]
Das alles nehmen Menschen auf sich, um schlank zu sein, um dem gesellschaftlichen Druck nachzugeben und dem als ideal angesehenen Körperbild zu entsprechen - auch wenn ihr Körper von der Natur offensichtlich nicht für eine schlanke Figur vorgesehen ist. Die Medien, als Ernährungsberater getarnte Verkäufer von Pulverdiäten und die Fitneßindustrie suggerieren, jeder könne schlank sein - wenn nur das richtige gegessen und das richtige Gymnastikprogramm exerziert würde. Die vielen Millionen Mark, die mit diversen Diäten umgesetzt (70 Millionen Mark 1992 allein für Pulverdiäten), und die Unsummen, die außerdem für dubiose Wundermittel vom Schlank-Ohrring bis zur Abnehm-Schuhsohle ausgegeben werden, bezeugen, wie sehr der Wunsch nach Schlankheit von uns verinnerlicht wurde. [88, 89]
Selbst die Erfolglosigkeit, mit der gegen die Pfunde gekämpft wird, scheint nur wenige Menschen davon abzuhalten, es immer wieder zu versuchen. Angespornt werden sie von immer neuen Plänen, Rezepten, Kursen und Ratgebern. Leider ist es aber so, daß die Wahrscheinlichkeit abzunehmen mit jedem neuen Diätversuch sinkt. [84] Je öfter Diäten durchgeführt werden, desto größer ist die Gefahr, den Körper völlig durcheinander zu bringen. Er ist nämlich von Natur aus bestrebt, sein Gewicht konstant zu halten. [79, 800]

Die Folgen erfolgloser Diäten

Mit ständigen Abnehmdiäten und Einschränkungen unser triebhaftes Eßverhalten domestizieren zu wollen, bleibt in den meisten Fällen erfolglos - aber es bleibt nicht ohne Folgen! Körper und Psyche nehmen auf Dauer Schaden, wenn die natürlichen Regelsysteme überfordert oder durcheinandergebracht werden. [810] Eine der häufigsten Folgeerscheinungen des üblichen Diätmißbrauches ist der Jo-Jo-Effekt.

Auf und nieder, immer wieder...

Der wohl berühmteste Zeuge für den Jo-Jo-Effekt ist Dr. Helmut Kohl. Alljährlich versucht er, durch die strikte Mayr-Kur mit trokkenen Semmeln und ein wenig Milch sich von etwas Leibesfülle zu befreien. Dies gelingt ihm auch, obwohl es doch von Jahr zu Jahr schwerer wird, den Erfolg festzustellen. Und recht bald ist gar nichts mehr davon zu sehen. Dann haben wohl die Gala-Diners, die Bratkartoffeln und der Pfälzer Saumagen dafür gesorgt, daß er nicht nur wieder so aussieht wie vor der Kur, sondern noch ein bißchen fülliger geworden ist.

Bei all der Energie, die schon in die Entwicklung von Diäten gesteckt worden ist, bei all der Mühe, die Ernährungsberater und Psychologen in Einzel- und Gruppentherapien investiert haben und bei all den Millionen, die schon mit Diätpülverchen, Light-Produkten, dubiosen Fettblockern und Appetitzüglern verdient worden sind, müßten wir eine Nation von Schlanken sein. Die Realität sieht aber anders aus, denn: Diäten machen dick! [778, 792]

Rund 40% der Frauen und 15% der Männer in Deutschland haben schon einmal eine Diät gemacht, ein Teil von ihnen hat 15mal und öfter versucht, abzunehmen. [18, 79] Sicher kennen auch Sie Menschen, die eigentlich immer »auf Diät« sind. Ständig kasteien sie sich, halten tapfer alle erdenklichen »Kuren« durch, widerstehen Geburtstagstorten und Sektempfängen. Meistens sind ihre Versuche von Erfolg gekrönt: Sie haben abgenommen, sind stolz und sehen glücklich aus. Genauso oft sind sie jedoch zerknirscht und sehen ziemlich unglücklich aus: So oft sie auch abnehmen, so sicher wie das Amen in der Kirche kommen die Kilos wieder zurück. Zu allem Übel nehmen sie bei jedem neuen Diät-Anlauf weniger ab und hinterher mehr wieder zu. Was passiert da? Halten sie sich nicht streng genug an die Pläne? Naschen sie heimlich? Nein, es passiert etwas ganz Normales!

Diese Menschen leiden wie Dr. Kohl unter dem »Jo-Jo-Syndrom«. Es funktioniert so: Die Evolution hat unseren Körper gut auf Notzeiten vorbereitet, denn sie kommen in der Natur ziemlich häufig

vor. Diäten zur Gewichtsreduktion sind in diesem Naturprogramm allerdings nicht vorgesehen, der Körper kennt, überspitzt gesagt, nur die Zustände »Hungersnot« und »genug zu essen«. Wenn also ein Mensch Diät macht, vor allem, wenn es eine strenge Diät ist (1.000 Kalorien oder weniger), boykottiert sein Körper dieses Vorhaben. Er spart Energie, wo es nur geht, um das Überleben zu sichern. Er schraubt seinen Kalorienverbrauch herunter und nutzt andererseits die Nahrung intensiver aus. Schließlich ist der Körper ja flexibel. Die Umstellung auf dieses Notprogramm kann sehr drastisch sein (siehe Kasten Seite 253). [79] Der Körper kann zur Not mit sehr wenig Energie auskommen.
Hat der Mensch trotz seines widerspenstigen Körpers einige Kilo abgespeckt und ist zufrieden oder hat er die Nase voll, bricht er die Diät ab. Letzteres passiert häufig, weil es trotz tapferen Hungerns zu einem Gewichtsstillstand gekommen ist. Nachdem anfänglich die Pfunde (überwiegend in Form von Wasser) purzelten, bleibt der Zeiger der Waage plötzlich hartnäckig auf der gleichen Zahl stehen, obwohl man sich streng an den Plan hält. Der Körper hat sozusagen die »Notbremse« gezogen und auf »Sparprogramm« geschaltet.
Nach Abbruch der Diät ißt der Mensch meistens wieder »normal«. Sein Organismus läuft aber immer noch auf Sparflamme, das heißt, er nutzt die Nahrung weiterhin intensiv aus. [90] Es passiert, was passieren muß: Der Mensch nimmt wieder zu. Da die Umstellung auf den wiedererlangten Luxus des »Es-ist-genug-zu-essen-da-Zustandes« etwas dauern kann, nimmt der Arme nicht nur das vorher mühsam Abgespeckte zu, sondern oft auch noch ein bißchen mehr. So sorgt der Jo-Jo-Effekt dafür, daß man mit Diäten mal schlank und dann wieder dick wird. Am Ende aber immer dicker.

Heißhunger, Süßhunger & Co.

Das erklärte Ziel der Ernährungsaufklärung ist es, daß die Menschen sich »bewußter« ernähren und kontrollierter essen. Mit solchen Maßnahmen soll das Volk schlank und gesund erhalten wer-

den. Die Erfahrungen der letzten Jahrzehnte zeigen jedoch, daß oft das Gegenteil der Fall ist. Denn wer sich ständig bewußt mit seiner Ernährung auseinandersetzt, wer dauernd versucht, Kalorien zu sparen, sich Lebensmittel verbietet, nach Plänen ißt, Mahlzeiten ausläßt und auf Lieblingsspeisen verzichtet, der muß nicht nur mit körperlichen Folgen rechnen. Auch das seelische Wohlbefinden, der Umgang mit dem Essen und soziale Gepflogenheiten werden sich durch das ständige Nachdenken übers Essen verändern.
Man weiß heute, daß das Verlangen nach »verbotenen Früchten« ins Unermeßliche steigen kann. Gerade die »Diäterfahrenen« berichten häufig über Schwierigkeiten mit dem Eßverhalten: Sie erleben Heißhungerattacken und ein übermächtiges Verlangen nach Süßigkeiten, die ja während der Diät meist als erstes vom Speiseplan gestrichen wurden. Je häufiger jemand schon Diäten gemacht hat, desto größer sind seine Schwierigkeiten beim Essen. [18, 92]
Diese Probleme entstehen, weil durch bewußtes Handeln in den spontan und automatisch ablaufenden Prozeß der Sättigung eingegriffen wird. Psychologen nennen das »kognitive Kontrolle«. [79]
Vom Schlankheitsideal und den Diätberatern zu irrealen Zielen getrieben, verleugnen die Menschen ihren Körper: Sie trauen ihrem Appetit und der natürlichen Sättigungsregulation nicht mehr. Statt dessen überlegen, rechnen und beschließen sie, nach 450 Kalorien beim Mittagessen aufzuhören. Das bedeutet, auf die Suppe, die Soße und das Dessert zu verzichten, egal ob man noch Hunger oder Appetit darauf verspürt. Ob sie dann letztlich wirklich nur 450 Kalorien gegessen haben, ist – wie weiter oben dargelegt – ohnehin fraglich, da Kalorienangaben und Tabellenwerte äußerst fragwürdig sind.
Im Gegensatz zur natürlichen, flexiblen und unbewußten Regulation ist das kognitive, vom Denken gesteuerte Handeln sehr anfällig für Störungen. Wird die selbst auferlegte »Diätgrenze« einmal überschritten, ist man einmal »schwach« geworden, dann bricht nicht selten die gesamte Kontrolle zusammen: man ißt hemmungslos und oft mehr, als zum Satt- und Zufriedenwerden notwendig gewesen wäre. [79, 92]

In zahlreichen Versuchen haben Psychologen die verschiedenen Eßmuster untersucht. Es stellte sich heraus, daß Menschen, die ihre Kalorienaufnahme sehr stark kontrollieren, normalerweise weniger essen als spontane Esser – sofern man sie in Ruhe läßt. Sobald jedoch Störungen auftreten, etwa indem sie in Streß versetzt werden, bricht die kognitive Eßkontrolle zusammen. Die »Diätgrenze« wird überschritten, und es wird hemmungslos gegessen. [801] Bei solchen Gelegenheiten, die im täglichen Leben sicher keine Seltenheit sind, verspeisen die ursprünglich stark kontrollierten Esser deutlich mehr als Menschen, die spontan essen. [79, 92, 93]

Das deutet darauf hin, daß der Körper versucht, vom Verstand »angeordnete« Obergrenzen zu umgehen, sofern sie nicht mit seinen Bedürfnissen übereinstimmen. Der Körper von gezügelten Essern lebt quasi im ständigen Entzug. Ihre Stimmung ist schnell im Keller. Um sich zu holen, was ihm fehlt, steigert ihr Körper die Lust aufs Essen, auf Süßes und Fettes, die Lust auf mehr. Die geplagten »Diäter« empfinden sich als willensschwach und unbeherrscht. In dem Maße, wie ihr Gewicht wieder steigt, schwindet das Selbstwertgefühl. Es leuchtet außerdem ein, daß die normale Sättigung irgendwann tatsächlich nicht mehr funktioniert, wenn sie nur oft genug durch Diäten gestört wird.

Es gibt heute viele Menschen, die die Psychologen als »gezügelte Esser« bezeichnen: Sie sind dadurch gekennzeichnet, daß sie ständig versuchen, ihre Kalorienaufnahme einzuschränken, insbesondere indem sie sich bei Fett und Zucker zurückhalten. [79, 801] Diese Menschen haben das Prinzip Diät verinnerlicht. Man könnte auch sagen, daß sie Opfer des Diätenwahns geworden sind, denn das lustvolle »Essen, worauf man Appetit hat« wurde ihnen genommen.

Das Minnesota-Experiment

Die Erkenntnisse über die Probleme, die durch Diäten entstehen, sind durchaus nicht neu. Am Ende des Zweiten Weltkrieges, als in Europa und vielen anderen Teilen der

Welt die Nahrung knapp war, wollte man genauer wissen, welche Folgen das Hungern hat. 1944 nahmen 36 junge, gesunde Männer in Minnesota, statt in den Krieg zu ziehen, an einem Experiment teil. Für 3 Monate erhielten sie eine normale, sättigende Kost. Dann folgte die 6monatige Hungerphase, in der ihre Ration halbiert wurde. Anschließend gab's noch einmal 3 Monate lang ausreichend zu essen. Diese Studie ließ damals schon erahnen, welche Probleme später durch die Diäten auf uns zukommen würden. Und sie zeigte, daß Kalorienrechnen keinen Sinn hat, da der Körper versucht, dem drohenden Gewichtsverlust entgegenzuwirken. So kam es, daß die Versuchspersonen im Durchschnitt nur etwa halb so viel abnahmen, wie rein rechnerisch aufgrund der »Kalorieneinsparung« zu erwarten gewesen wäre. Es lag daran, daß ihr Grundumsatz bis zu 40% erniedrigt war und daß sie ihre körperlichen Aktivitäten verringert hatten.
Aber auch die Eßgewohnheiten der Teilnehmer veränderten sich: Sie sprachen ständig übers Essen, das zum zentralen Lebensinhalt wurde. Sie litten unter Konzentrationsstörungen, ihr sexuelles Interesse sank, Depressionen und Stimmungsschwankungen peinigten sie – alles Dinge, die wir heute von Diätgeschädigten kennen. Die Sättigungsregulation der »Testhungerer« war gestört, zum Teil so nachhaltig, daß die Probleme auch nach Versuchsende nicht verschwanden: Es kam zu Heißhungeranfällen, es fiel ihnen schwer mit dem Essen aufzuhören, das Sättigungsempfinden war geschwächt und trat nur zögernd ein.[79, 92]

Schon am Ende der 60er Jahre war es zumindest in Amerika klar, daß das einfache Diätenprinzip, »iß weniger und du nimmst ab«, nicht funktioniert. Faßt man die ungezählten Studien zusammen, die zum Thema Übergewicht und Abnehmen durchgeführt worden sind, so bleiben drei Schlußfolgerungen übrig, die viele Diätversprechen Lügen strafen:

1. Der Körper läßt sich nicht beliebig manipulieren. Das Körpergewicht und der Fakt, ob jemand ein guter oder schlechter Futterverwerter ist, wird überwiegend von den Erbanlagen bestimmt. [92, 94, 799]
2. Das ständige »Ans-Essen-Denken« führt in vielen Fällen zu Eßstörungen. [92, 801]
3. Diäten machen dick. [792, 800]

Das organisierte Erbrechen: Süchte, die Beifall finden

Ein nachhaltig gestörtes Eßverhalten ist vielleicht die tragischste Folge des Schlankheits- und Diätenwahns. Rund 90% der Menschen, die mehr als vier Diäten ausprobiert haben, berichten über Schwierigkeiten im Eßverhalten. [18] Dabei sind es gerade die Diäterfahrenen und die gezügelten Esser, die den Forderungen der Ernährungsaufklärung gefolgt sind: Sie essen nicht mehr spontan, sie kontrollieren ihre Nahrungsaufnahme, sie ernähren sich bewußt - genau so wie es die Ernährungsaufklärung wollte. [92] Sie kauen jeden Bissen 20mal, kennen die vermeintlichen »Kalorien« jeder Speise exakt und achten aufs Cholesterin. Daher findet ihr Verhalten auch großen Beifall: Es ist ein gesellschaftlich angesehenes Verhalten, ein sozial akzeptierter Einstieg in die Sucht.

Magersucht und Stierhunger

Zwei Formen der Eßstörungen, die sich in unseren Breiten epidemieartig ausbreiten, sind die Magersucht (Anorexie) und die Eß-Brechsucht (Bulimie, Stierhunger). Magersüchtige leiden nicht etwa unter Appetitmangel. Sie sind abhängig, süchtig nach Hunger. Sie können einfach nicht mehr damit aufhören, hungern sich förmlich zu Tode. Als Folge ihrer Sucht empfinden sie ihren ausgemergelten Körper noch als zu dick, drangsalieren ihn mit extremen Anstrengungen, Abführmitteln und Entwässerungstabletten und können nicht einsehen, daß sie lebensbedrohlich krank sind. Schätzungsweise 15-20% der Magersüchtigen sind nicht mehr zu retten, sie sterben den Hungertod im Schlaraffenland. [387, 503] Am Anfang ihrer Sucht stand sehr oft eine Diät. [96, 99, 431, 801]

Eß-Brechsüchtige bekommen (manche mehrmals täglich) heftige, unkontrollierbare Eßanfälle, bei denen sie sich mit unvorstellbaren Lebensmittelmengen vollstopfen. Sie können erst dann aufhören, wenn ihr Bauch so schmerzt, daß partout nichts mehr hineinpaßt, oder wenn sie von jemandem gestört werden. Nach dem großen Fressen kommt der Katzenjammer, und die meisten Bulimiker beeilen sich, den Inhalt ihres Magens schleunigst wieder loszuwerden: sie brechen alles wieder aus.

Eß-Brechsüchtige leiden unter ihrer Krankheit, halten sich für pervers und abnormal. Deswegen halten sie ihre Sucht geheim. Selbst Lebenspartner und Familienangehörige ahnen oft nichts von den beiden Süchten, die sie plagen, wissen nichts von den hemmungslosen Freß- und Kotzorgien. Aus Angst vor dem Zunehmen machen Bulimiker immer wieder strenge Diäten und nehmen große Mengen Abführ- und Entwässerungsmittel ein. Schätzungen zufolge sind in Deutschland zwischen 1 und 5% der Frauen im Alter von 15-35 Jahren betroffen. [92, 387] Das sind über eine Million Frauen, Tendenz steigend. Wahrscheinlich liegt ihre Zahl noch wesentlich höher, denn Eß-Brechsüchtige sind meist schlank, fallen daher nicht auf und werden sogar bewundert. Auch am Anfang ihrer Sucht stand sehr oft eine Diät. [97, 99, 431, 801]

Das Leid Eßgestörter läßt sich schwer in Worte fassen. Kann man sich wirklich vorstellen, daß Menschen kaum noch an etwas anderes denken als an Essen, Kalorien und Abnehmen? Daß der Wunsch nach der schlanken Figur jemanden so besessen macht, daß er seinen Körper und seine Gesundheit ruiniert, Familie und Freunde vernachlässigt? Magersucht und Stierhunger sind Süchte, genau wie die Sucht nach Heroin, Kokain oder Crack. [99]
Außenstehende können diese Abhängigkeit kaum nachvollziehen und halten sie nicht selten für eine Art von Verstocktheit, die mit ein wenig guten Willen und ein paar psychologischen Tips leicht zu beheben wäre. »Es ist leicht, die Macht des Wunsches, schlank zu sein, zu unterschätzen«, mahnt Hans Huebner, Psychatrieprofessor an der Cornell-Universität. [99] Die körperlichen und seelischen Folgen der Magersucht und der Eß-Brechsucht aufzuzählen, würde viele Seiten in Anspruch nehmen. Als Beispiele seien genannt: Veränderungen des Blutbildes, des Hormonhaushaltes und des Gehirnstoffwechsels, Ausbleiben der Monatsregel, Gefahr des Knochenschwundes (Osteoporose), trockene Haut, Haarwuchs am ganzen Körper, Störungen des Körpersalz- und Körperwasserhaushaltes, Zahnschäden durch die erbrochene Magensäure, Schwellungen der Speicheldrüsen, Herzrhythmusstörungen, Nierenversagen, Unterkühlung, niedriger Blutdruck und eine Verkleinerung des Gehirns. [91]
Und trotzdem hungern, schlingen und kotzen sie weiter. Ein solches Verhalten erinnert an den Jogger auf der Jagd nach dem Runner's High (s. S. 227), an Fixer und Alkoholabhängige - kurz, es ist das typische, selbstzerstörerische Verhalten von Süchtigen. Um zu verstehen, wie man von Hunger, Magerkeit und Erbrechen so abhängig wie von harten Drogen werden kann, schauen wir uns einmal die Entstehung von Eßstörungen an.

Von der Diät zur Sucht

Eine große amerikanische Untersuchung, die Minnesota-Studie (s. S. 253) hat deutlich gezeigt, was durch Wenigeressen, sprich

Diät halten, passiert: Vorher gesunde Menschen klagen über Eßanfälle, Heißhunger, fehlende Sättigung und ständige Beschäftigung mit dem Essen - selbst dann noch, wenn die »Diätphase« längst vorüber ist. Von der Diät bis zur Eßstörung sind es oft nur wenige Schritte. Beim kontrollierten, gezügelten Essen während einer Abmagerungskur beenden nicht die physiologischen, körperlichen Sättigungssignale (s. S. 270ff.) die Mahlzeiten, sondern kognitive, vom Verstand gesetzte Grenzen. Durch die Diät oder das gezügelte Eßverhalten entsteht ein doppelter Druck, denn der Körper ist ständig »auf Entzug«. Einerseits steigern die ständigen Entbehrungen die Lust auf Nahrung. Andererseits können die natürlichen Sättigungsmechanismen nach und nach abstumpfen, denn man ißt nach Plan, die Mahlzeiten werden zu früh beendet oder sie bestehen aus Light-Produkten, die dem Körper nicht das geben, was er erwartet (s. S. 267ff.). Da wundert es nicht, wenn das Eßverhalten immer anfälliger für Störungen wird und die natürliche Regulation eines Tages zusammenbricht. [92, 431]
Diese Überlegungen könnten erklären, warum Menschen, die Diäten machen, Schwierigkeiten mit dem Essen bekommen. Sie erklären aber noch nicht, warum manche so schwere Eßstörungen wie Anorexie und Bulimie entwickeln. Wie kommt es zu diesen fatalen Süchten, was hält sie aufrecht, so lange bis Körper und Seele ruiniert sind?

Hunger – die Droge junger Mädchen

Erinnern Sie sich an die Genußmittel in Kapitel 6? Dort haben wir erläutert, daß die Attraktivität vieler Lebens- und Genußmittel und vieler Verhaltensweisen (wie dem Rennen bis zum Umfallen) vom Serotonin, von Opiaten und körpereigenen Drogen, den Endorphinen, bestimmt wird. Auch bei den Eßsüchten spielen diese Faktoren eine Rolle. Halten wir fest: Essen verbessert die Laune, entweder direkt über opiatwirksame Stoffe oder indirekt über eine Erhöhung des Serotoninspiegels im Gehirn. Außerdem kann der Organismus selbst Drogen herstellen, die Endorphine. [550]

Mit Endorphinen belohnt sich der Körper, und sie helfen ihm, in Krisenzeiten zu überleben: sie verscheuchen Depressionen, verringern das Schmerzempfinden und die Angst – kurz, sie erhöhen das Wohlbefinden. Auch hier stoßen wir wieder auf das Lustprinzip. Was Lust bereitet, möchte man immer wieder haben, bei Unlustgefühlen tritt das Gegenteil ein. Mit diesem System von Belohnung und dem Wunsch nach steter Wiederholung hat die Natur lebenserhaltende, notwendige Vorgänge wie Nahrungsaufnahme und Sexualität fest in unserem Verhalten verankert. Endorphine sind starke »Lustmacher«, deshalb können sie unter besonderen Umständen auch süchtig machen. Das ist die Kehrseite der Medaille. [550]

Warum der eine süchtig wird und der andere nicht, wissen wir nicht. Es gibt sicherlich Faktoren im Leben eines Menschen, die ihn anfällig für Süchte machen, zum Beispiel die Neigung zu depressiver Stimmung oder ein geringes Selbstwertgefühl. Vielleicht spielen auch Störungen im Endorphin- oder Hormonhaushalt eine Rolle. Neben dieser »Veranlagung« oder Empfänglichkeit für süchtiges Verhalten ist aber noch ein zweiter Punkt ausschlaggebend: Man muß mit der Droge und ihren Wirkungen in Kontakt kommen. Professor Hans Huebner von der Cornell-Universität hält das »Abnehmen als sozial akzeptierten Weg, sich besser zu fühlen« für die erste Kontaktmöglichkeit mit der Droge Hungern. [99]

Versuchen wir uns die Suchtentstehung an einem Beispiel zu verdeutlichen. Nehmen wir ein junges Mädchen in einer westlichen Wohlstandsgesellschaft. Schlanksein ist wichtig und erstrebenswert. Das Mädchen ist in der Pubertät, wechselt die Schule und hat Liebeskummer. Sie hat also eine Menge Streß und ist nicht bester Laune. Zunächst tröstet sie sich mit Schokolade. Auf diese Weise futtert sie sich ein wenig »Kummerspeck« an. Das ist bei Liebeskummer eigentlich ganz normal. In ihrer Schule und bei den Freundinnen ruft es jedoch alles andere als Anerkennung hervor, und gerade die hat sie in ihrem Zustand bitter nötig. Irgendwann ist ihre Stimmung auf dem Nullpunkt. Nun entscheidet sie sich, eine strenge Diät zu machen. Alles läuft prima, sie

nimmt ab und erntet dafür von allen Bewunderung. Ihre Laune ist fantastisch.
Was auf den ersten Blick harmlos und »normal« aussieht, kann jedoch unter Umständen fatale Folgen haben: Dieses junge Mädchen hat zum ersten Mal die Erfahrung gemacht, daß sie durch Verzicht auf Nahrung ihre Stimmung heben kann. [99]
Ihr Körper hat die negativen Seiten einer Diät (Hunger, Gereiztheit, Depression) sehr effektiv mit Endorphinen überdeckt. Mit Endorphinen macht der Körper extreme Schmerz- und Hungerzustände »erträglich«. Diese Anpassung entsteht »binnen weniger Tage strenger Diät und hält so lange an, wie es dem Körper an Essen mangelt«, so Professor Huebner. [99] Daher geht es unserem jungen Mädel während des Hungerns gut, sogar besser als mit der miesen Stimmung vor der Diät. Die erhebliche soziale Anerkennung durch den Gewichtsverlust steigert ihr Wohlbefinden noch. Überwiegt die Belohnung durch die körpereigenen Endorphine die anfänglichen Unlustgefühle durch das Hungern sehr stark, dann ist es kein Wunder, wenn sie süchtig danach wird.
Daß eine echte Abhängigkeit entsteht, zeigt sich spätestens dann, wenn unsere junge Dame ihr »Zielgewicht« erreicht hat und aufhören will, Diät zu halten: Es gelingt ihr nicht. Ihr Körper verlangt weiterhin nach den schönen Gefühlen und dem »High«. Ihre Abhängigkeit wird sie immer weiter hungern lassen, obgleich sie sich viel mit Ernährung und Lebensmitteln befaßt, obwohl sie allmählich sozial vereinsamt, sich von Freunden und der Familie zurückzieht und obwohl ihr Körper längst nicht mehr dem Schönheitsideal entspricht, denn sie ist inzwischen ziemlich abgemagert. [99]
Allerdings merkt sie es nicht. Die Sucht verstellt ihr den Blick für die Realität. Die Sucht sorgt dafür, daß sich Menschen, die bis aufs Skelett abgemagert sind, immer noch als zu dick empfinden. Der süchtige Körper tut alles, um an die Stimmungsaufheller zu kommen. Aber nun braucht er immer mehr davon, und zum Entsetzen der Magersüchtigen geht die Wirkung – wie bei jeder echten Droge – langsam, aber sicher zurück. Die Angst kehrt zurück, die Stimmung läßt sich nicht mehr so leicht aufputschen. Waren es anfangs

noch euphorische Zustände, die als Belohnung winkten, so ist daraus vielleicht schon längst nur noch ein kurzes Auftauchen aus der Depression geworden. [99]
Eine andere Sucht ist die Bulimie, die Eß-Brechsucht. Auch hier steht am Anfang die Tendenz, sich mit Essen zu belohnen, so wie unser magersüchtig gewordenes Mädchen, als es Liebeskummer hatte. Dies ist ganz normal, denn das Verlangen zu essen ist eine universelle Antwort auf Streß, und die Nahrungsaufnahme hat eine beruhigende Wirkung. Während Magersüchtige diesem natürlichen Impuls irgendwann widerstehen und ihre Droge im Hungern finden, geben ihm Eßsüchtige und Eßbrechsüchtige nach. [99]
Ein großes Problem dabei ist die Angst vor dem »Fettwerden«. So werden immer wieder Diäten gemacht, Abführmittel eingenommen, Appetitzügler geschluckt. Während der Diätphase geht es einer Bulimikerin meist ähnlich gut wie einer Magersüchtigen, denn auch sie profitiert von den körpereigenen Endorphinen während des Hungerns. Doch der ständig wiederkehrende Nahrungsentzug steigert auch ihre Lust zu essen: es kommt zu regelrechten Anfällen, bei denen die Eßsüchtigen keine Kontrolle mehr über ihr Verhalten haben. Und irgendwann ist »das« Supermittel entdeckt, »die« Methode, um Freßattacken und Schlankheitsstreben unter einen Hut zu bringen: man steckt den Finger in den Hals und all die scheußlichen Kalorien, die heimtückischen Dickmacher kommen wieder raus. So können Bulimiker schlank bleiben und trotzdem essen, keiner bemerkt ihre Sucht, und sie müssen keine häßlichen Fettpolster an ihrem Körper ertragen. Daß Bulimiker nicht unter »dem sozialen Stigma von Über- oder Untergewichtigkeit« zu leiden haben, erklärt nach Professor Huebners Meinung »die extrem große Zahl junger Frauen«, die von Eß-Brechsucht betroffen sind. [99] Deshalb beobachten wir heute auch eine Verschiebung von der Magersucht zur schwerer erkennbaren Bulimie.
Die Süchte verselbständigen sich: Man fühlt sich mies und ißt. Das Essen beruhigt und belohnt den Körper. Wer sich jedoch ständig davor fürchtet, dick zu werden, hat wenig von der Belohnung

durch Essen, sondern ein »schlechtes Gewissen«. Deswegen werden Bulimiker auch vom Erbrechen abhängig, denn nur das »Wieder-von-sich-Geben« der unseligen Kalorien und Essensmengen kann nun noch Belohnung sein. Selbstverständlich finden auch Bulimiker es anfänglich scheußlich, sich zu übergeben. Doch ist dieser Vorgang erst einmal mit einer belohnenden Endorphinausschüttung verknüpft, werden sie mindestens genauso abhängig davon wie vom Essen und vom Hungern. Professor Huebner nimmt außerdem an, daß auch die Abführ- und Entwässerungsmittel zu einer Endorphinausschüttung führen können, was den Teufelskreis noch verstärkt. [99]

Wir fassen zusammen: Hungern wirkt wie eine Droge, die süchtig machen kann. Entscheidend ist, daß in einer depressiven Phase mit der Diät begonnen wird. Die gesellschaftliche Anerkennung von Diäten macht die negativen Empfindungen des Hungers erträglich, bis der Körper mit Endorphinen für eine Euphorie sorgt. Die Abhängigkeit vom Hungern beginnt. Die Sucht verlangt nach immer stärkerem Hunger. Irgendwann ist der Körper so ausgemergelt, daß nicht mehr weiter abgenommen werden kann, um das Verlangen nach Endorphinen zu befriedigen. Es kommt schließlich zum »burn out«, zum Ausgebranntsein, wie bei einem Fixer. [99]

Bulimiker befinden sich ähnlich wie Magersüchtige im ständigen Nahrungsentzug, weil sie entweder auf Diät sind oder das Heruntergeschlungene wieder erbrechen. Doch weder das Hungern noch das Essen kann ihre Sucht befriedigen. Schließlich erreichen sie ihr »High« nur noch durch Erbrechen. [99]

Bulimie, Anorexie und auch die gemischten Formen der Eßstörungen gibt es nicht erst seit gestern. Aber in den letzten Jahren haben sie in unserer Gesellschaft in beunruhigender Weise zugenommen. Ermöglicht wird dies durch die steten Ermahnungen, ja nicht »dick« zu werden. Ohne Schlankheitswahn und Diätenterror hätten wir mit Sicherheit weniger solche Schicksale zu beklagen.

Was bleibt angesichts des Elends eßgestörter Menschen vom Glanz der Diäten, von »bewußter Ernährung« als Ausweg aus dem

Dilemma zwischen vollen Tellern und erwünschter Magerkeit? Doch nur die Überzeugung, daß der Mensch seine Triebe nicht beliebig manipulieren kann und daß die Ernährungsberater vorher darüber nachdenken sollten, ob ihre Ratschläge die Klientel nicht in die Sucht treibt.

Wie funktioniert nun unser Eßverhalten normalerweise? Wie reguliert der Körper seine Nahrungsaufnahme? Eine Antwort auf diese Fragen fand man bei der Untersuchung solcher Lebensmittel, die den Organismus »austricksen« sollen.

Das Leid mit den Light-Produkten

Das Leben ist leichter geworden mit Light-Butter, Light-Wurst, Light-Cola, Light-Mineralwasser, Light-Zigaretten, Light-Bier und Light-Katzenfutter. Es gibt kaum ein Markenprodukt, das in den letzten Jahren nicht auch als »Light«-Variante erschienen wäre. Und die Kundschaft langte kräftig zu. Schließlich vermitteln die »Leichten« den Eindruck, man könne damit ungehemmt genießen und trotzdem schlank werden.

Glaubt man der Lebensmittelindustrie, so ersann sie für uns einen plausiblen Ausweg aus dem Dilemma zwischen Eßlust und Diätenfrust, zwischen Waage und Kühlschrank: Endlich sind die Hersteller den Forderungen von Ernährungsmedizinern und Diätberatern gefolgt und haben dafür gesorgt, daß es Lebensmittel mit weniger Kalorien gibt. Man darf nun offensichtlich wieder zulangen und essen, was und wieviel das Herz begehrt. Nach dem Motto »Mehr Genuß pro Kalorie« sollen Light-Produkte ein wenig Wonne und Leichtigkeit in das Leben der Diätgeplagten bringen. Die Lebensmittelhersteller haben uns das Nachdenken über gesunde Ernährung und das mühsame Kalorienzählen abgenommen.

War es vor der Light-Ära noch so, daß alles, was Spaß machte, entweder verboten, unmoralisch oder als Dickmacher verschrien war, so brechen jetzt goldene Zeiten für figurbewußte Schlemmer an.

Die Dickmacher scheinen entwaffnet. Das Prinzip ist denkbar einfach: Raus mit dem Zucker und dem Fett und rein mit Süßstoff, Fettersatz oder Wasser! Das spart mächtig Kalorien. Und das fade Wasser »frisieren« die Hersteller dann mit Geschmacksstoffen und »Mundgefühlregulatoren« so zurecht, daß wir den Unterschied zum Original nicht merken. [453]

Angeschmiert mit Pseudofett

Light-Produkte sind im Prinzip Imitate, denn bei ihrer Herstellung werden traditionelle Lebensmittelbestandteile in der Regel durch etwas anderes, meist Wasser, ersetzt. Greifen wir beispielhaft eines der größten Wunderwerke moderner Lebensmitteltechnologie heraus: Die »Light-Butter«, auch »Halbfett-Butter« genannt. Mit diesem Hightech-Erzeugnis wird versucht, unsere klassische Butter zu imitieren. Die Hälfte des Fettes ist hier durch Wasser ersetzt. Dank moderner Chemie ist sie streichfähig, sie schmilzt im Mund wie echte Butter und kleidet den Gaumen aus wie Sahne - und ist doch nur Wasser. Man muß natürlich ein bißchen nachhelfen, damit flüssiges Wasser schnittfest wird. Zum Beispiel mit einem Verdickungsmittel wie Gelatine. Und da sich Fett und Wasser nicht mischen, ist auch noch ein Emulgator nötig, der die beiden sich widerstrebenden Stoffe miteinander vereint. Das ganze noch mit etwas Farbstoff, Aroma und Konservierungsmittel aufgepeppt - und fertig ist das Kunst-, pardon: Light-Produkt.
Wenn das keine geniale Idee ist! Satte 4.000 Mark pro Kubikmeter Wasser blättern die Kunden auf den Ladentisch. Eine teurere »Verpackung« als die »Panschbutter« wurde für das kostbare Naß wohl noch nicht erfunden. Das sollten sich die städtischen Wasserwerke mal zum Vorbild nehmen: Bei ihnen kostet dieselbe Wassermenge zur Zeit maximal 7 Mark, mitsamt der Kanalisationsgebühr.
Doch die Methode mit dem Wasser funktioniert leider nicht bei allen Imitaten. Liest der interessierte Kunde auf der Zutatenliste eines Salatdressings für die schlanke Linie etwas von »modifizier-

ter Stärke«, so ahnt er meist nicht, welche Funktion diese ominöse Substanz in dem »Salatbenetzer« wirklich hat: Modifizierte Stärke taugt als Fettersatzstoff. [613-615] Stärke ist aber staubtrocken, wie jeder weiß, der schon mal eine Soße damit angedickt hat. Wie also kann ein Stärkeprodukt das cremig-weiche, sahnig-gleitende Mundgefühl von Fettigem nachahmen?

Damit die mehlige Stärke einen »fettigen« Geschmackseindruck hinterlassen kann, müssen Chemiker ran. Sie bearbeiten das Kohlenhydrat, in der Regel ist es Maisstärke, mit Salzsäure oder Schimmelpilz-Enzymen. [613-615] Das Resultat quillt in Wasser unter Ausbildung einer cremigen Konsistenz auf. Im Mund des Kunden hinterläßt sie dann ein ähnliches Gefühl wie Sahne.

Wer Stärke in Fettähnliches verwandeln kann, sollte das auch mit Eiweiß schaffen. Billiges Eiweiß steht als Molke, die bei der Käserei in riesigen Mengen anfällt, zur Verfügung. Hier allerdings sind nicht die Chemiker gefragt, sondern die Technologen. »Mikropartikulation« heißt ihr Zauberwort. Dabei werden die Eiweißteilchen unter Druck in winzigste Kügelchen von einigen Tausendstel Millimeter umgewandelt. Sie müssen sehr klein und gegeneinander verschiebbar sein, damit die Zunge sie nicht als einzelne Partikel erkennen kann, sondern als gleitenden Film wahrnimmt. Dann fühlen sie sich im Munde des Kunden beinahe so sahnig an wie echtes Fett. [444]

Die Herstellerfirmen geben diesen Fettersatzstoffen aus Eiweiß und Kohlenhydraten dann so wohlklingende Namen wie »Simplesse«, »Trailblazer« und »Nutrifat PC«. In den USA sind solche Produkte schon längst auf dem Markt. [444] Bei uns kann man die Fettersatzstoffe aus Eiweiß leider nicht ohne weiteres erkennen, denn auf den Bechern von Light-Speiseeis oder Light-Puddings genügen unverfängliche Begriffe wie »Molkeneiweißerzeugnis«. Und falls sie für Light-Käse eingesetzt werden, braucht gar nichts davon in der Zutatenliste stehen, denn Milchbestandteile gelten in Milchprodukten als Selbstverständlichkeit und müssen nicht extra deklariert werden. [616, 617]

Dummerweise haftet sowohl der Halbfettbutter und -margarine

als auch den Fettimitaten auf Kohlenhydrat- und Eiweißbasis ein Schönheitsfehler an: Sie taugen weder zum Kochen noch zum Braten. Zuviel Hitze bekommt ihnen nicht: Die Fettersatzstoffe verlieren ihre »fettigen« Eigenschaften, während Light-Butter und Light-Margarine Wasser lassen, das einem um die Nase spritzt. Um auch Brat- und Fritierfette »leicht« zu machen, schufen die Chemiker beispielsweise Ersatzfette auf Silikonbasis. [739] Silikone waren bislang eher Heimwerkern als anschmiegsame Dichtmasse für Fugen bekannt. Anscheinend taugt, was die Badewanne abdichtet, nun auch als »Öl« in der Bratpfanne.

Der amerikanische Waschmittelkonzern Procter & Gamble erschuf ein Pseudofett aus Fett und Zucker, das jedoch unverdaulich wie ein Kunststoff bleibt. [422, 740] Sein Name: »Olestra«. Dieses Kunstfett übersteht nicht nur höhere Temperaturen, sondern auch die Passage durch unseren Magen-Darm-Kanal unbeschadet: Es kann von den Verdauungsenzymen nicht »geknackt« werden. Die Unverdaulichkeit macht den »diätetischen Wert« dieses Erzeugnisses aus, der simplen Logik folgend: Was nicht verdaut wird, liefert auch keine Energie. Und was keine Energie liefert, kann auch nicht dick machen.

Leider haften auch diesem Pseudofett noch einige Mängel an: »Olestra« geht buchstäblich in die Hose, das heißt, es verursacht Durchfall. Da das »Öl« nicht verdaut wird, kommt es unverändert wieder zum Vorschein. Die Herstellerfirma ließ jedoch den Mut nicht sinken: Kurzerhand ersann sie eine »anale Auslaufsperre« (»anti-anal leakage agent«), eine Mixtur, die den Fettersatz auf seinem Weg in die Freiheit bremst. [422, 740]

In den Augen des Herstellers hat »Olestra« unbestreitbare gesundheitliche Vorteile: Es senke den Cholesterinspiegel, [618] unter anderem weil es das Cholesterin direkt aus dem Körper fischt und herausbefördert. [619] Und damit müssen wahrscheinlich auch andere fettlösliche Wirkstoffe dran glauben, wie zum Beispiel fettlösliche Vitamine.

Können solche Light-Produkte schlank machen? Daß es nicht so ist, weiß praktisch jeder, der über längere Zeit einmal versucht hat, mit Light-Produkten abzunehmen. Man nimmt kein Gramm ab und bleibt bestenfalls so, wie man vorher war. Irgendwie »weiß« der Körper, daß die »Leichten« ihm Energie vorenthalten wollen, und er scheint sich gegen diesen Betrug zu wehren.
Um etwas über diese Vorgänge zu erfahren, testeten Forscher von der Universität Illinois das Eßverhalten von Kleinkindern. Kinder sind für solche Versuche am besten geeignet, denn sie essen nicht »über den Kopf« und interessieren sich weder für Diäten noch für Kalorientabellen. Und sie können auch nicht die Nährwertangaben auf ihrem Cornflakes-Karton lesen. Die Ausgangsfrage war, ob Kleinkinder, deren Nahrung teilweise aus Light-Produkten besteht, insgesamt weniger Energie aufnehmen und an Gewicht verlieren. Die Kinder bekamen zum ersten und zweiten Frühstück sowie zu Mittag Speisen vorgesetzt, die mit Light-Fett zubereitet waren. Nach dem Mittagessen und am folgenden Tag erhielten sie dann wieder normales Essen. [430]
Schauen wir den Kindern auf die Teller: Bis zum Frühstück des zweiten Tages aßen sie noch ihr gewohntes Maß. Doch schon im Verlauf des zweiten Vormittags bekamen sie immer mehr Appetit. Das faszinierende Ergebnis: Bis zum Abend hatten ihre kleinen Körper die Energieaufnahme wieder ausgeglichen, und zwar ziemlich exakt um die Menge, die am Vortag durch Fettersatz »eingespart« worden war.
Einen weiteren Beweis für die natürliche Sättigungsregulation lieferte ein anderer Versuch. [426] Sechs Tage lang durften zwei- bis fünfjährige Kinder zu jeder Mahlzeit ohne Beeinflussung durch Erwachsene essen, was und soviel sie wollten. Die Kinder bekamen auch Süßigkeiten und andere als »ungesund« geltende Kost. Die Wissenschaftler hielten genau fest, wieviel jedes einzelne Kind pro Mahlzeit und innerhalb von 24 Stunden aß. Einige Kinder aßen bei manchen Mahlzeiten wie Spatzen. Dafür langten sie später wieder

tüchtig zu und glichen so das Fehlende aus. Die Energieaufnahme der Kinder war, trotz der großen Energieunterschiede bei einzelnen Mahlzeiten, über den Tag gemessen praktisch konstant! Zweifelsohne wissen auch die Hersteller von Light-Produkten längst, daß es einen inneren Regelmechanismus gibt. Zum Beispiel aus den Ergebnissen ihrer eigenen Fütterungsversuche, denn auch Versuchstiere lassen sich mit Light-Fetten nicht hinters Licht führen. Der unverdauliche Fettersatzstoff »Olestra« wurde beispielsweise 20 Monate lang an Hunde verfüttert. Das Pseudofett senkte das Gewicht der Tiere nicht – ein vernichtendes Resultat für ein Produkt, das beim Abmagern helfen soll. Im Gegenteil: Die Olestra-Hunde, mit 10% Pseudofett im Futter, legten sogar an Gewicht zu. [451]

Abb. 8 : Gewichtsentwicklung von Hunden bei Fütterung mit Pseudofett

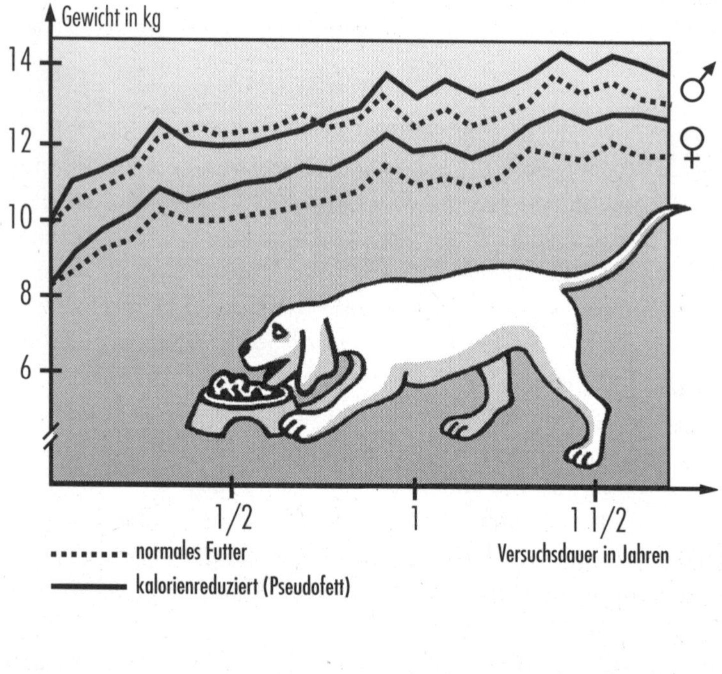

Ähnliches beobachtete auch die Konkurrenzfirma Kraft General Foods Inc., aus deren Ernährungsabteilung die folgende Tabelle stammt. Über zwei Monate wurde entweder gewöhnliches Fett oder ein Fettersatz aus Stärke und Eiweiß an Ratten verfüttert, um die Gewichtsentwicklung der »diätenden« Ratten zu verfolgen. [441] Zu Beginn des Versuchs wogen alle Ratten gleich viel. Eine Kontrollgruppe erhielt 10% echtes Fett mit dem Futter, die Versuchsgruppe bekam dagegen Futter mit 10% Light-Fett. Das Ergebnis: Die fettarm ernährten Ratten wogen am Schluß genausoviel wie ihre Artgenossen, die herkömmliches Futter erhalten hatten!

In einem zweiten Versuch erhielten die Tiere Futter mit 40% Fett. Bei der Versuchsgruppe wurden 15% des Fettes durch Fettersatz ausgetauscht. Wie schon im ersten Versuch, änderte das am Gewicht der auf Diät gesetzten Nager nichts: Alle Ratten waren am Ende gleich schwer – egal ob sie Light-Fett oder richtiges Fett gefressen hatten. Ein Blick in den Futternapf zeigte, wie dieses erstaunliche Ergebnis zustande kommen konnte: Die Tiere, die Lightfett erhielten, hatten schlicht mehr gefressen, um den fehlenden Energiegehalt ihres Futters auszugleichen. [441]

Tab. 4: Gewichtsentwicklung und Futterverzehr von Ratten bei Fütterung mit Fettersatz

Diät	10% Öl	10% Fettersatz	10% Öl & 30% Margarine	10% Öl & 15% Margarine & 15% Fettersatz
Anfangsgewicht	216 g	216 g	216 g	216 g
Futterverzehr	149 g	176 g	129 g	163 g
Endgewicht	229 g	234 g	267 g	265 g

Diese und andere Versuche zeigen deutlich, daß Light-Fette den Appetit anregen und nicht zur Gewichtsreduktion taugen. [418, 620-623]

Denn je höher der Energiegehalt der Nahrung, desto eher werden wir satt. Oder umgekehrt: Wer »light« ißt, nimmt kein Gramm ab. Was den Light-Produkten an Energie fehlt, wird durch Masse ausgeglichen: Man ißt einfach mehr. [813] Der Körper läßt sich eben nicht so leicht hintergehen, wie es uns Wissenschaft und Werbung vorspiegeln möchten.

Im übrigen sind diese Erkenntnisse gar nicht so neu: Einerseits stammen die Versuchsergebnisse von den Herstellern »leichter« Ware selbst, andererseits weiß der Lebensmittelhandel längst, daß Light-Produkte nicht etwa anstelle ihrer »schweren« Verwandten verzehrt werden, sondern zusätzlich. Auf die Frage, ob Light-Produkte auf Kosten der »Originale« gehen oder zusätzlichen Umsatz bringen, antwortete Paul Müller, Zentraleinkäufer einer großen Handelskette, daß dort, wo »die Lightvarianten hinzugestellt« wurden, »das Light-Produkt immer für zusätzlichen Umsatz gesorgt« hat. [419] Sonst wären sie nämlich gar nicht in die Regale unserer Supermärkte gelangt.

Die oben beschriebenen Versuche zeigen, daß es eine präzise Regulation der Nahrungsaufnahme gibt. Man spricht vom »Ponderostat«, also einem Regler, der dafür sorgt, daß unser Appetit erst dann gestillt ist, wenn wir die Energiemenge verzehrt haben, die unser Stoffwechsel erwartet. [416, 418, 425, 434-436, 452, 627] Weder Tiere noch unsere Vorfahren bekamen etwas über den Energiegehalt ihrer Nahrung »gesagt«. Also mußten Rückkopplungssysteme vorhanden sein, deren Aufgabe darin besteht, Körpergewicht und Nahrungsaufnahme zu regulieren: es ist der Appetit, der die Nahrungsaufnahme überwacht, und der Ponderostat, der das Körpergewicht möglichst konstant hält.

Der Körper verfügt über zahlreiche Regelkreise dieser Art. Bei den Mineralstoffen (s. S. 58) haben wir die Homoöstase kennengelernt, das Gleichgewicht zwischen Aufnahme und Ausscheidung der Nährstoffe. Einem anderen Regelkreis verdanken wir, daß unsere Körpertemperatur bei 37°C konstant gehalten wird. Diese Regelkreise funktionieren so ähnlich wie der Thermostat Ihres Kühlschranks: Er ist auf eine bestimmte Temperatur, sagen wir 7°C, eingestellt. Das Thermometer im Inneren mißt die Tempe-

ratur. Sinkt sie unter 7^0C, schaltet der Thermostat die Kühlung ab. Klettert die Temperatur über 7^0C, wird die Kühlung angeworfen.
Nach dem gleichen Prinzip funktioniert die körpereigene Meßstation für aufgenommene Energie. Haben wir genug gegessen, werden von Mund, Magen, Darm und Leber Signale ans Gehirn weitergeleitet, damit das Nervensystem den Befehl gibt, Messer und Gabel zur Seite zu legen. [425, 432, 569, 603] War's noch nicht genug, kommen Signale zum Weiteressen. Gäbe es dieses Regulationssystem nicht, würden wir bis zum Zerplatzen essen - oder aber verhungern. Weil die Sättigungsregulation so wichtig ist, erlaubt es der Körper unter keinen Umständen, daß wir den Ponderostaten einfach verstellen oder gar abschalten, wie es beim Kühlschrankthermostat möglich ist. Die »Schalter« des Körpers sind dem willentlichen Zugriff nicht zugänglich. Essen Sie, weil es Ihnen so gut schmeckt, mal etwas über den Appetit, sinkt Ihr Hunger eben tags darauf.
Der Ponderostat mißt nur den Energiegehalt der Mahlzeit. Es ist ihm daher vollkommen gleich, ob Sie Ihren Hunger mit Schweinshaxe oder Light-Joghurt stillen. Seine Befehle sind eindeutig: Je weniger Energie in einem Nahrungsmittel steckt, um so mehr muß gegessen werden. Wenn das nicht sofort geht, dann wird eben im Laufe der nächsten Tage kräftiger zugelangt, wie die oben beschriebenen Versuche mit Kindern zeigten. Auf diese Weise wird ein bestimmtes Körpergewicht aufrechterhalten. Man nennt diesen vom Körper vorgebenen Gewichtsbereich »Setpoint«. [79, 435] Selbstverständlich hat jeder Menschen einen individuellen »Setpoint«, der sich übrigens nicht um das gerade gültige Schönheitsideal kümmert.
Manche Zeitgenossen sind jedoch nach dem Durchblättern einer Modezeitschrift nicht mehr mit ihrem Gewicht zufrieden. Es nützt den etwas Fülligeren unter ihnen allerdings überhaupt nichts, sich nun auf 1.000 Kalorien pro Tag zu beschränken, um an Gewicht zu verlieren. Wenn ihr Ponderostat der Meinung ist, dies sei zu wenig Energie, wird er spätestens nach ein paar Tagen gegenregulieren,

um den vorgegebenen »Setpoint« wieder zu erreichen. Sie werden daher mehr Appetit bekommen, und wenn dann immer noch keine Nahrung kommt, geht's mit der Stimmung bergab, bis wieder ausreichend gegessen wird.

»Kann dieser Setpoint verstellt werden und wenn ja, wie?« So lautet sicher die nächste Frage all derer, die immer noch mit ihrem Gewicht unzufrieden sind. Die nüchterne Antwort lautet: Er kann sehr wahrscheinlich verstellt werden, aber nur nach oben! Das könnte – Sie werden es schon ahnen – bei häufigem Diäthalten passieren. In diesem Fall bleibt dem Körper nur die Erkenntnis, daß es im Leben dieses Menschen regelmäßig Hungersnöte gibt. Deshalb versucht er, auch bei normaler Essenslage vorsorglich Reservepölsterchen für schlechte Zeiten anzulegen. Letztendlich geht das Gewicht immer weiter rauf, Sie wissen schon, der Jo-Jo-Effekt. Da der Ponderostat nicht außer Kraft gesetzt werden kann, sorgt er dafür, daß dieses höhere Gewicht auch immer wieder erreicht wird. So machen Diäten dick.

Viele Menschen haben ihre Gewichtsregulation aber ganz unbeabsichtigt verwirrt: Durch den überreichlichen Verzehr »unphysiologischer« Nahrungsmittel. Sie können, wie wir auf Seite 176ff. gesehen haben, die Sättigungsregulation hintergehen. Man ißt davon mehr, als der Körper braucht, und nimmt dadurch besonders leicht zu. Die ungeheuren Ausmaße vieler schwergewichtiger US-Amerikaner lassen erahnen, wo es hinführt, wenn immer mehr »unphysiologische« Nahrung gegessen wird. Läßt man sich dann zu regelmäßigen Diäten hinreißen, gerät man in einen Teufelskreis.

Wie Kalorien sich dünne machen

Was passiert eigentlich mit der überschüssigen Energie, die jeder gelegentlich mal aufnimmt? Wird alles im Fettgewebe gespeichert, wie es die Lehrmeinung vertritt? Sie erinnern

sich vielleicht: Wer jeden Tag eine Kalorie zuviel ißt, nimmt dadurch angeblich so lange zu, bis er schwer wie ein Nilpferd wird. Daher auch die Kalorienzählerei. Doch wer anderen Menschen einmal beim Essen zugeschaut hat, weiß, daß das nicht stimmt.
Des Rätsels Lösung: Überschüssige Kalorien können zum Beispiel in Wärme umgewandelt werden und dampfen einfach ab. Wie das funktioniert? Der Mensch besitzt von Geburt an recht ansehnliche Mengen an braunem Fettgewebe. Als Baby reguliert er damit seinen Wärmehaushalt: Energie aus der Nahrung wird in dem gut durchbluteten Fettgewebe in Wärme umgewandelt. Früher dachte man, der Erwachsene besäße dieses Gewebe nicht mehr, doch das stimmt nicht. Es ist recht verstreut und befindet sich z. B. in der Nähe der großen Schlagadern und unter den Achselhöhlen. [445]
In diesem braunen Fettgewebe existiert ein besonderer Mechanismus, der aus den Nährstoffen Wärme erzeugt. [102, 387, 445, 446, 448] Es gibt mittlerweile Forschungsergebnisse, die nahelegen, daß dieser Mechanismus bei einigen korpulenten Mitmenschen gestört ist. Sie sind die sprichwörtlichen »guten Futterverwerter«. Klar, daß hier Diätempfehlungen keinen Sinn haben. Eine interessante Frage wäre, ob die Funktion des braunen Fettgewebes nicht womöglich durch Abspeckdiäten gestört werden kann.

Süßstoff – ein bewährtes Masthilfsmittel

Vor lauter Light-Fettnäpfchen hätten wir beinahe die klassischen »Light-Zucker«, die Süßstoffe, übersehen. Durch die Presse geistern mit konsequenter Boshaftigkeit widersprüchliche Meldungen über deren Nutzen beim »Kaloriensparen«. Obwohl es doch eigentlich keiner weiteren Begründung bedarf, daß auch Süßstoffe als Schlankmacher eher von zweifelhaftem Wert sind. So ergab eine Untersuchung an 80.000 Amerikanerinnen, daß die Süßstoff-Verwender unter ihnen übers Jahr mehr an Gewicht zugenommen hatten als solche, die keinen Süßstoff benutzten. [410] Und interessanterweise hat der Verbrauch von Zucker mit der Verbreitung von Süßstoffen nicht ab-, sondern zugenommen. [18]

Einen Grund für das Versagen der Süßstoffe kennen Sie ja nun: den Ponderostat. Doch bei Süßstoffen kommt noch ein weiterer Effekt ins Spiel, und zwar ein Reflex unseres Körpers. Wer künstliche Süßstoffe ißt, kann sogar seinen Appetit anheizen! Was den Kalorienzähler vielleicht überraschen mag, ist in der Tierernährung längst eine Selbstverständlichkeit: Dort werden Süßstoffe als Masthilfsmittel eingesetzt. Saccharin ist in der Futtermittelverordnung unter der Rubrik »appetitanregende Stoffe« zu finden. [421] Ein Hersteller wirbt damit, daß sein Produkt »der erste einer neuen Generation hochgradig intensiver Süßstoffe« ist, der »die tägliche Futteraufnahme bei Ferkeln und Jungschweinen« und sogar »bei Sauen mit gezügeltem Appetit« stimuliert. [624]

Wie das funktioniert? Schauen wir doch einmal, was passiert, wenn der Reiz »süß« den Geschmacksnerv kitzelt. »Süß« bedeutet in natürlichen Nahrungsmitteln immer »Zucker«. Zucker geht schnell (schon innerhalb von 3-5 Minuten) ins Blut über. Allerdings muß der Blutzuckerspiegel im Zaum gehalten werden, weil sowohl Über- als auch Unterzuckerung für den Körper nur in engen Grenzen zu ertragen ist. Da wir nicht erst lange darüber nachdenken können, wie unsere Nahrung am sinnvollsten zu verdauen ist, sind dafür angeborene Reflexe zuständig. [417]

Einer dieser Reflexe wurde bereits Ende des letzten Jahrhunderts von dem Nobelpreisträger Pawlow entdeckt. [417] Sie erinnern sich? Hunden wurde ein appetitliches Futter vorgesetzt, und schon kam es zur Speichelsekretion. Wir Menschen reagieren auch nicht anders als die Versuchshunde: kaum haben wir etwas Leckeres erspäht, läuft uns das sprichwörtliche Wasser im Munde zusammen. Genauso reagiert auch unsere Bauchspeicheldrüse. [79] Nehmen wir

Süßes auf der Zunge wahr, so »weiß« sie, daß der Blutzuckerspiegel schnell ansteigen wird, und schüttet »vorsorglich« Insulin aus, das der Körper zur Zuckerverarbeitung benötigt. Dies ist der sogenannte Pawlow'sche Reflex, heute auch »Kopfphasenreflex« genannt. [424, 428, 431, 432, 438, 459]

Was hat das nun alles mit Süßstoffen zu tun? Ißt man etwas Süßstoff-Süßes, so laufen unbarmherzig die eben beschriebenen Mechanismen ab. Der Körper erwartet Zucker – und wird schmählich im Stich gelassen. Er hat reflexhalber schon eine Portion Insulin bereitgestellt, das nun arbeitslos im Blutstrom treibt. Bevor es zerfällt, verarbeitet es einen Teil des stets vorhandenen Blutzuckers. Wenn aus der Nahrung kein Zucker nachgeliefert wird, sinkt der Blutzuckerspiegel. Ein zu niedriger Blutzuckerspiegel ist für den Körper jedoch gefährlich, und deshalb signalisiert er Hunger, nicht selten sogar Heißhunger. [420, 423, 427, 429, 433, 437, 458] Und der wird dann meistens mit Zuckersüßem gestillt. Mit den Süßstoffen hat man schlußendlich meist das genaue Gegenteil von dem erreicht, was man beabsichtigte: Statt Zucker-Kalorien zu sparen, stieg der Appetit auf mehr, insbesondere auf Zuckriges. [424, 625, 626, 794, 805, 813]

Natürlich kommt der anpassungsfähige Körper, wenn er ständig mit Süßstoff gefüttert wird, nach einiger Zeit dahinter, daß er beim Reiz »süß« auf der Zunge »betrogen« wird. Die vorsorgliche Insulinausschüttung unterbleibt. Wer jetzt meint, Süßstoffe seien doch eine tolle Sache, irrt: Der Körper reagiert auf den Betrug mit den Süßstoffen sogar ganz besonders »sauer«.

Sie kennen das Motiv für unsere Lust auf echte Süße schon: Zucker hebt zumindest kurzfristig die Stimmung, indem er, vermittelt durch Insulin, den Serotoninspiegel im Gehirn erhöht (s. S. 196ff.). Unterbleibt die Insulinausschüttung, bleibt auch die Stimmung im Keller. Es muß dann doch wieder Zucker zugeführt werden, damit der Körper Insulin bereitstellen kann. Doch das erwähnen die Süßstoffverfechter lieber nicht. Sie zählen uns einzig die Kalorien vor, getreu dem Motto »Iß weniger Kalorien, und du wirst schlank«. Der biologische Wirkungsmechanismus, der einem Stoff wie Zucker innewohnt, wird dabei ignoriert.

Übrigens haben auch »nichtsüße« Kohlehydrate, wie die Stärke aus Mehl und Kartoffeln, einen positiven Einfluß auf die Stimmung. Schließlich wird Stärke im Verdauungstrakt in einzelne Zuckermoleküle zerlegt. Das sollten sich die Befürworter von Diäten, die den Verzehr von Kohlenhydraten in Form von Kartoffeln oder Nudeln verbieten, einmal durch den Kopf gehen lassen. Professor Richard Wurtman beobachtete, daß kohlenhydratarme Ernährung sogar Depressionen verstärken kann, [546] vor allem, wenn zum Beispiel im Herbst und Winter Lichtmangel hinzukommt. Das könnte der Grund dafür sein, warum in keiner Zeitschrift »Novemberdiäten« angepriesen werden, sondern bevorzugt »Frühjahrskuren«. Im Frühjahr sind die Menschen besser gelaunt, denn die Tage sind länger und man bewegt sich wieder mehr an der frischen Luft. Dann sinkt das Körpergewicht von alleine etwas ab. Auch der Setpoint unterliegt jahreszeitlichen Schwankungen. Im Frühjahr sinkt er, zum Herbst nimmt das Körpergewicht dann wieder zu.

Aspartam – nicht jedermanns Sache

Aspartam ist ein Süßstoff aus zwei Eiweißbausteinen, die zusammen wider Erwarten süß schmecken. [458] Mit Aspartam gesüßte Produkte sind für Menschen mit der zum Glück seltenen angeborenen Stoffwechselkrankheit Phenylketonurie (PKU) ungeeignet. Die Patienten können den Eiweißbaustein Phenylalanin, der auch im Aspartam enthalten ist, nicht normal abbauen und dürfen daher nur sehr wenig davon in der Nahrung haben. Glücklicherweise werden heutzutage alle Neugeborenen auf diese Erbkrankheit untersucht. [454, 458]

Wer erkrankt nun an diesem schweren Stoffwechseldefekt? Nur wenn sowohl die Mutter als auch der Vater eine Veranlagung für diese Krankheit vererben, kommt es zur sichtbaren Krankheit beim Kind. Steuert nur ein Elternteil die Erb-

anlage bei, scheint der Nachwuchs gesund, denn er kann Phenylalanin verarbeiten. Für größere Mengen braucht er allerdings längere Zeit. [458]
Während einer Schwangerschaft ist die Situation komplizierter. Was der Mutter nicht schadet, kann durchaus den Fötus beeinträchtigen, denn der ist viel empfindlicher. Nach vorsichtigen Schätzungen ist mindestens eine von 100 Frauen Trägerin einer PKU-Erbanlage. [458] Nimmt sie Aspartam zu sich, kann der Phenylalanin-Gehalt in ihrem Blut deutlich ansteigen. [454, 455] Professor William Pardrige vom Institut für Medizin und Gehirnforschung in Los Angeles weist darauf hin, daß es möglicherweise einen Zusammenhang gibt zwischen den erhöhten Phenylalaninwerten im mütterlichen Blut und einem niedrigen Intelligenzquotienten ihrer Kinder. »Eine Steigerung im Plasma-Phenylalaninwert um das Fünffache kann«, so Professor Pardridge, »leichte, aber doch erkennbare Beeinträchtigungen der Gehirnentwicklung beim Föten ... verursachen«. [454] Professor Pardridge geht davon aus, daß eine solche Erhöhung der Blutwerte von Menschen, die eine PKU-Erbanlage tragen, erreicht wird. Er rät Schwangeren aus diesem Grund vom Gebrauch des Aspartams ab. [454, 455]
Außerdem steht dieser Süßstoff im Verdacht, bei besonders empfindlichen Personen akute Gesundheitsbeeinträchtigungen hervorzurufen: Kopfschmerzen, Depressionen, Schwindelgefühle, Gedächtnisverlust, aber auch Übelkeit, Panikattacken und epileptische Anfälle, um nur einige zu nennen. Aus den USA sind nach Befragungsaktionen mittlerweile mehrere Tausend Fälle bekanntgeworden. [458, 628, 629]
Wie erklären sich aber gerade die ausgeprägten Wirkungen auf das Nervensystem? Das Aspartam wird im Verdauungstrakt nicht unbedingt in seine beiden Bestandteile zerlegt. Es gelangt möglicherweise unverändert in den Blutstrom

und auch direkt ins Gehirn ,[442, 458] wo es die Botenstoffe des Körpers beeinflussen kann.
Interessant ist auch, daß Aspartam im Gegensatz zu anderen Süßstoffen, zumindest bei einigen Menschen, den Appetit hemmen kann. Als der britische Psychobiologe Professor Peter Rogers seine Versuchspersonen das Aspartam in Gelatinekapseln schlucken ließ, damit sie den süßen Geschmack nicht wahrnehmen konnten, schwand ihr Appetit. [741] Eine Erklärung bietet die Geschichte der Entdeckung des Aspartams: Bei der Suche nach Medikamenten, die das Hormon Gastrin und damit die Magensaftsekretion regulieren, fand man zufällig, daß dieser Stoff süß schmeckt. [440] Gastrin entspricht aber an seinem »wirksamen« Ende dem Aspartam. Dasselbe gilt für ein anderes Hormon, das Cholecystokinin, kurz CCK. Beide vermitteln Sättigung, wenn sie an bestimmte Rezeptoren im Magen andocken. [117, 138, 745] Professor Peter Rogers und seine Kollegen vermuten, daß bei der Ähnlichkeit der Moleküle Aspartam auch dasselbe bewirken könne wie CCK oder Gastrin: Sattheit. [440] Dies würde zwanglos die etwas widersprüchlichen Versuchsergebnisse erklären: Bei manchen Menschen scheint es den Appetit über den Kopfphasenreflex zu erhöhen, bei anderen über das Gastrin zu senken. [744, 748]

Die Rechnung mit den Light-Produkten geht also nicht auf. Sie halten nicht, was sich die Kundschaft davon verspricht: Obwohl nach den Wünschen von Ernährungsberatung, Medizin und Wissenschaft konzipiert, machen sie nicht schlank. Statt dessen sorgen sie dafür, daß unsere Stimmung in den Keller sinkt. Es ist schon ein Leid, mit den Light-Produkten.

Ernährungsaufklärung – mehr Schaden als Nutzen

Allgegenwärtig ist sie, die Ernährungsaufklärung. Aus Zeitungen, Radiosendern, Fernsehstationen und bunten Broschüren quellen ihre Botschaften. Wir können ihr nicht entrinnen, wir werden beraten und aufgeklärt, ob wir wollen oder nicht. Unerbittlich greifen die Apostel der gesunden Ernährung alles an, was Genuß und Lebensfreude verspricht. Mit ihren mehrfach ungesättigten Ratschlägen und ballaststoffreichen Faltblättchen verbieten sie uns den Appetit auf alles Fette und Süße und Genußreiche. Inzwischen ist es ihnen gelungen, vor dem Essen die gleiche Angst aufzubauen wie einst der Kirche vor der Sexualität. Plagen Sie auch manchmal »sündige« Gedanken auf üppiges Eisbein mit Kraut, auf Pommes mit Mayo und Ketchup oder einen Eisbecher mit Sahne?
Die Angst vor dem Eßgenuß ist zu einem blühenden Geschäft geworden. Wer Diätmittelchen herstellt, braucht sich um volle Kassen nicht zu sorgen. [88] Griff die Kirche einst nach unserem Unterleib, so legen uns nun Ernährungsexperten die Hand auf den Mund. Diätpäpste können allen nur erdenklichen Unsinn verbreiten, das Volk glaubt (zumindest für eine Weile) an die neuen Ersatzreligionen. Die modernen Prediger missionieren gegen unsere »Ernährungssünden« (wie verräterisch die Sprache doch sein kann), bestimmen, was gut für Leib und Seele ist und warnen vor dem nahen Herztod durch ein weiches Frühstücksei. Die Tetzels von heute verkaufen anstelle der Ablaßbriefe Diäten, die die Verdauung beschleunigen sollen: »Wenn das Geld im Kasten klingt, man selig zur Toilette springt.«
Die ständige Ernährungspropaganda wirkt. Der Anteil untergewichtiger Mädchen im Alter von 14 bis 18 Jahren hat sich von 1978 bis 1983 fast verdoppelt. [80] Heute beginnen bereits fünfjährige Kinder mit Diäten. [98] Es ist ja so wichtig, frühzeitig mit der »Ernährungserziehung« zu beginnen. Nur dann denken auch die lieben Kleinen über ihren Appetit nach und erheben die Kalorientabelle zu ihrem Katechismus. Nur dann bekommen auch sie ein schlechtes Gewissen, wenn sie in der Schulpause dem süßen Angebot der

Hausmeistersgattin nicht widerstehen konnten. Hier beginnt übrigens schon die Störung der natürlichen Regulation: Erst wird den Kindern beigebracht, wie schädlich Zuckersüßes ist, um sie in den Pausen vorsätzlich mit genau diesen Schleckereien in Versuchung zu führen. Derart »ernährungserzogene« Kinder werden als Erwachsene artig ihre Kalorien zählen und anhand der Badezimmerwaage die Standhaftigkeit ihres Glaubens überprüfen.

Die Kardinalfrage lautet: Werden die Menschen durch Diäten in Zukunft gesünder sein? Wird es weniger Herzinfarkte, weniger Dicke, weniger Zuckerkranke geben? Wer hat die Erfolge der Ernährungberatung je gemessen? Als sich die Ernährungsaufklärung in den fünfziger Jahren verstärkte, war es ihr erklärtes Ziel, die bestehenden Zustände »zu viel, zu fett, zu süß« zu verbessern. Seither ist der Verbrauch an Zucker, Eiern, Alkohol, Fett und Fleisch gestiegen. [18, 79] Auf der anderen Seite haben wir heute mehr eßgestörte Menschen als damals. Magersüchtige haben das Diätprinzip verinnerlicht, sie kennen die Kalorien der Lebensmittel genau. Ihr Wille hat gesiegt – und ihr Körper wurde krank. Was also bringt uns die Ernährungsaufklärung, außer Eßstörungen und einem kollektiven schlechten Gewissen?

Hunger, Appetit und Sättigung sind Vorgänge, die die Evolution mit gutem Grund nicht dem Verstand unterstellt hat. Für die Erhaltung der Art war es offensichtlich sinnvoller, das Essen als Trieb zu verankern und vielfältige Rückkopplungsmechanismen für unsere Sättigung und das Körpergewicht sorgen zu lassen. Ernährungsaufklärung hat aber zum Ziel, das Essen bewußt zu machen. [79] Alle Maßnahmen, ob sie nun Ernährungserziehung, -bildung, -beratung oder -aufklärung heißen, wollen die Menschen zu kontrollierten Essern machen, möglichst schon ab dem Vorschulalter.

Was nützt es aber zu wissen, daß Gemüse Vitamine enthält, wenn die Körperchemie durch einen Mangel an Licht nach Stimmungsaufhellern verlangt? Was nützt der Wunsch, Kleidergröße 36 tragen zu wollen, wenn der Setpoint auf 68 Kilo »eingestellt« ist? Was nützt der Rat, einen niedrigeren Cholesterinspiegel anzustreben, wenn der Körper dies zu seinem Schutz mit allen Mitteln verhin-

dert? Helfen Kalorientabellen gegen den Süßhunger bei Liebeskummer? Was bringen Light-Produkte, die Genuß ohne Reue versprechen, wenn die körpereigene Regulation gegensteuert?
Und noch etwas ist von entscheidender Bedeutung: die modernen Herstellungsverfahren mancher Lebensmittel. Was nützt eine Ernährungsberatung, die empfiehlt, sich eine Tafel Schokolade pro Woche zu genehmigen? Wo doch jeder weiß, wie schwer das Aufhören fällt, ist die Tafel erst einmal angebrochen. Die wenigsten ahnen, daß die Schokolade extra so »gemacht« worden ist, daß man nicht mehr aufhören kann. Und wer ahnt schon, daß die zahlreichen »Light-Genüsse« vor allem seinen Geldbeutel erleichtern? Während die Kundschaft schuldbewußt Kalorien zählt, erforschen Profis, wie bei Kindern »Nachdurst« erzeugt werden könnte, damit sie mehr Limonade trinken. [733] Unser Körper ist mit ständig wechselnden Designerprodukten konfrontiert, die unaufhörlich versuchen, seine Rückkopplungssysteme zu »linken«. Deswegen brauchen wir nicht etwa mehr Ernährungsberatung, sondern vernünftige Lebensmittel!
Die Ernährungsberatung hat ihr Ziel, daß Menschen bewußter essen und dadurch gesünder bleiben oder werden, nicht erreicht. Sie kann es gar nicht erreichen, denn sie nimmt auf die biologischen Zusammenhänge keine Rücksicht. Ihre Basis sind fragwürdige Nährstoffzahlen und abstruse Kalorientabellen, die – selbst wenn die Zahlen darin einmal richtig wären – keinen Sinn haben. Die Ratschläge entspringen unbewiesenen Theorien und nicht den biologischen Bedürfnissen der Menschen. Mit dem unaufhörlichen Bewußtmachen unbewußter Vorgänge entkoppelt die Ernährungsaufklärung Appetit und Bedarf.
Es ist schon fatal, bei uns im Schlaraffenland: Berufsbedingt bewegen wir uns zu wenig, aufklärungsbedingt herrscht der Schlankheitswahn und überflußbedingt sitzen wir vor vollen Tellern. Es leuchtet ein, daß Diäten und Light-Produkte in dieser Zwickmühle Konjunktur haben. Doch die Aufforderung, vor vollen Kühlschränken zu fasten, kann nicht funktionieren. Wer hat all die Menschen gezählt, die auf dem endlosen Weg zum »Idealgewicht«

gescheitert sind, die fett oder gar süchtig wurden? Und wieviele starben an dieser Sucht ebenso wie der Junkie auf dem Bahnhofsklo? Wie lange wollen wir noch Diätbroschüren verteilen, in Schulbüchern vor dem »Über«-Gewicht warnen oder junge Mädchen in hauswirtschaftlichen Bildungseinrichtungen das restriktive Kalorienzählen beibringen?

Die steigende Zahl der Menschen mit Eßstörungen zeigt, daß dies auf Dauer nicht gut gehen kann. Sicher, wir sind nicht alle gefährdet, solche schweren Krankheiten zu entwickeln. Aber wer wagt vorherzusagen, was aus den fünfjährigen Diät-Kindern wird? Die Zahl der Gefährdeten ist nicht einmal das Entscheidende. Wichtig ist vielmehr, daß uns kollektiv die Lebensfreude genommen werden soll mit Ernährungstheorien, deren Nutzen zumindest in Frage gestellt werden muß.

8 Prost Mahlzeit!

Was war alles falsch an der herkömmlichen Ernährungslehre? Fassen wir kurz zusammen: Kalorienzählen ist riskant, Vitamine und Mineralstoffe sind »Wundermittel« falscher Propheten, die das Geschäft mit der Angst betreiben, und das »böse« Cholesterin entpuppte sich als »guter« Schutzstoff. Kurzum: die klassische Ernährungslehre ist gescheitert. Mit großer Geste haben die Experten Stoffe zu »essentiellen Nährstoffen« ernannt, im Glauben, Ernährung sei bloßes Schlucken von Mixturen und ohne zu begreifen, daß Ernährung Kommunikation ist. Eine Kommunikation zwischen drei biologischen Systemen: dem Lebensmittel, das – egal ob Pflanze oder Tier – selbst einmal lebendig war und seinen komplizierten Stoffwechsel in Gang halten mußte, dem Ökosystem Darmflora, dem Mittler zwischen Nahrung und Mensch, und dem menschlichen Körper. Zwischen diesen drei Partnern muß die Sprache stimmen. Verändern wir sie einseitig, etwa indem wir unphysiologische Nahrungsmittel essen oder die Darmflora dauerhaft schädigen, hat das ernste Konsequenzen für uns.
Für unseren Körper ist also in erster Linie der Informationsgehalt der Nahrung wichtig. Das heißt, essen ist für unseren Körper das gleiche wie für unseren Verstand die Lektüre eines Buches. Man kann auf die »Kalorien« achten, dann weiß man, wie gut das Buch brennt. Das nützt einem Leser jedoch nichts, denn der Brennwert macht für ihn nicht den Wert seiner Lektüre aus. Man kann auf die einzelnen Buchstaben wie die »Aminosäuren« achten, ohne zu merken, daß Worte und Sätze, wie die größeren Eiweißbausteine, den Informationsgehalt ausmachen. Allmählich beginnen wir, das Buch »Nahrung« aufzuschlagen und darin zu lesen und nicht nur sein Gewicht, seine Kalorien und seinen Gehalt an »Ballaststoffen«, sprich Papier, zu bestimmen.
Die Vollwertkost hat die Fehler der klassischen Ernährungslehre im Grundsatz richtig erkannt, ist aber an ihrer romantischen Be-

trachtungsweise der Natur gescheitert. Sie hat die Abwehrstoffe unserer Pflanzen nicht wahrhaben wollen. Sie hat geglaubt, daß Lebensmittelverarbeitung stets eine Minderung des vollen Wertes begründet. Und das war falsch: Die richtige Verarbeitung, so wie sie von unseren Vorfahren über Jahrtausende hinweg ausprobiert und für gut befunden wurde, macht den »Vollwert« der Nahrung dem Menschen erst verfügbar.
Es ist doch auffällig: Regale voller appetitlicher Vollwertkostbücher haben bis heute keinem einzigen neuen Gericht zum Durchbruch oder zu allgemeiner Akzeptanz verhelfen können. Die Produkte waren theoretisch gesund, die Rohkostplatten hübsch anzusehen – und schmeckten auch die ersten Male. Bis unser Körper merkte, daß da etwas nicht stimmt und völlig uneinsichtig den Appetit verweigerte. Wieviele Menschen essen des Morgens aus »Überzeugung« rohes Getreide, obwohl sie es sich reinquälen müssen? Ihr Körper weiß mehr als ihr Kopf.
Auch die westdeutschen Bäckereien sind ein gutes Beispiel: Trotz des Riesenangebotes an Hunderten von Brotsorten sank der Brotkonsum der Bundesdeutschen stetig, seitdem mit Backmischungen gearbeitet wird. Inzwischen haben viele Bäcker den Sauerteig wiederentdeckt. Seither beginnt sich hier und dort der Absatz zu stabilisieren. Die minderwertigen Backmittelerzeugnisse, die in bundesdeutschen Bäckereien offeriert werden, können sich auch im Ausland nicht durchsetzen. Mit Ausnahme von Pumpernickel: Das ist ein Roggenvollkornbrot aus Sauerteig, welches lange bei abfallender Hitze gebacken wird. So, wie es seit Jahrhunderten von den Menschen gemacht wird und so, wie es sich gehört. Sogar die Japaner haben Geschmack daran gefunden.
Auf der anderen Seite hat sich hierzulande eine ganze Reihe neuer Gerichte etabliert: Pizza, Lasagne, Gyros, Nasi Goreng, Paella usw. Das sind nicht nur Urlaubserinnerungen, denn Nasi Goreng oder chinesische Küche essen auch viele Menschen, die noch nicht in Indonesien oder China waren. Es handelt sich um typische Gerichte der jeweiligen Landesküche, um Produkte, die in zahllosen Mägen bewertet und von den Körpern der Menschen für gut befun-

den wurden. Deswegen konnten sie sich auch bei uns durchsetzen. Ebenfalls gescheitert sind die Diäten und die Ernährungsaufklärung. Sie haben die Biologie des Menschen mißachtet. Die Missionare der reinen Lehre glaubten, unser Ernährungsverhalten sei dem Willen unterworfen, der unseren Appetit beliebig beeinflussen könne. Wer nur ordentlich seine Kalorien zähle und nicht »sündige«, bleibe gesund. Doch mit zunehmender Ernährungsaufklärung beobachten wir nicht etwa ein »gesünderes« Eßverhalten. Was sich häuft, sind schwere Erkrankungen wie Eßstörungen aller Art.

Wir müssen uns darüber im klaren sein, daß Hunger wie eine Droge wirkt. Doch während wir von Plakatwänden erfahren (was alle längst wissen), daß Drogen schädlich sind, sprechen wir, ohne mit der Wimper zu zucken, jungen Mädchen und Frauen Mut zu, wenn sie abmagern. So tragen wir dazu bei, daß sie mit der Droge Hunger erstmals in Berührung kommen – nur um einem aberwitzigen Magerkeitswahn zu frönen. Das Leid, das durch diese Art der »Ernährungsaufklärung« und »Ernährungserziehung« angerichtet wurde, ist für die Betroffenen und ihre Angehörigen durchaus mit anderen lebensbedrohlichen Drogensüchten vergleichbar.

Warum wir essen, was wir essen

Ernährung ist für unseren Körper immer ein Abwägen von Vorteilen und Nachteilen, von dem, was er sich wünscht und dem, was er zu vermeiden trachtet. Essen wir Lebensmittel, die unserem Körper guttun, so merkt er sich das, und wir verspüren zu gegebener Zeit Appetit auf mehr. Er sucht sich zuallererst Eigenschaften, die er braucht: biochemische Wirkungen, Baumaterial wie Eiweiß, Informationen, wie sie zum Beispiel durch Biophotonen (das sind winzige, für unser Auge unsichtbare Lichtspuren, mit denen lebende Zellen kommunizieren) [604, 605] übermittelt werden, und anderes Nützliches, wie Mirkroorganismen für den Darm, um das System »Körper« gegenüber der Umwelt zu behaupten.

Zugleich versucht er, soweit wie möglich Abwehrstoffe, wie sie zum Beispiel in vielen »Ballaststoffen« vorkommen, zu vermeiden. Beim Genuß eines unphysiologischen Backmittelbrotes oder eines Weizenmüslis gibt der Körper dem Appetit eines Tages die Order, dieses das nächste Mal gefälligst nicht mehr anzurühren. Das ist der zweite Regelmechanismus.

Der dritte Regelmechanismus wird durch Stoffe gesteuert, die unsere Stimmung beeinflussen. Haben sie Kummer, pflegen die meisten Menschen ihn durch Essen und Trinken zu kompensieren. [800] Dies ist eine natürliche Reaktion, gegen die Kalorientabellen nicht helfen können. Wir versuchen auch zu kompensieren, wenn unsere Stimmung witterungsbedingt sinkt: im Winter, wenn wir vor allem Süßes naschen, oder am Morgen, wenn wir Kaffee trinken.

Manchmal ist der Körper allerdings frustriert: Wenn unser Appetit auf gesunde Nahrung nicht befriedigt werden kann, wenn der Appetit durch »falsch« hergestellte Nahrung irregeleitet wird, wenn die erwartete physiologische Befriedigung nicht eintrat. [603] Dann gleichen wir notgedrungen mit Genußmitteln wie Zucker, Schokolade oder Zigaretten aus.

Opiate: Eine Ursache für Verstopfung

Viele Opiate erkennt man daran, daß sie unseren Darm »träger« machen. Je mehr opiatwirksame Stoffe unsere Nahrung enthält, desto langsamer ist die Darmpassage. [784] Vielleicht ist die Zivilisationskrankheit »Verstopfung« nicht etwa ein Mangel an »Ballaststoffen«, sondern eine Folge des Versuchs, mit Opiaten die Stimmung zu verbessern. Ist es etwa Zufall, daß Weißmehlbrötchen, Schokolade oder Bananen stopfend wirken? Weißmehl enthält eine starke opiatähnliche Substanz. [602] Schokolade wahrscheinlich ebenfalls (s. S. 235), und Bananen liefern die bereits erwähnten Stim-

mungsmacher Serotonin und Salsolinol. In einem einschlägigen Chemielexikon findet sich sogar der Hinweis, daß sich in überreifen Bananen Stoffe finden, »die leichte Rauschzustände erzeugen sollen«. [165]
Daß die völlig überschätzten »Ballaststoffe« gegen Verstopfung wirken, hat einen ganz anderen Grund: Sie enthalten natürlich jede Menge Abwehrstoffe, derer sich der Darm zu entledigen trachtet. Die schnellere Darmpassage wäre dann eine simple Abwehrreaktion des Körpers und keine »Normalisierung« des Stuhlgangs. In diesem Zusammenhang ist die ärztliche Beobachtung auffällig, daß Menschen, die als Idealisten gelten, kaum an Verstopfung leiden. Ihr Körper produziert offenbar genügend eigene Stimmungsmacher, so daß er auf eine Zufuhr von Opiaten verzichten kann. Aus dem bisher gesagten läßt sich folgende Hypothese formulieren: Verstopfung entsteht z. B. dann, wenn sich Menschen nicht wohl fühlen, wenn ihre Stimmung sinkt und sie deshalb nach Speisen greifen, die mehr Opiate enthalten.

Diese drei Faktoren stehen natürlich in Wechselwirkung zueinander, und manch ein Stoff kann von der einen Seite auf die andere wechseln. So hat der Zucker zwei Wirkungen: Er ist einmal Nährstoff, wirkt aber auch als Genußmittel. Manch ein Opiat ist von der Pflanze eigentlich als Abwehrstoff gedacht. Manche Speicherstoffe sind gleichzeitig Abwehrstoff: Phytin, ein Phosphatspeicher, blokkiert die Aufnahme verschiedener Nährstoffe, wie Zink oder Eiweiß.

Abb. 9: Was den Appetit bewegt

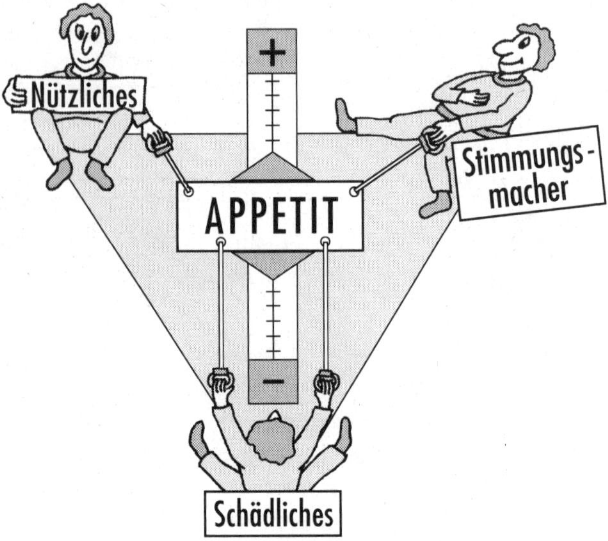

Unser Appetit ist das Resultat dreier Wirkungen: dem Nährstoffgehalt der Nahrung, dem Gehalt an Abwehrstoffen und Giften und dem Verlangen nach Stimmungsverbesserern. Das Zusammenwirken dieser drei regelt, wann wir auf was Lust haben.

Es sind diese drei Faktoren, die unseren Appetit steuern. Doch wie funktioniert das? Alle Lebewesen müssen in der Lage sein, die richtigen Nährstoffe in der richtigen Menge auszuwählen. Ernährungsbedingte Krankheiten sind in freier Wildbahn praktisch unbekannt. Kein Schaf »überlegt«, ob die Wiese auch genügend Kalorien liefert, bevor es ins Gras beißt. Und die Löwen der Serengeti denken auch nicht darüber nach, ob ihnen die erlegte Antilope zu fett ist, bevor sie sie fressen. Dennoch laufen auch

Abb. 10 : Die Steuerung des menschlichen Appetits

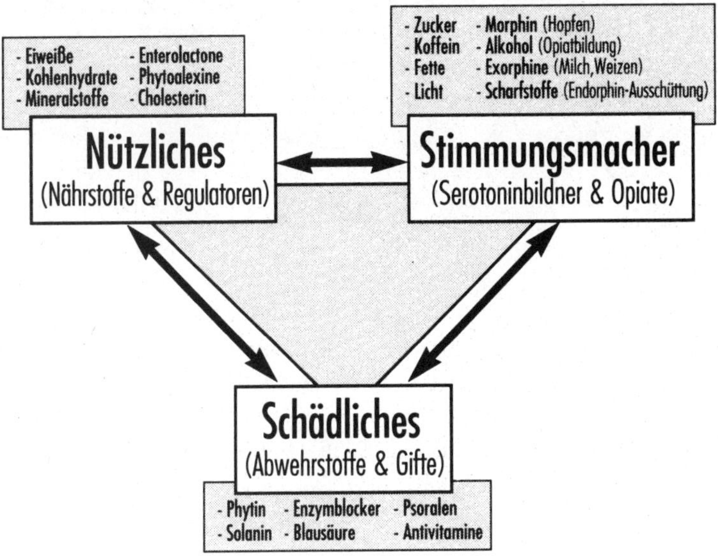

ohne Ernährungsberatung nicht allerorten sieche Tiere herum. Sie alle sind in der Lage, sich optimal zu ernähren und erfolgreich fortzupflanzen. Wenn sie dann noch das gesamte Nahrungspotential ihres Umfeldes ausschöpfen, muß eine außerordentlich präzise und umfassende Feinregulation vorliegen. [713]

Heute stellt man sich das so vor: Im Verdauungstrakt, insbesondere in der Leber, befinden sich Sensoren, also Meßfühler, die die Bedürfnisse des Körpers feststellen, um die Aufnahme von Energie, Vitalstoffen, Nährstoffen und Flüssigkeit zu regeln. [594, 569, 627] Nun stehen die wünschenswerten Nährstoffe nicht im Reinzustand zur Verfügung, sondern als komplexe Systeme, eben als Lebensmittel. Insofern muß der Organismus in der Lage sein, nicht nur »Eßbares« von Ungenießbarem zu unterscheiden, sondern darunter seine Le-

bensmittel so auszuwählen, daß sich ihre Nährstoffe optimal ergänzen und in die Bedürfnisse seines Stoffwechsels passen. [474, 713]
Dieses Modell ist schön und gut, hat aber eine Schwäche: Es reicht nicht, den Nährwert oder die Schädlichkeit Stunden nach dem Verzehr mit den Lebersensoren zu erkennen. Der Mensch muß ja schon vorher die richtige Auswahl treffen können. Hier treten der Geruchs- und Geschmackssinn auf den Plan. Prompt stehen wir vor der nächsten Schwierigkeit: Beim Verzehr fallen der Nase und dem Gaumen nur wenige Inhaltsstoffe auf, etwa Salz oder Aromen. Was wir schmecken und riechen, hat überwiegend keinerlei eigenen Nährwert. Die meisten Vitalstoffe wiederum haben gar keinen Geruch und Geschmack. Insofern muß ein indirekter Mechanismus der Nahrungswahl angenommen werden. [456, 603, 639]
Den Schlüssel dazu liefert die Tatsache, daß unser Appetit in der frühesten Kindheit programmiert wird.
Der kindliche Stoffwechsel sammelt mit den Nahrungsmitteln Erfahrungen, die zusammen mit dem Geschmack abgespeichert werden. Der Körper verknüpft ganz von alleine den Geschmack mit den Wirkungen, die das betreffende Nahrungsmittel auf ihn hat. Entscheidend für den Körper ist also, daß er die Wirkung lernt, die ein Nahrungsmittel mit einem bestimmten Geruch oder Geschmack auf seinen Stoffwechsel ausgeübt hat. [603] Diese merkt er sich und kann sie ein Leben lang über den Appetit jederzeit wieder abrufen. Der sagt uns dann, was der Körper gerade braucht: Vielleicht eine Wurstsemmel, einen sommerlichen Salat oder etwas Schokolade, um die Stimmung zu heben? Der Verstand ist an diesem Vorgang nicht beteiligt.
Natürlich funktioniert die körpereigene Regulation nicht immer. Dafür sorgen nicht nur die ungezählten Abspeck-Diäten, sondern ungewollt auch viele moderne Verfahren der Lebensmittelindustrie. Da gibt es zahllose Produkte mit ähnlichem oder gleichem Geschmack, aber ganz unterschiedlicher Herstellungsmethode. Sie werden aus den verschiedensten Rohstoffen produziert, schmecken den uns vertrauten Originalen zum Verwechseln ähnlich. Kann es da nicht sein, daß unser Appetit zeitweise die Orien-

tierung verliert und sich dann vorzugsweise an Genußmittel hält? Wie soll der Körper denn reagieren, wenn er am Geschmack gerade nicht mehr erkennen kann, welche Wirkungen mit einer Speise verbunden sind? Und wenn sich die Produkte schneller ändern, als die Rückkopplung des Appetits reagieren kann?

Die Regulationsmechanismen können heute leichter entgleisen. So gibt es Menschen, vor allem Kinder und Jugendliche, die sich extrem einseitig ernähren, indem sie z.B. fast nur Götterspeise oder Pommes mit Ketchup verzehren. Es handelt sich dabei nicht selten um »verdeckte« Allergiker, die sich damit eine Ausschüttung der Hormone der Nebennierenrinde verschaffen. Diese serotoninähnlichen Hormone sorgen dann für eine Verbesserung der Stimmung. Die Kinder werden abhängig von diesem »Kick«. Für sie erforderliche und nützliche Speisen mögen sie nicht mehr. [640]

Sicher kann unser Modell der körpereigenen Appetitsteuerung nicht alle Facetten der menschlichen Ernährung erklären. Es paßt auch sicher nicht auf alles und jeden, und es ist noch viel Arbeit zu leisten, bis die Sache rund wird. Eines ist jedoch sicher: wir müssen uns und unsere Nahrung als Teil eines Ökosystems begreifen. Anstatt auf vermeintliche Vitamine zu schielen und absonderliche Kalorien zu zählen, sollten wir endlich damit anfangen, uns als Teil der Natur zu betrachten, der wir nun einmal sind.

Was dem Säugling so schmeckt

Die Ernährung des Säuglings bietet die Chance, unser Konzept kritisch zu überprüfen. Schließlich wird das Ernährungsverhalten in dieser Zeit geprägt. Gleichzeitig könnten wir Antworten auf einige offene Fragen bekommen: Wie bilden sich Geschmacksvorlieben aus, wann setzt die Appetitsteuerung ein? Bekommen wir die Vorliebe für Linsen mit Spätzle mit in die Wiege gelegt, lernen wir sie erst als Leibspeise zu schätzen, weil wir sie daheim oft vorgesetzt bekommen, oder mögen wir sie, weil unsere Eltern sie auch gerne essen? Ist Appetit das Produkt unserer Erziehung, also erlerntes Verhalten, oder das Ergebnis komplizierter Stoffwechselabläufe im Körper, also von der Biologie bestimmt? Die Antworten, die Wissenschaftler in den letzten Jahren darauf fanden, lassen zumindest den Schluß zu, daß unser Eßverhalten nichts ist, was wir mit unserem Verstand steuern können. Die Wurzeln hierzu werden bereits gelegt, wenn wir noch im Bauch der Mutter im Fruchtwasser schwimmen.

Schwangerschaftserbrechen – damit's ein Prachtkerl wird

Jeder kennt sie, auch wer noch nicht schwanger war, denn es wurden schon viele Witze darüber gemacht: die ersten Symptome einer Schwangerschaft. Da bekommen Frauen die heftigsten Abneigungen gegen bisher geschätzte Kost, stehen bevorzugt morgens am Toilettenrand und entleeren ihren Mageninhalt, schon leichteste Essensdüfte verursachen Übelkeit. Dieser Zustand hält drei Monate an und verschwindet so plötzlich, wie er gekommen ist.

Manche Psychoanalytiker deuten das so: Schwangerschaftserbrechen ist ein Zeichen dafür, daß die Frau Ekel vor ihrem Ehemann empfindet oder den Wunsch hat, das Kind über den Mund abzutreiben. [806,807] Hätten sie recht, wäre der weibliche Teil der Menschheit eine perverse Mixtur aus Männerhassern und Kindesmördern. Denn die Symptome befallen alle Schwangeren mehr oder weniger stark. Die Übelkeit ist auch über alle Kulturen und alle Völker verbreitet. Jäger und Sammler wie die !Kung in Afrika oder die Aborigines in Australien kennen sie ebenso wie die New Yorkerin. So wissen zum Beispiel Pygmäenfrauen in Zaire, daß sie schwanger sind, wenn ihnen das »Essen schlecht schmeckt«. [490]

Übelkeit und Erbrechen während der ersten drei Monate sind sicher keine Krankheit und keine Psychose, sondern eine natürliche Reaktion des Körpers. Offenbar erhält der Körper der Mutter in der dritten Woche des beginnenden Lebens ein Signal, seine Eßgewohnheiten zu ändern. Viele Gerüche und Geschmäcker, die die

Frau normalerweise schätzt, werden in den ersten drei Monaten abgelehnt und lösen Übelkeit und Erbrechen aus. [490]
Was könnte der Sinn für dieses Verhalten sein? Nahrungsmittelaversionen sind gewöhnlich Mechanismen, die uns helfen, Gifte zu vermeiden. Was uns nicht guttut, merkt sich der Körper unwillkürlich und mag es - zumindest für eine bestimmte Zeit - nicht mehr. Jeder, der schon einmal verdorbenes Fleisch oder Muscheln gegessen hat, kann das bestätigen. Wer das Pech hatte, kurz vor dem Ausbruch einer Kinderkrankheit zum ersten Mal Ananas probiert zu haben, dem wird diese Frucht Zeit seines Lebens nie wieder schmecken. [569, 712] Er kann es willentlich auch nicht mehr ändern, denn gelernt ist gelernt.
Unsere Lebensmittel können aber nicht nur gesundheitsschädlich sein, wenn sie verdorben sind. Neben bakteriellen Giften und Krankheitserregern gibt es natürlich noch die zahllosen Abwehrstoffe in pflanzlichen Lebensmitteln, so z. B. das recht giftige Solanin der Kartoffel (s. S. 135ff.). Durch Verarbeitung und Züchtung haben wir dafür gesorgt, daß uns diese Gifte in aller Regel nicht mehr gefährlich werden können. Anders im Falle einer Schwangerschaft. Auf den Embryo, der sehr empfindlich ist, wirken schon kleinste Mengen, die das Befinden seiner Mutter noch gar nicht beeinträchtigen. Bei ihm kann beispielsweise das Solanin Mißbildungen wie offene Rückenwirbel (Spina bifida) auslösen. [331] In Irland, einem Land, in dem viel Kartoffeln verzehrt werden, gibt es auch die meisten Babies mit Spina bifida. Pflanzenkrankheiten wie die Kartoffelfäule regen zur vermehrten Bildung der Abwehrstoffe an. Überall dort, wo die Fäule auftritt, kommen vermehrt Kinder mit dieser Mißbildung zur Welt. [213, 327]
Den Schutz, den der Embryo vor natürlich vorkommenden Pflanzen- und Bakteriengiften aus der Nahrung hat, ist das Erbrechen der Mutter. Diesen Schutz benötigt er nur in den ersten drei Monaten, denn in dieser Zeit ist er am empfindlichsten. Vom 20. bis 56. Tag nach der Empfängnis bilden sich die Organe aus, das Zentrale Nervensystem, Herz, Augen und Ohren werden angelegt. In diesem Zustand braucht er noch nicht viele Nährstoffe. Für ihn ist

wichtiger, daß diese äußerst empfindlichen Prozesse ungestört und ohne die geringste Gifteinwirkung ablaufen können. Das heißt, für ihn ist es optimal, wenn die werdende Mutter gerade jetzt nicht viel ißt, wenn sie jetzt auch eine Abneigung gegen Genußmittel wie Tee, Kaffee und Kakao empfindet. Und genau dies ist eine Konsequenz aus der Übelkeit während der Schwangerschaft. [490]
Medizinische Studien belegen, wie wichtig dieser Schutzmechanismus ist: Frauen, die während der ersten drei Monate stark an Übelkeit litten, haben weniger Fehlgeburten als jene, denen es in dieser Zeit gutging. [490] Sind die Organe beim Embryo erst einmal angelegt, wird aus ihm ein Fötus. Jetzt kann nicht mehr so viel passieren. Das Wachstum setzt ein, er braucht viele Nährstoffe und – wie auf Knopfdruck – ist es auch mit der Übelkeit der Mutter vorbei. Sie ißt wieder normal, nimmt an Gewicht zu und ihr Baby auch. [490, 788]
Offenbar kann aber auch der heranwachsende Fötus das Eßverhalten der Mutter beeinflussen. Daher auch das rätselhafte Verlangen auf Saures, das Schwangere oft befällt. Natürlich gesäuerte Produkte, wie etwa die berühmte Gewürzgurke, enthalten besonders viel vom Vitamin namens PQQ, das für den Aufbau der Placenta benötigt wird. (s. S. 45)
Diese feinen Regulationsmechanismen laufen für die Schwangere unbewußt ab, zum Wohle des Embryos. Für den beginnt nicht nur die Ernährung im Mutterleib. Föten von Säugetieren können bereits Gerüche erkennen. [610] Wenn wir einen biologischen Sinn unterstellen – und die Biologie macht nichts »umsonst« –, dienen die Geruchsnerven des Ungeborenen wohl dazu, die Eigenschaften des Fruchtwassers wahrzunehmen. Denkbar ist, daß die Nahrung der Mutter dessen sensorische Qualitäten beeinflußt. Dies würde Sinn machen, denn es handelt sich um Speisen, die erprobt sind und geschätzt werden. So wird der Appetit des Kindes möglicherweise individuell an das Nahrungsangebot seines späteren Lebensraumes angepaßt. Aus Tierversuchen ist jedenfalls bekannt, daß bereits Föten ausgeprägte Geschmacksvorlieben entwickeln können. [630]
Man weiß auch, daß Föten ab und zu Fruchtwasser schlucken, und

das schon im ersten Schwangerschaftsdrittel. [491] Eigentlich bräuchte das Kind das nicht, denn es wird über die Nabelschnur gut mit Nährstoffen versorgt. Doch das Fruchtwasser enthält Substanzen, die die Reifung des Magen-Darm-Traktes fördern, zum Beispiel die sogenannten epidermalen Wachstumsfaktoren, sowie Gastrin, ein Verdauungshormon. Bei Kaninchenföten, denen man die Speiseröhre abschnürte, damit sie kein Fruchtwasser trinken konnten, war die Darmentwicklung erheblich gestört. [491] Durch das Schlukken von Fruchtwasser wird das Verdauungssystem gewissermaßen trainiert, um auf die Nahrung nach der Geburt vorbereitet zu sein: die Muttermilch.

Die Schluckimpfung aus der Brust

In gewisser Hinsicht ist die Stillphase für die Frau eine Fortsetzung der Schwangerschaft. Vor der Geburt wurde der Fötus über das Blut und die Nabelschnur mit allem was er brauchte versorgt. Jetzt bekommt er als Säugling das gleiche frei Haus über die Brust geliefert. Die Muttermilch ist das Lebenselixier, auf das er in den ersten Monaten angewiesen ist und ohne das er nicht optimal wachsen und gedeihen kann. Muttermilch ist und bleibt das maßgeschneiderte Lebensmittel für den Säugling. Selbst die Industrie gibt inzwischen kleinlaut zu: Stillen sei das Beste für das Kind. [443]
Sicher, Muttermilch ist stark mit Umweltgiften belastet, die wir im Laufe der letzten Jahrzehnte in die Welt gesetzt haben. Das liegt daran, daß viele Fremdstoffe, ob es nun Pestizide, Kühlmittel oder Sexuallockstoffe aus Kosmetika sind, sich in der Nahrungskette anreichern – und an deren Ende steht der Mensch. Keine andere Bevölkerungsgruppe nimmt größere Mengen an solchen Schadstoffen auf als der gestillte Säugling. [492] Und als käufliche Säuglingsnahrung wäre die Muttermilch aufgrund der hohen Belastung längst nicht mehr zugelassen. Ihre Rückstandsgehalte liegen sogar zehnmal höher als die der Kuhmilch, weil die Frau vor der ersten »Milchabgabe« ca. zwanzig Jahre lang Umweltgifte in ihrem Körper

speichert. Und weil ein Rind mit etwa 5.000 Litern Milch pro Jahr die Schadstoffe viel stärker verdünnt. Das Schadstoffproblem läßt sich nicht durch den Kauf rückstandsgeprüfter Gläschenkost lösen, sondern nur durch eine Chemiepolitik, die dafür sorgt, daß das Grundnahrungsmittel des Säuglings wieder schadstoffarm wird.

In den 50er Jahren, als die Ersatzmilchen der Industrie mit einem unvergleichlichen Werbefeldzug die Supermarktregale bei uns eroberten, als es »modern« wurde, nicht zu stillen und selbst Hebammen und Kinderärzte die Ersatzmilchen empfahlen, da betrachtete man die Muttermilch noch als reines Nährstoffgemisch, das man einfach nachmachen und sogar verbessern kann, wenn man ihre stoffliche Zusammensetzung analysiert und optimiert.

Aber wie so oft, wenn Menschen versuchen, die Natur auszutricksen, erlitt man auch hier Schiffbruch. Zahlreiche Studien bewiesen, daß im Gegenteil gerade gestillte Kinder seltener an Allergien, Zuckerkrankheit oder Arteriosklerose leiden als Flaschenkinder. [470, 471, 493, 495] Muttermilch läßt seltener Mundfäule und Karies auftreten, schützt besser vor Magen- und Darminfekten, vor Mittelohrentzündungen und vor Erkrankungen der Lunge. [496, 497-499, 593, 709, 710]

Geburt und Kinderkrankheiten stellen seit jeher eine große Gefahr für die Menschen dar. Der modernen Hygiene und den Antibiotika ist es zu verdanken, daß die Säuglings- und Kindersterblichkeit in Europa drastisch gesunken ist. Früher wurden die Kinder länger gestillt, und das mit gutem Grund. Es war die Frauenmilch, die das Überleben der Kinder bei Wundstarrkrampf, Kinderlähmung, Diphterie und Keuchhusten sicherte. Sie half zwar nicht immer, aber oft.

Das Immunsystem des Säuglings ist erst nach neun Monaten Stillen voll ausgebildet und selbständig. Für die Zwischenzeit erhält er Krankheitsschutz von der Mutter. In den ersten Lebenswochen finden sich in der Frauenmilch enorme Mengen an lebenden weißen Blutkörperchen. [110, 593] Diese Blutkörperchen sind die Polizisten des Körpers. Sie »fressen« die Krankheitserreger auf oder »vergiften« sie mit schädlichen Sauerstoffradikalen. Da sich die Keime verständlicherweise gegen einen Verzehr sperren, hilft den Blutkörperchen ein weiterer Stoff aus der Muttermilch, das Fibronectin, beim »Verschlucken« der Bösewichte. [110]

Der Schutz vor Krankheitserregern ist für das Neugeborene so wichtig, daß die Abwehr, die ihm die Mutter via Milch liefert, breit gefächert ist. Eine zentrale Rolle spielt dabei das Lactoferrin. Es entreißt den Mikroben einen ihrer wichtigsten Wuchsstoffe, das Eisen. Weil es für die meisten Krankheitserreger lebenswichtig ist, bedroht Eisen immer ein wenig unsere Gesundheit. Natürlich braucht unser Körper das Eisen auch, zum Beispiel für einen reibungslosen Transport von Sauerstoff. Zum Schutz vor Krankheitskeimen reguliert der Körper das verfügbare Eisen stets auf ein niedriges Niveau. Bei Infekten sinkt der Eisenpegel im Blut sofort ab. [102] Damit wird auch klar, weshalb es in den letzten Wochen der Schwangerschaft zu einem scheinbaren »Eisenmangel« kommt: Es ist die uralte Versicherung für Mutter und Kind gegen Infektionen bei der Geburt. (s. S. 56f)

Einerseits muß zwar der Säugling mit Eisen versorgt werden, andererseits müssen Krankheitserreger von ihm ferngehalten werden. Dem Lactoferrin in der Muttermilch obliegt nun die Aufgabe, im Darm des Säuglings jedwedes Eisen sofort abzufangen oder es den Mikroben zu entreißen, um ihre Vermehrung zu stoppen. [634, 782] Es liefert das Eisen dann an der Darmwand ab, wo es vom Säugling aufgenommen wird. Lactoferrin ist ein Eiweiß, daß so konstruiert ist, daß es vom Säugling kaum verdaut und damit nicht unwirksam gemacht werden kann. [494, 699, 750] So bleibt es bis in die Windeln aktiv. [447, 636, 637] Diese »Eisenverarmung« durch das Lactoferrin ist so effektiv gegen ungebetene Gäste, daß es inzwischen auch als Konservierungsmittel benutzt wird. [634]

Lactoferrin ist nur einer von mindestens 20 Eiweißstoffen, die die mütterliche Brust produziert und deren Aufgabe darin besteht, Krankheitserreger abzutöten. [110] Zu nennen wäre zum Beispiel noch das Lysozym, das die Zellwände der Mikroben zerschneidet. [710] Auch das Lysozym wirkt bis in die Windeln. Und es kann sogar zwischen »guten« und schädlichen Bakterien unterscheiden. Die nützliche Darmflora des Säuglings läßt es ungeschoren. [637] Übrigens lindern sowohl das Lysozym als auch das Lactoferrin Entzündungen. Und Lysozym wird wie Lactoferrin inzwischen zur Lebensmittelkonservierung benutzt. [635]

Zu den »Waffen« der Muttermilch gehören auch noch bestimmte Zuckerstoffe, die sogenannten Oligosaccaride. Sie enthält über 130 verschiedene Arten davon, die für den Säugling unverdaulich sind. Sie dienen weniger der Ernährung als der Verteidigung, indem sie den Angriff von Krankheitserregern im Darm blockieren. Salmonellen beispielsweise suchen spezielle Ankerplätze an der Darmwand auf, an denen sie sich festhalten. Diese Ankerplätze werden von den Oligosacchariden besetzt, so daß die Erreger »abrutschen« und mit dem Stuhl in der Windel landen. [633, 637, 780]

Die Oligosaccharide entfalten aber noch eine besondere Wirkung. Mit ihnen reguliert die Mutter die Darmflora ihres Sprößlings. Sie fördern das Wachstum der Bifidusbakterien, die Kennzeichen einer gesunden Verdauung sind. Diese Bakterien bauen die Oligosaccaride und den Milchzucker zu Milchsäure und Essigsäure ab. In diesem sauren Milieu können Krankheitserreger, wie Clostridien und Enterobakterien, wiederum nicht mehr gedeihen. [447]

Neben diesem allgemeinen Schutz produziert die Mutterbrust aber auch noch maßgeschneiderte Abwehrstoffe gegen die gerade grassierenden Infekte. Hier wird der Säugling quasi gegen alle aktuellen Keime geimpft, die in der Umgebung der Mutter herumschwirren. Diese ganz individuelle »Schluckimpfung« nimmt ihren Anfang im Darm der Mutter. Dort befinden sich spezielle Zellgruppen, die sogenannten Peyerschen Plaques. Hier werden die Keime erkannt und ihre Oberflächenstruktur auf weiße Blutkörperchen »eingeprägt«. Sie transportieren diese Information zur Brustdrüse, wo entsprechende Antikörper gegen genau diese Keime gefertigt werden. Diese sogenannten Immunoglobuline werden nun noch mit einem Schutz vor der Verdauung des Säuglings ausgestattet und in die Muttermilch entlassen. Beim Stillen gelangen sie in den Darm des Säuglings, wo sie sich anheften und auf

»ihren« Erreger warten, um sich an ihm festzuklammern. Damit verhindern sie, daß sich der Erreger an der Darmwand festhaken kann. [637, 709]
Der gleiche Vorgang findet auch in der Lunge der Mutter statt, um so den Nachwuchs gegen Infekte aus der Atemluft zu schützen. [637]
Das bedeutet, daß jede Mutter, die ihr Kind stillt, automatisch ihr Kind gegen alle aktuellen Keime ganz individuell »impft«. [632] Es sind also nicht die einzelnen »Nährstoffe« der Ernährungswissenschaft, die der Menschheit das Überleben sicherten, sondern das System Muttermilch, das weit mehr als die Summe seiner (immer noch weitgehend unbekannten) Einzelteile darstellt.
Allen Müttern kann man nur raten, ihrem eigenen Körper und dem gesunden Menschenverstand zu vertrauen. Allen, die nicht stillen können, zum Trost: Natürlich sind lebensbedrohende Infekte bei Säuglingen dank moderner Hygiene und entsprechender Antibiotika in unserer Gesellschaft relativ selten. Die Unterschiede zwischen gestillten und nicht gestillten Kindern fallen hierzulande deshalb nicht so kraß aus, wie die Ausführungen vielleicht vermuten lassen. In den Ländern der Dritten Welt sieht das allerdings anders aus. Dort sind die hygienischen Bedingungen einfach so schlecht, daß das Stillen das billigste und wirksamste Mittel zum Überleben ist. [709] Leider gilt es aber auch in diesen Ländern – dank findiger Werbestrategien – als chic, dem Kind die Flasche zu geben. Das hat, wie die *Ärzte-Zeitung* berichtete, die traurige Konsequenz, daß jährlich über eine Million Kinder an den Folgen falscher Ernährung starben. [256] Diese Toten tauchen in keinem Geschäftsbericht auf.

Stillen – prägend fürs Leben

Je mehr die Wissenschaft über die Wirkungen der Muttermilch auf den Säugling herausfindet, desto mehr Überraschungen erlebt sie. So weiß man erst seit kurzem, daß die Eiweiße der Milch entgegen der klassischen Vorstellung im Darm des Säuglings nicht komplett in ihre Bausteine, die Aminosäuren, zerlegt werden, sondern als größere Bruchstücke ins Blut gelangen. [607] Im Körper wirken diese Bruchstücke dann als Hormone und Opiate (s. S. 228ff.), die die Verdauung, aber auch die Stimmung und das Verhalten des Kindes steuern. Sie regulieren den Einbau von Calcium in den Knochen genauso wie das Wachstum der Nerven. Ihre Zahl ist kaum noch zu überblicken.

Ob solche nervenbildenden Hormone der Grund dafür sind, daß gestillte Kinder im Durchschnitt klüger sind als Flaschenkinder, kann man bezweifeln, die intelligenzsteigernde Wirkung von Muttermilch dagegen nicht. Diese konnten englische Kinderärzte beweisen. Sie untersuchten 1.000 Frühgeborene. Schon nach 18 Monaten zeigte sich ein deutlicher Entwicklungsvorsprung der Kinder, die überwiegend mit Muttermilch ernährt wurden. Erst kürzlich hat man rund 300 dieser Kinder im Alter von 7-8 Jahren nachuntersucht. Ergebnis: ein um knapp 10 Punkte höherer Intelligenzquotient bei den Muttermilchgenährten. Die Wissenschaftler vermuten, daß in der Muttermilch wichtige Inhaltsstoffe enthalten sind, die die »Gehirnentwicklung und Reifung besser fördern können«. [606]

Einer dieser wichtigen Inhaltsstoffe könnte, neuesten amerikanischen Forschungen zufolge, das allseits verteufelte Cholesterin sein. Fertignahrungen für Babies enthalten weniger Cholesterin als die Muttermilch. Um sie auf den Stand der Muttermilch zu bringen, müßte man sie extra damit anreichern. Man stelle sich die Reaktion der verunsicherten Mütter vor, wenn sie auf der Packung lesen würden: »Jetzt mit extra viel Cholesterin«. Da packt man zur Beruhigung der Mütter doch lieber ein paar dubiose Vitamine hinein. Cholesterin ist wichtig für den Aufbau der Nervenzellen und des Gehirns, das zu 10 bis 20% aus purem Cholesterin besteht, läßt man den Wassergehalt unberücksichtigt (s. S. 73). Offenbar reicht die körpereigene Synthese des Säuglings nicht aus, um den Bedarf zu decken. Zumindest bei Schweinen scheint es so zu sein, daß eine ungenügende körpereigene Cholesterinbildung eine normale Gehirnentwicklung verhindert. [595] Gab man diesen Tieren Cholesterin mit der Nahrung, so verbesserte sich ihr Zustand. Dasselbe konnte auch für Kälber nachgewiesen werden. [595] Der hohe Cholesteringehalt der Muttermilch könnte deshalb verantwortlich dafür sein, daß Stillkinder geistig »fitter« sind.

Muttermilch – das Geheimnis liegt in der Verpackung

Wie schafft die Muttermilch nur diese vielfältigen Wirkungen? Mit einem reinen Nährstoffmix entsprechend der üblichen Nährstoffempfehlungen gelänge das sicher nicht. Würde man z. B. wichtige Mineralien wie Sulfat, Calcium und Magnesium auf einmal verabreichen, wären sie für den Körper wertlos. Sulfat würde mit dem Calcium zu unlöslichem Gips reagieren. Käme Magnesium hinzu, bildeten sich unverdauliche chemische Verbindungen. [494] Und in diesem Zustand kann der Körper des Kindes sie nicht aufnehmen, sie würden mit dem Stuhl ausgeschieden werden. Daher schwimmen die vom Säugling dringend benötigten Mineralien nicht etwa einfach in der Milch herum, sondern sind in kleine Eiweißkügelchen gepackt. [494] Das Sulfat ist dann an einen Transporteur gekoppelt, an die N-Acetylneuramin-Lactose. Erst im Darm des Neugeborenen wird das Sulfat freigesetzt. Auch ein Teil des Calciums ist vorsorglich an ein Eiweiß gebunden, damit es geschützt die Darmwand des Säuglings passieren kann und vom Blut an die Stellen des Körpers transportiert wird, an denen es gebraucht wird. [494, 716]

Auch Fett ist nicht einfach »Fett«, zumindest nicht in der Milch. Hier ist es in kleine Kügelchen verpackt, die von einer Eiweißhülle umgeben sind. Diese schützende Hülle verhindert, daß das Fett zusammenklebt und als großes Fettauge obenauf schwimmt. Sie sorgt aber auch dafür, daß die Nähr- und Spurenstoffe in der Milch gut verpackt sind. Das ist wichtig, denn bei der Verdauung werden die verschieden Schichten des Kügelchens erst nach und nach angegriffen. So werden die eingelagerten Spurenstoffe wie Kupfer und Eisen erst dann freigegeben, wenn der Körper sie auch verwerten kann. Ein großer Teil dieser Kügelchen geht jedoch unversehrt vom noch unvollständig ausgebildeten Darm des Säuglings direkt ins Blut über, wo sie andere wichtige Funktionen haben. [234, 638]

Abb. 11: Die Kugeln in der Kugel - eine ideale Verpackung

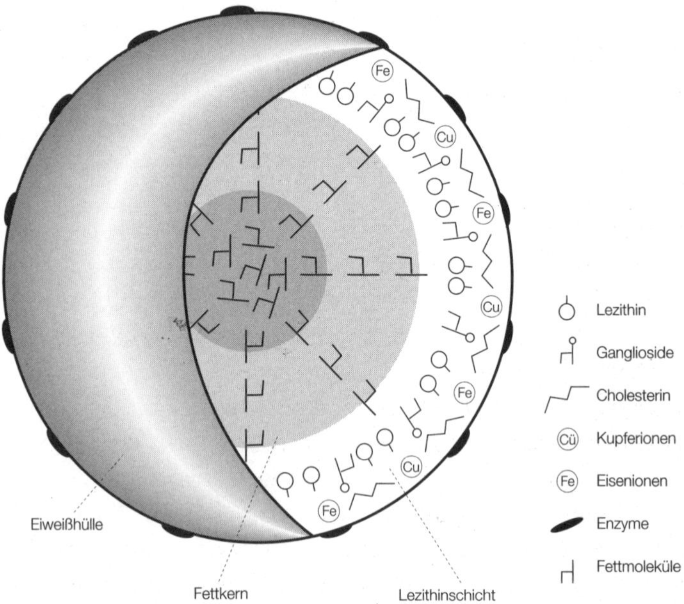

Die Hülle des Kügelchens ist eine komplizierte Membran, die neben Eiweiß auch viele andere biologisch wirksame Substanzen, wie zum Beispiel Ganglioside, enthält. [596, 633] Ganglioside gelten als Nervenschutzstoffe und werden vom wachsenden Gehirn benötigt. Sie haben, wie die mei-

sten Stoffe in der Muttermilch, vielfältige Aufgaben, die sie der Reihe nach wahrnehmen. Bevor sie ins Gehirn eingelagert werden, regeln sie Wachstum und Zellkommunikation. [631] Außerdem helfen sie bei Krankheiten: Ganglioside fangen bakterielle Gifte wie das der Cholera-Erreger ab und binden Grippeviren. Dafür reichen bereits einige Millionstel Milligramm aus. [596]
Ein spezielles Enzym aus dem Speichel des Säuglings ist in der Lage, durch die Kugelhülle durchzuschlüpfen und im Innern der Fettkügelchen ganz bestimmte Fettsäuren freizusetzen. [633] Diese freien Fettsäuren helfen bei der Krankheitsabwehr. Sie sind in der Lage, Durchfallviren abzutöten. [609] Die eigentlichen Wirkstoffe entstehen also oft erst auf dem Weg vom Mund zum Darm.

Stillen hat aber auch noch ganz andere Auswirkungen auf das weitere Leben des Kindes. So weiß man, daß Flaschenkinder eher zu Fettsucht neigen. [14, 608, 611] Babies scheinen an der Flasche viel mehr zu trinken, als ihnen guttut, sie scheinen nicht rechtzeitig zu merken, wenn sie satt sind. An der Brust kann das nicht passieren, denn Frauenmilch ändert während des Stillens ihre Zusammensetzung. Anfangs ist sie etwas wässriger, damit das Baby seinen Durst stillen kann, dann wird sie dicker, damit der Säugling auch satt wird. [488] Da dies für den Säugling mit kräftiger Saugarbeit verbunden ist, lernt er, energetische Unterschiede zu erkennen und zu bewerten. Bei der Flasche, aus der eine gleichbleibende, leicht verfügbare Lösung rinnt, wird die Sättigungsregulation nicht in gleichem Maße trainiert. [488]
Sogar ein Einfluß des Stillens auf das spätere Sexualverhalten konnte nachgewiesen werden. Die Brustwarzen sind von Drüsen umgeben, die vermittels ihrer Duftstoffe dem Säugling beim Auffinden der Nahrungsquellen helfen. [711] Aus Tierversuchen ist bekannt, daß die Wahrnehmung dieses Geruchs später die Potenz

der männlichen Nachkommen positiv beeinflußt. [597] Eine solche Wirkung ist naheliegend, da diese Geruchsstoffe aus Sexualhormonen entstehen.

Der Geschmack der Muttermilch ändert sich mit der Speisenfolge der Mutter. Dadurch werden bestimmte Geschmacksmuster erlernt und bei Bedarf im späteren Leben vom Appetit aktiviert. [514] Die prägende Wirkung der ersten Geschmackseindrücke wird übrigens zu einem perfiden Kunstgriff in der Schweineproduktion mißbraucht: Futteraromen beseitigten den mißlichen Tatbestand, daß man mit dem erneuten Decken der Zuchtsau normalerweise so lange warten muß, bis die Ferkel entwöhnt sind. Die Sauen bekommen deshalb gleich nach dem Werfen Aromapräparate ins Futter, die bis in die Sauenmilch gelangen. Damit prägen sie die neugeborenen Ferkel auf eine bestimmte Geschmacksrichtung. Hat sich der Nachwuchs daran gewöhnt, wird das gleiche Präparat dem Ferkelfutter beigemischt, das nun viel früher verfüttert werden kann. [612]

Zur Klärung, inwieweit solches auch für den Menschen gilt, führte das Sensorik-Unternehmen ASAP in München zusammen mit einem der Autoren einen Versuch durch. Da die Muttermilch-Ersatzpulver gewöhnlich mit dem Aromastoff Vanillin geschmacklich korrigiert wurden, ließen wir 130 Jugendliche und Erwachsene zwei fast identische Proben handelsüblichen Ketchups probieren, die sich lediglich dadurch unterschieden, daß einer Probe etwas Vanillin zugesetzt war. Der vanillinhaltige Ketchup wurde von ehemaligen »Flaschenkindern« 4 mal so häufig bevorzugt als von Testpersonen, die angaben, gestillt worden zu sein. Das heißt, daß wir den in frühester Kindheit einmal erlernten Geschmacksprägungen bis ins Erwachsenenalter treu bleiben.

Die Muttermilch ist ein schönes Beispiel dafür, wie die Natur vorsorgt. Sie ist ein optimales Nährsystem für den Säugling, seine beste Krankenversicherung und prägt ihn bis ins Erwachsenenalter. Trotzdem schaffen es hierzulande nur 2-6 Prozent aller Mütter, ihren Nachwuchs bis zum Alter von vier Monaten zu stillen. [598] Zuviel steht dagegen: stillunfreundliche Kliniken, die

Hektik des Alltags, eigene Angewohnheiten (so fangen besonders Raucherinnen das Stillen oft gar nicht erst an), eine Gesellschaft, in der das Stillen immer noch verpönt ist, weil es »der Figur schadet«, die Bequemlichkeit der Fertigkost und nicht zuletzt die Verunsicherung der Mütter durch Werbung. So bedauern Dortmunder Kinderärzte, die das Stillverhalten von 1.500 Frauen untersuchten, daß »selbst viele vollstillende Mütter Beikost nach den notorisch verfrühten Empfehlungen der Industrie einführten«. [598]

Training für den Appetit

Versetzen wir uns doch einmal in die Situation eines Kleinkindes. Kaum von der Mutterbrust entwöhnt, fängt das Elend mit dem Essen an. Da bekommt es Breie verabreicht, aus Milchpulver, Aromastoffen, Molkeeiweißen und mit heißem Wasser angerührt, Babygläschen, die nichts Besseres sind als dreimal erhitzte Konserven. So, als ob es all die leckeren Sachen, die Papa und Mama essen, nicht gäbe. Die Obstschale zum Beispiel mit Kiwis, Äpfeln, Orangen und Birnen. Für das Baby gibt's da höchstens mal eine Banane. Die leckere Brokkolisuppe, die es zum Mittag gab, die Leberwurst zur Vesper oder der Kräuterquark »sind nichts« für Kinder. Und geht's mal in die Wirtschaft, findet sich auf jeder Karte ein »Kindermenü«, das aus Schnitzel mit Pommes, Salat und einem Lutscher besteht. Seien Sie ehrlich: Hätten Sie Lust, diesen Einheitsbrei zu essen?
Die Mär, daß Kinder spezielle, für sie gemachte Nahrung essen sollten, wird von der Industrie nur allzu gerne verbreitet. Hat sich doch ein ganzer Wirtschaftszweig auf Breie und Gläschenkost spezialisiert. Kinder- und Juniormenüs aus dem Glas oder aus der Mikrowelle, hübsch bunt verpackt, sind der Renner. Schließlich wird auch das Gewissen der Mutter beruhigt, wenn sie dieses kontrolliert schadstoffarme, biologisch angebaute, vitamin- und mineralstoffangereicherte Produkt kauft. Und schließlich (aber das gibt

keine Mutter gerne zu) dient eine solche Kinderernährung auch der eigenen Bequemlichkeit. Mama muß sich keinen abwechslungsreichen Speiseplan überlegen und noch nicht mal eine Kartoffel kochen. Vom Supermarktregal in die Mikrowelle auf den Teller: bequeme, sichere, moderne Kinderernährung. Die Frage ist bloß, ob sie auch dem Kind nützt.

Wie können die Eltern aber nun ein gesundes Eßverhalten fördern, was können, sollen und dürfen Kinder essen? Können Kinder überhaupt schon wissen, was ihnen bekommt und was nicht? Diesen Fragen ging eine amerikanische Kinderärztin, Dr. Clara Davis, in den 20er Jahren unseres Jahrhunderts nach. Ihre Experimente zur bedarfsgerechten Kinderernährung wurden zu Meilensteinen der Ernährungsforschung. [599, 600]

Forschungsobjekt waren in einem ihrer Versuche drei Jungen im Alter von 6 bis 9 Monaten, die von ihren Müttern noch voll gestillt wurden. Nach drei Tagen, in denen sich die Babies an ihre neue Umgebung, die Kinderstation des Mount-Sinai-Krankenhauses in Cleveland, gewöhnt hatten, begann das Abstillen. Die Kinder wurden einzeln vor ein Tablett mit Schälchen voller Nahrungsmittel gesetzt. Von diesen konnten sie probieren, was und soviel sie wollten. Eine Krankenschwester saß still dabei und gab ihnen nur etwas mit dem Löffel, wenn sie auf ein Schälchen deuteten und ihren Mund öffneten. Die Kinder konnten mit den Fingern oder mit dem Löffel essen, wie es ihnen beliebte.

Das Angebot war breit gefächert. Da gab es alle möglichen tierischen und pflanzliche Produkte: Knochenmark, Äpfel, Fisch, Bananen, Innereien, Eier, Ananas, Erbsen, Pfirsiche, Rote Beete, Sauermilch, Karotten, Blumenkohl, Spinat, Kartoffeln, Vollkornmehle, Rindfleisch und Lamm oder Hühnchen. Sie wurden grob zerkleinert und roh serviert oder in Dampf gegart, ohne Salz oder Gewürze. Sogar Innereien, Knochenmark und Fleisch wurden auch roh angeboten. Dazu wurde Wasser, Orangensaft, Milch und Sauermilch zum Trinken gereicht. Es gab keinen Zucker, keine Trockenfrüchte oder Honig, ebenso keine Verarbeitungsprodukte wie Brot, Butter, Käse oder Wurst, mal abgesehen von ein paar

Abb. 12 : Anteile der Lebensmittel am Speiseplan der drei Kinder über den gesamten Versuchszeitraum

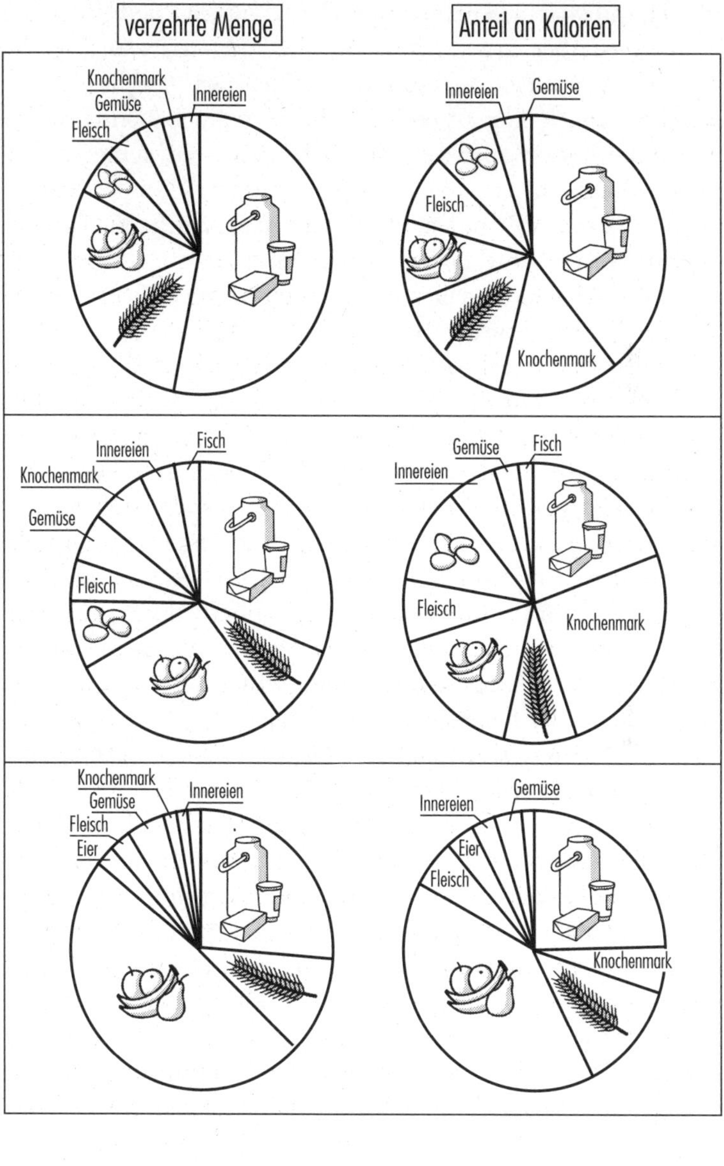

»Roggen-Crisps«, von denen Dr. Davis annahm, sie seien »natürlich«.
Es gab Anfangsschwierigkeiten: Ein Kind versuchte, direkt mit dem Mund vom Tablett zu essen, ein anderes, aus den Schälchen zu trinken. Aber nach zwei Wochen aßen alle mit den Fingern. Anfangs probierten sie alles aus, spuckten es vielleicht beim ersten Mal aus. Später gab es keine Probleme mehr, kein Theater beim Essen, kein Spucken, kein Bauchweh und keine Verdauungsstörungen.
Alle drei Kinder haben sich etwas anderes ausgesucht. Ein Kind aß überwiegend Früchte, ein anderes in erster Linie Milchprodukte, das Dritte vertilgte erstaunlich viel Knochenmark. Das alles verwundert nicht: Obst ist relativ frei von Abwehrstoffen gegen unsere Verdauung, es wird vom Kleinkind gut vertragen. Gleiches gilt für die Milch. Auch der Verzehr von Knochenmark liegt nahe, wenn man bedenkt, daß es ein wichtiges Nahrungsmittel in der Menschheitsgeschichte darstellte (s. S. 97). Auch der niedrige Getreideanteil vermag nicht zu überraschen (s. S. 146). Vor allem aßen die Kinder Hafer, der, wie wir gesehen haben, als einziges Getreide für den Menschen in Form von (fast) rohen Flocken verzehrbar ist. Ansonsten nahmen sie sehr wenig, aber ausschließlich gekochtes Vollkorngetreide – und natürlich die »Roggen-Crisps«. Rohe Breie aus Mais oder Weizen rührten sie nur selten an. [599]
Halten wir fest: Jeder Mensch hat offenbar andere Vorlieben – von Geburt an. Für jeden Menschen ist etwas anderes gut. Das ist auch kein Wunder. So wie wir Menschen alle anders aussehen, manche sind klein, andere groß, manche dürr und manche dick, so gibt es keine »verbindlichen Ernährungsempfehlungen« für alle. In einem Fachbuch über die Biologie der Nahrungsauswahl heißt es: »Mägen beispielsweise variieren in Größe, Form und Kontur (...). Sie unterscheiden sich auch in ihrer Arbeitsweise (...) Eine Studie der Mayoklinik an 5.000 Personen ergab (...), daß sich der Pepsingehalt (ein wichtiges Verdauungsenzym) der Magensäfte wenigstens um den Faktor 1.000 unterschied. Ähnlich schwankt der Gehalt an Magensäure. (...) Solche Unterschiede sind teilweise

für die Tatsache verantwortlich, daß wir nicht mit derselben Häufigkeit oder die gleichen Mengen essen, noch dieselben Speisen wählen.« [449]

So auch bei dem Versuch von Dr. Davis. Die Nahrungsauswahl erfolgte offenbar spezifisch auf den jeweiligen Stoffwechsel, das heißt, auf die jeweiligen Bedürfnisse des Kindes hin. Denn es stellten sich gewisse Präferenzen ein, die sich an den physiologischen Merkmalen des Körpers orientierten: So aß zum Beispiel ein Kind mit wenig Magensäure vorzugsweise saure Produkte, die von dem Kind mit der meisten Magensäure gemieden wurden. Ein rachitiskranker Junge bekam Lebertran mit aufs Tablett. Von diesem aß er ab und zu, aber nur so lange, bis seine Rachitis ausgeheilt war.

Dr. Davis: »Die unmittelbaren Resultate (hinsichtlich der Ernährung) erscheinen mindestens gleichwertig mit den besten Resultaten, die mit den üblicherweise empfohlenen Diäten erreicht werden können.« Ein zweites Experiment, in dem Dr. Davis 15 Kinder im Alter von 6 bis 11 Monaten über 6 Jahre hinweg genauso ernährte, kam zum selben Schluß. [600] Diese Ergebnisse waren damals eine Provokation, denn die Kinder hatten im Gegensatz zu den »Experten« ja nicht mal studiert, geschweige denn Berufspraxis. Auch jegliches Nachahmungslernen war ausgeschlossen. Die Kinder waren gezwungen, ihre Auswahl nach eigenem Gusto zu treffen.

Erwähnenswert ist vielleicht noch, daß die Menüzusammenstellung der Kinder jeder Diätassistentin die Haare zu Berge stehen ließe. Da bestand zum Beispiel das Frühstück aus einem Glas Orangensaft und Leber, zu Mittag gab's einige Eier, Bananen und Milch und zum Abendbrot Fisch, Bananen, Tomaten und Orangen. Die Kinder ernährten sich jedoch vollkommen bedarfsgerecht, nahmen an Gewicht überdurchschnittlich gut zu, waren aber keineswegs fett, sondern einfach kräftig. Am Ende des Experiments mit den drei Kindern, an dem zwei der Jungen 6 Monate, der dritte ein Jahr lang teilgenommen hatten, waren es »lachende, aktive, glückliche Kinder, voller Pep, schliefen ruhig durch und zeigten keinerlei Zeichen von Nervosität«. [599]

»Der Trick des Experiments«, so Dr. Davis, ist der, »daß der Appetit der Kleinen sicher auch mal Fehler machte . . ., daß diese Fehler aber keine Rolle spielen, . . . wenn solche natürlichen Nahrungsmittel angeboten werden.« Diese Appetitsteuerung, vermutet sie, scheint aber zu versagen, »wenn stark verarbeitete Nahrungsmittel wie Zucker und Weißmehl angeboten werden, die ihre natürlichen Inhaltsstoffe verloren haben, aber ein so wichtiger Bestandteil der modernen Ernährung geworden sind«. [600]

Man mag der Interpretation von Clara Davis zustimmen oder nicht. Wesentlich ist, daß der Mensch über eine angeborene Steuerung seiner Nahrungsauswahl verfügt. Im Säuglingsalter wird die Steuerung auf die ihm offerierte Nahrung abgestimmt. Die metabolische Prägung, die wir in Kapitel 5 postuliert haben, funktioniert also, eine Beobachtung, die längst von aufmerksamen Ärzten bestätigt wurde. So erklärte Professor Ferdinand Hoff von der Uniklinik in Frankfurt/Main bereits vor drei Jahrzehnten, daß die instinktive Nahrungswahl ein Regulationsfaktor bei Krankheiten sei: »Nicht selten ist der Instinkt des Kranken eine bessere Richtschnur für die Diätetik, als eine unzureichend oder falsch begründete ärztliche Diätvorschrift«. [450, 809]

Gerade dieser Instinkt ist es, der unserem Appetit eine so ungeheure Macht verleiht. Professor Hoff [450]: »Die Natur belohnt die Erfüllung des instinktiven Triebverlangens mit Lustgefühlen, sie belastet die Nichterfüllung mit Unlustgefühlen. Wir kennen die Lust, die der erquickende Trank dem Durstenden, die nahrhafte Speise dem Hungernden bereitet. Die höchste Lust und das tiefste Leid, das durch die Erfüllung oder Enttäuschung des Geschlechtstriebes zustande kommt, ist von jeher ein Hauptthema der Dichtung. Friedrich Schiller, der ja seine Laufbahn als Militärarzt begann, sah die Zusammenhänge wohl richtig, denn er sagt über die Natur:

»›Einstweilen, bis den Bau der Welt
Philosophie zusammenhält,
Erhält sie das Getriebe
Durch Hunger und durch Liebe‹«

Ein kleiner »Lichtblick«

Der Herrscher eines großen Reiches suchte das Herz einer jungen Dame zu erobern, was ihm durch willentliches Brüten einfach nicht gelingen wollte. Er rief seinen Hofzauberer. Der braute ihm nach einigem Überlegen einen Trank, der den Liebeshungrigen seinem Ziele näherbringen sollte. Als dieser den Becher an die Lippen setzte, ermahnte ihn sein Zauberer: »Herr, das wichtigste hätte ich beinahe vergessen. Wenn Du diesen Trank zu Dir nimmst, darfst Du niemals an einen Bären denken. Sonst wirkt er nicht.« Und wenn er nicht gestorben ist, dann wandelt dieser unglückliche Monarch – vom Gedanken an Bären verfolgt – noch immer als Junggeselle durch seinen Palast.

So wie der Zauberer dieses Märchens arbeitet auch die Ernährungsaufklärung. Sie bringt uns bei, möglichst intensiv daran zu denken, was wir alles nicht essen dürfen. Bis unsere Gedanken nur noch ums Essen kreisen. Was wir aber brauchen, ist eine neue Lust am Essen, eine neue Eßkultur. Nicht das Schielen auf irgendwelche Pläne oder Tabellen hält uns gesund, sondern das Vertrauen auf die Eigenregulation unseres Körpers.

Nein, jetzt reden wir nicht mehr über Ernährung. Das Wesentliche ist gesagt. Wir wollen die selbstgefälligen Phrasen von »Ernährungsaufklärung«, von »Ernährungsbewußtsein« und »Ernährungserziehung« nicht mehr diskutieren. Wer etwas ändern will, muß andernorts ansetzen: Beim Hersteller in der Lebensmittelproduktion, beim Koch, beim Bäcker, in der Käserei, beim Bierbrauer und in der Schokoladenfabrik. Und nicht im Kopf des Verbrauchers!

Lebensmittel müssen auf die Physiologie des Körpers »passen« und nicht auf Modetheorien. Sie müssen so hergestellt sein, daß jedermann ohne nachzudenken essen kann, was ihm schmeckt. Eben so, wie es sich gehört. Gewöhnlich weiß jeder erfahrene Produktionsleiter recht genau, was darunter zu verstehen ist. Auch er wird in der Regel Verfahren und Rezepturen bevorzugen, mit denen wir eine »kulturelle Erfahrung« besitzen. Natürlich wird man

immer wieder Änderungen und auch Neues probieren, aber orientieren sollte man sich zunächst an den erprobten Vorbildern. Dann wird die Kundentreue steigen, was nebenbei auch langfristig die Rendite sichert.
Eine weitere Überlegung hat rein gar nichts mit Lebensmitteln zu tun. Sie gilt dem Licht. An sonnigen Tagen fühlen wir uns besser als bei Regen. Bleibt es ein paar Tage bedeckt, werden die Klagen über das »triste Wetter« zum Dauerthema: Der Mensch ist süchtig nach hellem Sonnenlicht. Das hat die Natur so eingerichtet, als sich die Menschheit im tropischen Klima entwickelte. Je weniger Licht in einem Land, also je nördlicher die Lage, desto mehr Depressive gibt es. Warum fahren die Menschen aus dem relativ sonnenarmen Deutschland im Urlaub vorzugsweise in den Süden?
Offenbar entscheidet die Lichtmenge in einem Land auch über den Konsum von »ungesunden« Genußmitteln. Die Wirkung des Lichts ist immerhin so stark, daß nicht nur Depressive damit geheilt werden [790], sondern auch Alkoholiker entwöhnt werden können, ohne daß sie ein Verlangen nach Psychopharmaka verspüren. [489] Psychopharmaka, die sie vielleicht in die nächste Sucht führen.
Sonnenscheindauer und Lichtintensität auf Erden können wir nicht beeinflussen. Was wir aber beeinflussen können, ist, wie oft wir ans Tageslicht treten. Als der größte Teil der Bevölkerung noch seine Arbeit draußen auf dem Felde verrichtet hat, war dies noch nicht wichtig. Heute, da wir uns überwiegend in geschlossenen Räumen aufhalten, wäre es eine Untersuchung wert, wie beispielsweise Glühbirnen, Halogenlampen und anderes Leuchtgerät auf unsere Stimmung und damit auf unseren Appetit wirken. Die Lichtintensität eines gleißenden Sommertages liegt bei 100.000 Lux. In einem hell erleuchteten Büro sind es 600 Lux, vor dem Bildschirm des Computers 300 Lux und in einem mäßig erleuchteten Zimmer 100 Lux, also nur noch ein Tausendstel dessen, was ein Sommertag bietet. [601] Auch wenn wir die Unterschiede nicht so kraß empfinden, weil sich unser Auge anpaßt und wir »trotzdem« noch alles sehen können, so leben wir in unseren Büros und

Wohnungen aus Sicht des Körpers in der Dunkelheit, in der Nacht, im Winter. Dies hat natürlich Auswirkungen auf unsere Befindlichkeit.
Sicherlich spielen auch die Eigenschaften des Lichtes und nicht nur seine Intensität eine Rolle: Warum empfinden wir den Blick in eine Kerzenflamme als so angenehm, daß sich damit in Restaurants der Umsatz steigern läßt? Sollte das nur eine späte Reminiszenz an jene Zeit sein, als die Menschheit in Ermangelung eines Fernsehers ins flackernde Lagerfeuer starren mußte?
Ein anderer Vorschlag: Unser Fensterglas fängt einen Teil der Strahlung, den die Sonne zur Erde schickt, ab. Längst gibt es geeignete Materialien, die Fensterglas mehr als ersetzen und für einen größeren Strahlungsbereich durchlässig sind. Auch dies dürfte sich auf die Laune und die Gesundheit des modernen Menschen auswirken. Doch bevor wir voreilige Schlüsse ziehen, muß man diese Überlegungen und Beobachtungen experimentell überprüfen und in geeignete neue Produkte umsetzen.
Das allerdings verlangt eine Abkehr von den bisherigen Ideologien, die als »Wissenschaft« getarnt, von den Hochschulen wie den Massenmedien in die Köpfe der Menschen lanciert werden. Wir wollen nicht wieder der ach so bösen Industrie und der Werbung die Schuld für alles in die Schuhe schieben. Sie waren nicht die Verursacher des Magerkeitswahns, der Kalorienzählerei und der Vitamanie. Sie haben sie später nur genutzt, zum Teil gezwungenermaßen. Kein Unternehmen hatte Interesse daran, seine Rezepturen zu ändern, mit Light-Produkten der eigenen Produktpalette Konkurrenz zu machen oder die Säfte mit teurer Chemie, spricht mit Vitaminen, zu »verunreinigen«. Nur wenige Bäcker versuchen, sich gegen den Unsinn, Brot und Gebäck zu jodieren, zur Wehr zu setzen. Mit begrenztem Erfolg. Denn die Verbraucher werden verführt, ihre »Marktmacht« ins Spiel zu bringen und nicht mehr zu jenen Bäckern zu gehen, die schlicht Brot verkaufen.
Heute hat sich aus den ernährungswissenschaftlichen Wunschvorstellungen eine Industrie entwickelt, die jene Wissenschaftszweige und ihre Vertreter nährt, die die Menschen erst verrückt gemacht

haben. Heute ist es ein gewaltiges Geschäft – ein Geschäft mit der Angst! Solche Milliardenmärkte gibt niemand freiwillig preis. Die Angegriffenen, die etablierten »Experten«, die ihre Mitmenschen ins Unglück geführt haben, werden ihre Posten und Pfründe zu verteidigen wissen. Da wird hinter den Kulissen noch so manche Schlacht geschlagen.

Lehnen Sie sich derweil entspannt zurück. Lassen Sie es sich ruhig schmecken, bis alle diese Fragen geklärt sind. Das ist allemal gesünder, als sich ums Essen und die Figur zu sorgen. Oder werden Sie aktiv. Tun sie etwas, irgend etwas, das Ihnen Spaß macht. Gehen Sie raus, unternehmen Sie was, allein oder mit anderen. Fordern Sie ihren Körper und Ihren Verstand, denn Aktivität steigert die Stimmung. Keine Fahrt mit der Seilbahn vermag die angenehme Erschöpfung nach einer Bergtour zu ersetzen. Suchen Sie sich spannendere und erfüllendere Aufgaben als Diäten. Das bringt Erfolgserlebnisse, und Sie fühlen sich wohl in Ihrer Haut, es hebt die Stimmung und schmeichelt der Seele.

Seien Sie bitte nicht enttäuscht, weil Sie hier keine Liste vorfinden mit all jenen Speisen, die man unbesorgt essen darf oder weil Ihnen die praktischen »Verbrauchertips« fehlen, die einem verraten, welche Produkte gerade auf dem Index stehen. Möglicherweise tun Sie mehr für Ihre Gesundheit und Ihr Wohlbefinden, wenn Sie Ihre Nährwerttabellen, Diätratgeber und Multivitaminpillen in den Müll werfen. Und haben Sie um Himmels willen kein schlechtes Gewissen dabei. Die Angst vor »Essenssünden« sollten Sie für alle Zeiten von ihrem Tisch verbannen. Sie gewinnen damit Zeit für Dinge im Leben, die wichtiger und erfreulicher sind als das Lesen all der nutzlosen Ratschläge. Und Sie ersparen sich Enttäuschungen. Genießen Sie in der gewonnenen Zeit Ihr Leben, gehen Sie – so Sie möchten – für das gesparte Geld anständig essen, gönnen Sie sich ein gepflegtes Schöppchen Wein und lassen Sie es sich gut gehen. Wir wünschen ihnen dabei ein recht herzliches:

Prost Mahlzeit!

9 Literatur

1 DGE, Empfehlungen für die Nährstoffzufuhr. Frankfurt 1991
2 Bayer W, Schmidt K, Vitamine in Prävention und Therapie. Stuttgart 1991
3 Cremer H-D et al, Die große Nährwert-Tabelle. München 1984
4 Pudel V, Ernähr. Umsch. 1975/22/S.58
5 Zwiauer K et al, Akt. Ernähr. 1988/13/S.62
6 Schuphan W, Mensch und Nahrungspflanze. Den Haag 1976
7 Souci SW et al, Die Zusammensetzung der Lebensmittel, Nährwerttabellen 1978. Deutsche Forschungsanstalt für Lebensmittelchemie, Stuttgart 1978
8 Waterston JA, Gilligan BS, Med. J. Aust. 1987/147/S.640
9 Stellungnahme des Ausschusses Ernährung der DDG, Ernähr. Umsch. 1993/40/S.500
10 Honikel KO, Ernähr. Umsch. 1994/41/S.B1
11 Steinhart H in: GDCh, Schriftenreihe Lebensmittelchemie, Lebensmittelqualität. Hamburg 1989/15/S.65
12 Heseker H, Heseker B, Nährstoffe in Lebensmitteln. Frankfurt 1993
13 Owen OE, Am. J. Clin. Nutr. 1987/46/S.875
14 Elmadfa I, Leitzmann C, Ernährung des Menschen. Stuttgart 1990
15 Ausschuß »Empfehlungen für die Nährstoffzufuhr« der DGE, Ernähr. Umsch. 1991/38/S.479
16 Forschungsinstitut für Kinderernährung, Empfehlungen für die Ernährung von Mutter und Kind. Dortmund 1993
17 Bergmann M in: DIfE-Jahresbericht 1993, Potsdam-Rehbrücke 1994
18 DGE, Ernährungsbericht 1992. Frankfurt 1992
19 Tainsh AR, Nutrition and Health 1984/3/S.189
20 Hanke H, Vitamine und Chirurgie. Leipzig 1943
21 Combs GF, The Vitamins: Fundamental Aspects in Nutrition and Health. San Diego 1992
22 Glatzel H, Sinn und Unsinn der Vitamine. Stuttgart 1987
23 Dalvi RR in: 325 S.437
24 Luft FC in: Holtmeier H-J, Bedeutung von Natrium und Chlorid für den Menschen. Berlin 1992/S.94
25 Schoental R, Biochem. Soc. Transact. 1980/8/S.147
26 National Research Council, Recommended Dietary Allowances. Washington 1989
27 Schulz A, Bitsch I, Lebensmittelchem. Gerichtl. Chem. 1987/41/87
28 van den Berg H in: Schlemmer U, Bioavailability '93. Karlsruhe 1993/2/S.267
29 Cochet B et al, Gastroenterol. 1983/84/S.935
30 Würgler FE, Naturwiss. Rundsch. 1993/46/S.485

31 Verordnung über vitaminisierte Lebensmittel. zuletzt geändert 31.8.1990, BGBl I/S.1989
32 Ala-Houhala M et al, Am. J. Clin. Nutr. 1988/48/S.1057
33 Fd. Chem. News 1991/33/S.19 zit. n. BIBRA Bull. 1991/30/S.200
34 Hadler MR, Span 1984/27/S.74
35 Bitsch R in: GDCh, Schriftenreihe Lebensmittelchemie, Lebensmittelqualität, Hamburg 1989/15/S.193
36 Schramm W, Bitsch R in: Schlemmer U, Bioavailability '93, Karlsruhe 1993/2/S.417
37 Berger A, Schaumburg HH, N. Engl. J. Med. 1984/311/S.986
38 Roughead ZK, McCormick DB, J. Nutr. 1990/120/S.382
39 Leitzmann C, Vollwert-Ernährung und Vitamin B12, Vortragskurzfassung 6. UGB-Kongreß, Gießen 1993
40 Herbert V, Am. J. Clin. Nutr. 1988/48/S.852
41 Anon, Naturwiss. Rundsch. 1987/40/S.399
42 Yamaguchi K et al, Biosci. Biotech. Biochem. 1993/57/S.1231
43 Anon, Nutr. Rev. 1988/46/S.139
44 Gallop PM et al, Trends Biochem. Sci. 1989/14/S.343
45 Killgore J et al, Science 1989/245/S.850
46 Roger CR, Experientia 1988/44/S.725
47 Sugerman AA, Clark CG, JAMA 1974/288/S.202
48 Cochrane WA, Can. Med. Assoc. J. 1965/93/S.893
49 Lamden MP, N. Engl. J. Med. 1971/284/S.336
50 DGE, Vollwertig essen und trinken nach den 10 Regeln der DGE. Frankfurt 1993
51 Schaumburg H et al, N. Engl. J. Med. 1983/309/S.445
52 Dalton K, Lancet 1985/I/S.1168
53 Gardner LI et al, Lancet 1985/I/S.636
54 Marshall CW, Am. J. Clin. Nutr. 1989/49/S.718
55 Mosher LR, Amer. J. Psychiat. 1970/126/S.1290
56 Einstein N et al, Digestive Diseases 1975/20/S.282
57 Bray GA in: (439) S.281
58 Machlin LJ, Handbook of Vitamins. New York 1991
59 Herbert V, N. Engl. J. Med. 1993/328/S.1127
60 Rivlin RS, Ann. N. Y. Acad. Sci. 1990/587/S.55
61 Kommission der Europäischen Gemeinschaften, Berichte Wissenschaftl. Lebensmittelausschuß 1992/H.27/S.25
62 Ditschuneit H, Diät bei Adipositas. Kurzfassung zum Adipositaskongreß, Ulm 1993
63 DGE, Empfehlungen für die Nährstoffzufuhr. Frankfurt 1985
64 Gammelgaard-Larsen C in: Hoogland AJ et al, Food Ingredients Asia. Maarssen 1991/S.53
65 Glatzel H, Nahrung und Ernährung. Berlin 1984

66 Luft F, Ganten D, Dtsch. med. Wschr. 1987/112/S.1391
67 Holick MF et al, N. Engl. J. Med. 1992/326/S.1178
68 Haddad JG, N. Engl. J. Med. 1992/326/S.1213
69 Stumpe et al in: Holtmeier H-J, Bedeutung von Natrium und Chlorid für den Menschen. Berlin 1992/S.81
70 Tadera K, Orite K, J. Food Sc. 1991/56/S.268
71 DiPalma JR, Ritchi DM, Ann. Rev. Pharmacol. Toxicol. 1977/17/S.133
72 Kitts DD et al, Brit. J. Nutr. 1992/68/S.765
73 Toda T et al, Fd. Chem. Toxic. 1985/23/S. 585
74 Miller SC et al, J. Nutr. 1988/118/S.72
75 Jacobus CH et al, N. Engl. J. Med. 1992/326/S.1173
76 Gross EM, J. Food Protect. 1992/55/S.116
77 Bertling L, Tietz I, Fleischwirtschaft 1978/58/S.621
78 Hudson PJ, Vogt RL, J. Food Protec. 1985/48/S.249
79 Pudel V, Westenhöfer J, Ernährungspsychologie. Göttingen 1991
80 DGE, Ernährungsbericht 1984. Frankfurt 1984
81 Etcoff NL, Nature 1994/368/S.186
82 Brodersen I, Duve F, Ökotest Ratgeber Diät. Hamburg 1989
83 Andres R in: Andres R et al, Principles of Geriatric Medicine. New York 1985/S.311
84 Bennett W, Ann. N. Y. Acad. Sci. 1987/499/S.250
85 Lissner L, Brownell KD in: (439) S.653
86 Dwyer JT in: (439) S.662
87 tz-Redaktion, Schlankheits-Kur 76. München 1976
88 Schumacher H, Wilmes F, Wirtschaftswoche Nr. 12, 18.3.1994/S.42
89 DGE, DGE-info Juli-August 1993/S.33
90 Odenwald M, Natur 1990/H.1-Beilage Bio/S.7
91 Fichter MM, Goebel G, Internist 1991/32/S.38
92 Westenhöfer J, Gezügeltes Essen und Störbarkeit des Eßverhaltens. Göttingen 1992
93 Pudel V, Zur Psychogenese und Therapie der Adipositas. Berlin 1982
94 Bouchard C in: (439) S.343
95 Perrett DI et al, Nature 1994/368/S.239
96 Devlin MJ, Walsh BT in: (439) S.436
97 Paul T, Pudel V, Ernähr. Umsch. 1985/32/S.74
98 Maloney MJ et al, Pediatrics 1989/84/S.482
99 Huebner HF, Endorphins, Eating Disorders and Other Addictive Behaviors. New York 1993
100 Kaunitz H, Schriftenreihe SZE Zürich 1982/H.3/S.83
101 Haque ZU, Mozaffor Z, Biosci. Biotech. Biochem. 1992/56/ S.1351
102 Linder MC, Nutritional Biochemistry and Metabolism. New York 1991
103 Glatzel H, Sinn und Unsinn in der Diätetik. München 1978
104 Gallagher C, Allred J, New Scientist 27.2.1993/S.45

105 Holtmeier H J, Biolog. Med. 1992/21/S.327
106 Warden CH et al, Science 1993/261/S.469
107 Schettler G, Praxis-Kurier 1979/23/S.13
108 Arnheim K et al, Lexikon der Biochemie und Molekularbiologie. Freiburg 1991
109 Ravnskow U, Brit. Med. J. 1992/305/S.15
110 Edelman R, Ann. N. Y. Acad. Sci. 1990/587/S.232
111 Morgan R et al, Lancet 1993/341/S.75
112 Henning J et al, Verhaltenstherapie 1993/3, Suppl 1/S.A11
113 Smith GD, Pekannen J, Brit. Med. J. 1992/304/S.431
114 Martin T, Topp H, Dt. Ärzteblatt, 1992/89/S.1561
115 Willett WC et al, Lancet 1993/341/S.581
116 Cook HW, Lipids 1981/16/S.920
117 Wilson JD, Foster DW, Williams Textbook of Endocrinology. Philadelphia 1992
118 Kern F, N. Engl. J. Med. 1991/324/S.896
119 Vorster HH et al, Am. J. Clin. Nutr. 1992/55/S.400
120 Anitschkow N, Beitr. Pathol. Allg. Path. 1913/56/S.379
121 Bauer A et al, Nutr. Rev. 1989/47/S.202
122 Forette B et al, Lancet 1989/I/S.868
123 Greiling H, Gressner AM, Lehrbuch der Klinischen Chemie und Pathobiochemie. Stuttgart 1989
124 Homberg E, Forsch. Report 1990/H.5/S.10
125 Newbold HL, Intern. J. Vit. Nutr. Res. 1986/56/S.190
126 Stehbens WE, Nutr. Rev. 1989/47/S.1
127 Wong ND et al, Pediatrics 1992/90/S.75
128 Smith RL, Pinckney ER, The Cholesterol Conspiracy. St. Louis 1991
129 Yeagle PL, Biology of Cholesterol. Boca Raton 1988
130 Anon, N. Engl. J. Med. 1960/262/S.149
131 Michel D, Fortschr. Med. 1992/110/S.117
132 Pok SJ et al, Sonderdruck: Institut für klinische Biochemie und Toxikologie, MSM; München 1981/S.39
133 Roberts DCK, Food Australia 1993/42/S.431
134 Manson JE et al, N. Engl. J. Med. 1992/326/S.1406
135 Keys A, Circulation 1970/51-52/Suppl 1/S.1
136 Bockisch M, Nahrungsfette und -öle. Stuttgart 1993
137 Souci SW et al, Die Zusammensetzung der Lebensmittel, Nährwerttabellen 1989/90. Deutsche Forschungsanstalt für Lebensmittelchemie, Stuttgart 1989
138 Becker KL, Principles and Practice of Endocrinology and Metabolism. Philadelphia 1990
139 Faidley TD et al, J. Nutr. 1990/120/S.1126
140 Koseki M et al, Agric. Biol. Chem. 1991/55/S.1441

141 Khan OG et al, Voprosi Onkol. 1987/33/H.12/S.38
142 Olson RE, Science 1987/238/S.1635
143 Kaunitz H, Milchwiss. 1988/43/S.165
144 Hoffmeister H, Wiesner G, Bundesgesundhbl. 1993/36/S.130
145 Mohler H, Belegte und unbelegte Theorien über Arteriosklerose und Herzinfarkt. Zürich 1983
146 Sieber R, Ernährung Nutr. 1986/10/S.547
147 Oliver MF, Brit. Med. J. 1992/304/S.393
148 Heyne M, Das deutsche Nahrungswesen von den ältesten geschichtlichen Zeiten bis zum 16. Jahrhundert. Leipzig 1901
149 Forth W in: Wolfram G, Kirchgeßner M, Spurenelemente und Ernährung. Stuttgart 1990/S.67
150 O'Dea K, Phil. Trans. R. Soc. Lond. B 1991/334/S.233
151 Harris M, Wohlgeschmack und Widerwillen. Stuttgart 1988
152 Milton K, Phil. Trans. R. Soc. Lond. B 1991/334/S.253
153 Deutsche Gesellschaft für Fettwissenschaft eV, Die Hydrierung von Fetten. Sonderdruck aus Fette, Seifen, Anstrichmittel 1976-1980
154 Lewin R, Spuren der Menschwerdung. Heidelberg 1992
155 Heupke W et al, Med. Ernähr. 1966/7/S.98
156 Junshi C et al, Diet, life-style, and mortality in China. Oxford 1990
157 Bang HO, Dyerberg J, Adv. Nutr. Res. 1980/3/S.1
158 Thomas LH, Scott RG, J. Epidemiol. Community Health 1981/35/S.251
159 Gurr M, Lipid Techn. 1992/4/S.118
160 Okayama A et al, Intern. J. Epidemiol. 1993/22/S.1038
161 Thomas LH et al, J. Epidemiol. Community Health 1983/37/S.22
162 Ramsey LE et al, Brit. Med. J. 1991/303/S.953
163 Dunbar R, New Scientist 31.8.1991/S.25
164 Devlin TM, Textbook of Biochemistry: With Clinical Correlations. New York 1992
165 Falbe J, Regitz M, Römpp Chemie Lexikon. Stuttgart 1989-1992
166 Anon, Nutr. Rev. 1991/49/S.60
167 Bräuer H et al, Fortschritte Med. Sonderdruck 22.1.1987
168 De Groen PC et al, N. Engl. J. Med. 1987/317/S.861
169 Saul H, New Scientist 14.8.1993/S.14
170 Assmann G et al, Dt. Ärzteblatt 1990/87/S.1358
171 Frick MH et al, N. Engl. J. Med. 1987/317/S.1237
172 Reiter-Theil S, »Die Angst vor dem Herztod«. Südd. Ztg. 25.11.1985
173 Sleisinger MH, Fordtran JS, Gastrointestinal Disease: Pathophysiology, Diagnosis, Management. Philadelphia 1989
174 Ho K-J et al, Arch. Pathol. 1971/91/S.387
175 Thomas LH, Brit. J. prev. soc. Med. 1975/29/S.82
176 Engelberg H, Lancet 1992/339/S.727
177 Eastham RD, Jancar J, Brit. Med. J. 1989/298/S.1176

178 Isles CG et al, Brit. Med. J. 1989/298/S.920
179 Kark JD et al, Brit. Med. J. 1982/284/S.152
180 Rose G, Shipley MJ, Lancet 1980/1/S.523
181 Beaglehole R et al, Brit. Med. J. 1980/1/S.285
182 Williams LD, Penn. med. J. 1959/62/S.1113, zit nach (103)
183 Smith LL, Cholesterol Autoxidation. New York 1981, zit nach (145)
184 Zhou Q et al, Proc. Soc. Exp. Biol. Med. 1993/202/S.75
185 Hubbard RW et al, Prog. Food Nutr. Sci. 1989/13/S.17
186 Steinberg D, Witztum JL, J. Am. Med. Assoc. 1990/264/S.3047
187 Smith LL, Chem. Phys. Lipids 1987/44/S.87
188 Jürgens G et al, Chem. Phys. Lipids 1987/45/S.315
189 Fischer K-H et al, Z. Lebensm. Unters. Forsch. 1985/181/S.14
190 Transparenz-Telegramm, Ausgabe 1990/91 Berlin
191 Kubow S, Trends Food Sci. Techn. 1990/1/S.67
192 Fidanza F, Proc. Nutr. Soc. 1991/50/S.519
193 Ritter E, Z. Physiol. Chem. 1901-02/34/S.461
194 Goodman Gilman A et al, The Pharmacological Basis of Therapeutics. New York 1990
195 Elwood P et al, BIBRA Bull. 1991/30/S.79
196 Kumar N, Singhal OP, J. Sci. Food Agric. 1991/55/S.497
197 Proc. 3. Intern. Congr. Biol. Value of Olive Oil, Chania (Kreta) 8.-12.9.1980
198 Alfin-Slater RB et al, J. Nutr. 1957/63/S.241
199 Tove SB, J. Nutr. 1964/84/S.237
200 Verschuren PM, Zevenbergen JL, Fd. Chem. Toxic. 1990/28/S.755
201 Koletzko B, Nahrung 1991/35/S.229
202 Svensson L, Lipids 1983/18/S.171
203 Schiefer HB et al, Drug Nutr. Interact. 1982/1/S.89
204 Mensink RP, Katan MB, N. Engl. J. Med. 1990/323/S.439
205 Lehninger AL, Biochemie. Weinheim 1983
206 Asahi Denka Kogyo K.K. DE-PS 2745718. 26.2.1987
207 Intern. Octrooi Maatschappij »Octropa« BV, US-PS 4702928. 27.10.1987
208 Unilever NV, DE-PS 2848718. 19.6.1987
209 Steinhart H, Pfalzgraf A, Z. Ernährungswiss. 1992/31/S.196
210 Troisi R et al, Am. J. Clin. Nutr. 1992/56/S.1019
211 Heckers H, Melcher FW, Am. J. Clin. Nutr. 1978/31/S.1041
212 Thomas LH, J. Epidemiol. Community Health 1992/46/S.78
213 Renwick JH, Brit. J. prev. soc. Med. 1972/26/S.67
214 McCormick J, Skrabanek P, Lancet 1988/2/S.839
215 Unilever PLC, EP-PS 291 303. 12.5.1993
216 Assmann G, Ärztl. Praxis 1980/32/S.985
217 Naito C et al, Ann. N. Y. Acad. Sci. 1993/676/S.27
218 Anon, Lancet 1980/1/S.964

219 Hassenstein S et al, Circulation 1992/86/S.1575
220 Yang BC et al, Free Radic. Biol. Med. 1993/14/S.295
221 Hadjiisky P et al, Arch. Mal. Coeur 1991/84/S.1593
222 Siguel EN, Lerman RH, Am. J. Cardiol. 1993/71/S.916
223 Zylka-Menhorn V, Dt. Ärztebl. 1994/91/S.344
224 Kolata GB, Science 1981/211/S.1410
225 Blumenschine RJ, Cavallo JA, Spekt. Wissensch. 1992/H.12/S.88
226 Caster WO, Parthemos MD, Am. J. Clin. Nutr. 1976/29/S.529
227 Fast RB in: Fast RB, Caldwell EF, Breakfast Cereals And How They Are Made. St. Paul 1990/S.15
228 Nefedov YG et al in: Vishniac W, Life Science and Space Research IX. Berlin 1971/S.11
229 Bengson MH, Am. J. Clin. Nutr. 1970/23/S.1525
230 Raettig H-J, Krankenhausarzt 1976/49/S.177
231 Grütte F-K, Ernährungsforschung 1980/25/S.1
232 Black FL, Science 1992/258/S.1739
233 Koishi H in: Yoshida A et al, Nutrition: Proteins and Amino Acids. Tokyo 1990/S.109
234 Loew W, Haubold H, Int. J. Vitalstoffe Zivilisationskrankh. 1969/H.4
235 Burtis G et al, Applied Nutrition and Diet Therapy. Philadelphia 1988
236 Rong N et al, J. Nutr. 1991/121/S.1955
237 Adlercreutz H in: Rowland IR, Nutrition, Toxicity, and Cancer. Boca Raton 1991/S.137
238 Mayr A, Siebert M, Tierärztl. Umsch. 1990/45/S.677
239 Mousavi Y, Adlercreutz H, Steroids 1993/58/S.301
240 Fotsis T et al, Proc. Natl. Acad. Sci. USA 1993/90/S.2690
241 Schweigerer L et al, Eur. J. Clin. Invest. 1992/22/S.260
242 Adlercreutz H et al, Acta Oncol. 1992/31/S.175
243 Adlercreutz H, Gastroenterol. 1984/86/S.761
244 Adlercreutz H et al, Lancet 1992/339/S.1233
245 Adlercreutz H, Scand. J. Clin. Lab. Invest. 1990/50/Suppl 201/S.3
246 Adlercreutz H, Lancet 1993/342/S.1209
247 Adlercreutz H et al, J. Steroid Biochem. Biol. 1992/41/S.331
248 Raettig H in: Fülgraff G, Bewertung von Risiken für die Gesundheit. Stuttgart 1977/S.139
249 Raettig H, Fortschr. Vet. Med. 1983/H.37/S.24
250 Mayr A et al, Fortschr. Med. 1979/97/S.1159 & S.1205
251 Gedek B, Kraftfutter 1986/69/S.80
252 Potts R, Shipman P, Nature 1981/291/S.577
253 Glaubrecht M, Naturwiss. Rundsch. 1990/43/S.314
254 Puska P et al, Brit. Med. J. 1983/287/S.1840
255 Amann M et al, Ernähr. Umsch. 1960/S.129
256 Anon, Ärzte-Ztg. 28.8.1991

257 Anon, Z. gesamte Hyg. 1986/32/S.438
258 Trowbridge FL et al, Pediatrics 1975/56/S.82
259 Barker DJP, Philipps DIW, Lancet 1984/S.567
260 Lauffer RB, Iron Balance. New York 1991
261 Sell JL, Roberts WK, J. Nutr. 1963/79/S.171
262 Bottermann P, Med. Klin. 1986/81/S.753
263 Brug J et al, Ann. Nutr. Metab. 1992/36/S.129
264 Federation Internationale de Laiterie, FIL-IDF-Bulletin Doc 152, 1982/S.4063
265 Stijve T et al, Dt. Lebensm. Rundsch. 1988/84/S.341
266 Becker U, UGB-Forum 1994/H.2/S.102
267 Glatzel H, selecta 1982/40/S.3778
268 Glöbel B et al, J. Hospital Infec. 1985/6 Suppl/S.201
269 Großklaus R, Bundesgesundhbl. 1993/1/S.24
270 Van den Berg KJ et al, Arch. Toxicol. 1991/65/S.15
271 Gutekunst R et al, DMW 1983/108/S.1965
272 Emerick RJ, Lievan VF, J. Nutr. 1963/79/S.168
273 Hays MT, Thyroid 1993/3/S.31
274 Haubold H in: Landwirtsch. Forsch. 5. Sonderheft: Forschungen im Dienste der Tierernährung. o.J./S.59
275 Haubold H, Der Kropf eine Mangelerkrankung. Schriftenreihe über Mangelkrankheiten Heft 4. Stuttgart 1955
276 Haubold H in: Bild- und Schriftenreihe für Wirtschaft, Kunst, Kultur: Milchland Bayern. München-Passau o.J./S.21
277 Haubold H, Dt. Landwirtschaftl. Presse 1961/84/S.99
278 Heeschen W, Blüthgen A, Tierärztl. Umsch. 1987/42/S.362
279 Höring H, Bundesgesundhbl. 1992/35/S.194
280 Höring H et al, Z. gesamte Hyg. 1988/34/S.170
281 Hötzel D et al in: Wolfram G, Kirchgeßner M, Spurenelemente und Ernährung. Stuttgart 1990/S.83
282 Kohn LA, Bull. N. Y. Acad. Med. 1976/52/S.770
283 Knauer R, Fortschr. Med. 1993/111/S.14
284 Mahan LK, Arlin MT, Krause's Food, Nutrition & Diet Therapy. Philadelphia 1992
285 Manz F, Ern. Umsch. 1991/38/S.234
286 Manz F et al, Pädiat. Prax. 1986/87/34/S.213
287 Muros P et al, J. Nutr. Sci. Vitaminol. 1992/38/S.603
288 Weinberg ED in: Stuart-Macadam P, Kent S, Diet, Demography, and Disease. New York 1992/S.105
289 Szépvölgyi J et al, Fd. Chem. Toxic. 1989/27/S.531
290 Rasmussen NG et al, Am. J. Obstet. Gynecol. 1989/160/S.1216
291 Ron E et al, J. Natl Cancel Inst. 1987/79/S.1
292 Gutekunst R et al, Med. Klin. 1993/88/S.525

293 JECFA/IPCS, WHO Food Additive Series 1989/24/S.267
294 Braverman LE, Utiger RD, The Thyroid: A Fundamental and Clinical Text. Philadelphia 1991
295 Tiwari I et al, Lancet, 1985/I/S.1508
296 Cykrit P, Z. Umweltchem. Ökotox. 1992/4/S.317
297 Ma Tai et al, Chin. Med. J. 1982/95/S.692
298 Lullies H, Trincker D, Taschenbuch der Physiologie. Band 1 Vegetative Physiologie. Stuttgart 1974
299 Giersberg H, Hormone. Berlin 1972
300 Kollath W, Die Ordnung unserer Nahrung. Heidelberg 1977
301 Bruker M-O, Gesund durch richtige Ernährung. Gesellschaft für Gesundheitsberatung, Karlsruhe ohne Jahr
302 Moran N, Baumann P, Trends Ecol. Evol. 1994/9/S.15
303 von Koerber K et al, Vollwert-Ernährung. Heidelberg 1993
304 Bundesministerium für Gesundheit, Ernährungsabhängige Krankheiten und ihre Kosten. Baden Baden 1993
305 Der Gesundheitsberater, Organ der Gesellschaft für Gesundheitsberatung. Lahnstein, fortlaufend ab Heft 12/1988
306 Pirlet K, Erfahrungsheilkunde 1992/41/S.345
307 Lüder W et al, Ernährungsforschung 1968/13/S.201
308 Furtmeier-Schuh A, Postmoderne Ernährung. Stuttgart 1993
309 Pirlet K, Heilkunst 1988/101/H.5
310 Gross D, Z. PflKrankh. PflSchutz 1989/96/S.535
311 Harborne JB, Introduction to Ecological Biochemistry. London 1988
312 Schlee D, Ökologische Biochemie. Jena 1992
313 Rosenthal GA, Berenbaum MR, Herbivores Vol I. San Diego 1991
314 Rosenthal GA, Berenbaum MR, Herbivores Vol II. San Diego 1992
315 Harborne JB, Biochemical Aspects of Plant and Animal Co-evolution. London 1978
316 Harborne JB, Tomas-Barberan FA, Ecological Chemistry and Biochemistry of Plant Terpenoids. Oxford 1991
317 Harborne JB, Phytochemical Ecology. London 1972
318 Fritz RS, Simms EL, Plant Resistance to Herbivores and Pathogens. Chicago 1992
319 Marner F-J, Chemie uns. Zeit 1993/27/S.88
320 Gibson RW, Pickett JA, Nature 1983/302/S.608
321 Pickett JA in: (316) S.296
322 Eskin NAM, Biochemistry of Foods. San Diego 1990
323 Hoechst AG, EP-OS 1992/479180
324 D'Mello JPF et al, Toxic Substances in Crop Plants. Cambridge 1991
325 Sharma RP, Salunke DK, Mycotoxins and Phytoalexins. Boca Raton 1991
326 Norton G in: (324) S.68
327 Keeler RF et al in: (325) S.607

328 Howe HF, Westly LC, Anpassung und Ausbeutung. Heidelberg 1993
329 Teuscher E, Lindequist U, Biogene Gifte. Stuttgart 1987
330 Morris SC, Lee TH, Food Technol. Australia 1984/36/S.118
331 JECFA/IPCS, WHO Food Additives Series 1993/30/S.339
332 Johns T, With Bitter Herbs They Shall Eat It. Tucson 1990
333 Plehn G, Naturwiss. Rundsch. 1992/45/S.115
334 Garcia J, Hankins WG, Olfaction & Taste 1974/5/S.39
335 Thorburn AW et al, Am. J. Clin. Nutr. 1987/45/S.98
336 Friedman M, Dao L, J. Agric. Food Chem. 1992/40/S.419
337 Lindner E, Toxikologie der Nahrungsmittel. Stuttgart 1990
338 Kettembeil S, Natwiss. Rundsch. 1993/46/S.445
339 Arnason JT et al in: (314) S.317
340 WHO, IARC Monographs. Lyon 1986/40/S.327
341 Schlatter J, Mitt. Gebiete Lebensm. Hyg. 1988/79/S.130
342 Textilhilfsmittelkatalog 1991. Leinfelden-Echterdingen 1990
343 Hayes WJ, Laws ER, Handbook of Pesticide Toxicology. San Diego 1991
344 Scheerer E, Natwiss. Rundsch. 1986/39/S.354
345 Ljunggren B, Archs. Derm. 1990/126/S.1334
346 Tumlinson JH et al, Spektrum Wissensch. 1993/H.5/S.74
347 Miller NF in: Cowan CW, Watson PJ, The Origins of Agriculture. Washington 1992/S.39
348 Brain CK, Sillen A, Nature 1988/336/S.464
349 Bainbridge DA, Ambio 1985/14/S.148
350 Abrams HL, J. Appl. Nutr. 1986/38/S.24
351 Lewin R, Science 1981/211/S.40
352 Musehold J, Getreide Mehl Brot 1980/34/S.304
353 Lászitity R, Lászitity L in: Pomeranz Y, Adv. Cereal Sci. Technol. St. Paul 1990/10/S.309
354 Davídek J et al, Chemical Changes During Food Processing. Amsterdam 1990
355 Kapfelsperger E, Pollmer U, Iß und stirb. Köln 1993
356 Ames BN, Gold LS, Angew. Chem. 1990/102/S.1233
357 Ternes W, Naturwissenschaftliche Grundlagen der Lebensmittelzubereitung. Hamburg 1990
358 Cara L et al, J. Food Sci. 1992/57/S.466
359 Borel P et al, Am. J. Clin. Nutr. 1989/49/S.1192
360 von Stokar W, Die Urgeschichte des Hausbrotes. Leipzig 1951
361 Choct M, Annison G, Brit. J. Nutr. 1992/67/S.123
362 Shewry PR in: MacGregor AW, Bhatty RS, Barley: Chemistry and Technology. St. Paul 1993/S.131
363 Bhatty RS in: MacGregor AW, Bhatty RS, Barley: Chemistry and Technology. St. Paul 1993/S.355
364 Meuser F, Meissner U, Ernährung Nutr. 1987/11/S.102

365 Gupta M, Khetarpaul N, J. Agric. Food Chem. 1993/41/S.125
366 Marfo EK et al, J. Agric. Food Chem. 1990/38/S.1580
367 Faridi H in: Pomeranz Y, Wheat: Chemistry and Technology. St. Paul 1988/S.457
368 Sandberg A-F in: Friedman M, Adv. Exp. Med. Biol. 1991/289/S.499
369 Pusztai A et al, Brit. J. Nutr. 1993/70/S.313
370 Mullin WJ, Emery JPH, J. Agric. Food Chem. 1992/40/S.2127
371 Hengtrakul P et al, J. Food Comp. Anal. 1991/4/S.52
372 Teichgräber P et al, Trends Food Sci. Technol. 1993/4/S.145
373 Niemeyer HM, Phytochemistry 1988/27/S.3349
374 Yamagami T, Funatsu G, Biosci. Biotech. Biochem. 1993/57/S.643
375 Kodama O et al, Biosci. Biotech. Biochem. 1992/56/S.1002
376 Corcuera LJ, Ambio 1990/19/S.365
377 Richardson MD, Bacon CW, J. Chem. Ecol. 1993/19/S.1613
378 Yamada A et al, Biosci. Biotech. Biochem. 1993/57/S.405
379 Daeschel MA, Food Technol. 1989/Jan/S.164
380 De Vuyst L, Vandamme EJ, Bacteriocins of Lactic Acid Bacteria. London 1994
381 Nettles CG, Barefoot SF, J. Food. Prot. 1993/56/S.338
382 Haarmann & Reimer Corp, US-PS 5015487. 14.5.1991
383 Quest Intern Flavors & Food Ingr, US-PS 5175252. 29.12.1992
384 Maurizio A, Die Geschichte der Pflanzennahrung. Berlin 1927
385 Kollath W, Getreide und Mensch. Bad Homburg 1964
386 Reinhardt L, Kulturgeschichte der Nutzpflanzen. München 1911
387 Macrae R et al, Encyclopaedia of Food Science, Food Technology, and Nutrition. London 1993
388 Birket-Smith K, Geschichte der Kultur. München ohne Jahr, Kopenhagen 1941/42
389 Vaughn SF et al, J. Food Sci. 1993/58/S.793
390 Vaughn SF, Spencer GF, J. Agric. Food Chem. 1994/42/S.200
391 Liebster G, Warenkunde: Obst & Gemüse. Düsseldorf 1988
392 de Wit HCD, Knaurs Pflanzenreich in Farben. Stuttgart 1964
393 Zohary D, Hopf M, Domestication of Plants in the Old World. Oxford 1993
394 Vander Wall SB, Food Hoarding in Animals. Chicago 1990
395 Leitsätze für Ölsamen und daraus hergestellte Massen und Süßwaren i.d.F. vom 9.6.1987. BAnz. Nr. 140a
396 Liener IE, Critical Rev. Food Sci. Nutr. 1994/34/S.31
397 Rodhouse JC et al, Epedemiol. Infect. 1990/105/S.485
398 Krauth-Siegel RL, Schirmer RH, Nachr. Chem. Tech. Lab. 1989/37/S.1026
399 Würgler FE, Naturw. Rundsch. 1988/41/S.407
400 Janzen, DH in: (315) S.163
401 Leopold AS et al, Science 1976/191/S.98

402 Winterhoff H, Zeitschr. Phytother. 1993/14/S.83
403 Ulijaszek SJ, Phil. Trans. R. Soc. London B 1991/334/S.271
404 Murray MJ et al, Brit. Med. J. 21.10.1978/S.1113
405 Ackerman S, Science 1989/246/S.28
406 Vidal-Valverde C et al, Z. Lebensm. Unters. Forsch. 1993/197/S.449
407 Heywood VH, Blütenpflanzen der Welt. Basel 1982
408 van der Pijl L, Dispersal in Higher Plants. Berlin 1972
409 Fowden L, Progr. Phytochem. New York 1970/2/S.203
410 Stellman SD, Garfinkel L, Prev. Med. 1986/15/S.195
411 Francé RH, Die Welt der Pflanzen. München 1969
412 Frank AB, Schul-Naturgeschichte. Hannover 1879
413 v Denffer D et al, Lehrbuch der Botanik für Hochschulen. Stuttgart 1978
414 Burkhardt D, Biologie in uns. Zeit 1989/19/S.37
415 Worthing CR, The Pesticide Manual - A World Compendium. Farnham 1991
416 Beaton GH et al, Appetite 1992/19/S.87
417 Penzlin H, Lehrbuch der Tierphysiologie. Jena 1980
418 Birch LL, Deysher M, Appetite 1986/7/S.323
419 Müller P, Lebensm. Ztg. 3.7.1992, »Die Lightvariante bringt zusätzlichen Umsatz«
420 Hommel H et al, Diabetologia 1972/8/S.111
421 Futtermittelverordnung vom 11.11.1992, BGBl I/S.1898
422 Procter & Gamble Comp, US-PS 4919964. 24.4.1990
423 Kun E et al, Proc. Soc. Exp. Biol. Med. 1947/66/S.175
424 Rogers PJ, Blundell JE, Physiol. Behav. 1989/45/S.1093
425 Friedman MI in: Friedman MI et al, Chemical Senses Vol 4, Appetite and Nutrition. New York 1991/S.19
426 Birch LL et al, N. Engl. J. Med. 1991/324/S.232
427 Cechetto DF in: Friedman MI et al, Chemical Senses Vol 4, Appetite and Nutrition. New York 1991/S.427
428 Thompson MM, Mayer J. Am. J. Clin. Nutr. 1959/7/S.80
429 Deutsch R, J. Comp. Physiol. Psychol. 1974/86/S.350
430 Birch LL et al, Am. J. Clin. Nutr. 1993/58/S.326
431 Blundell JE, Drugs 1990/Suppl 3/S.1
432 Blundell J, Trends Pharmacol. Sci. 1991/12/S.147
433 Steffens AB et al in: Friedman MI et al, Chemical Senses Vol 4, Appetite and Nutrition. New York 1991/S.405
434 Cabanac M, Science 1971/173/S.1103
435 Cabanac M in: Friedman et al, Chemical Senses Vol 4, Appetite and Nutrition. New York 1991/S.149
436 Blundell JE, Rogers PJ in: Friedman MI et al, Chemical Senses Vol 4, Appetite and Nutrition. New York 1991/S.127
437 Powley TL, Berthoud H-R in: Friedman MI et al, Chemical Senses Vol 4, Appetite and Nutrition. New York 1991/S.391

438 Friedman MI, Dragoco Report 1991/H.2/S.73
439 Björntrop P, Brodoff BN, Obesity. Philadelphia 1992
440 Rogers PJ et al, Physiol. Behav. 1991/49/S.739
441 Harris RB, Jones WK, J. Nutr. 1991/121/S.1109
442 Matthews DM, Protein Absorption. New York 1991
443 milupa, Unternehmensgrundsätze. 1.3.1992, pers. Mitt.
444 Iyengar R, Gross A in: Goldberg I, Williams R, Biotechnology and Food Ingredients. New York 1991/S.287
445 Himms-Hagen J in: (439) S.15
446 Lean ME in: (439) S.117
447 Harzer G, Haschke F in: Renner E, Micronutrients in Milk and Milk-Based Food Products. London 1989/S.125
448 Kawada T et al, J. Agric. Food Chem. 1991/39/S.651
449 Provenza FD, Cincotta RP in: Hughes RN, Diet Selection. Oxford 1993/S.78
450 Hoff F, Münchn. Med. Wochenschr. 1966/108/S.85
451 Miller KW et al, Fd. Chem. Toxic. 1991/29/S.427
452 Oetting M, Ern. Umsch. 1978/25/S.135
453 Pollmer U, Odenwald M, Natur 1993/H.8/S.76
454 Pardridge WM, J. Am. Med. Assoc. 1986/256/S.2678
455 Pardridge WM, J. Am. Med. Assoc. 1987/258/S.206
456 Scott TR, Wld. Rev. Nutr. Diet 1992/67/S.1
457 Kasper S et al, Psychiatry Res. 1991/36/S.253
458 Roberts HJ, Aspartame. Is it safe? Philadelphia 1990
459 Rogers PJ, Food Qual. Pref. 1990/2/S.103
460 Fellows P, Food Processing Technology. Chichester 1988
461 Skudder P, Intern. Food Ingred. 1992/H.4/S.36
462 Pollmer U, Natur 1993/H.3/S.80
463 Institute of Food Technologists, Food Technol. 1989/Jan/S.117
464 Pollmer U, Wirtz W, Chancen 1988/H.2/S.30
465 Uldo-Backmittel, DE-PS 3708 622. 5.4.1990
466 Feucht W, Back Journal 1993/H.1/S.44
467 Heyse K-U, Handbuch der Brauerei-Praxis. Nürnberg 1983
468 Hoorfar J et al, Brit. J. Nutr. 1993/69/S.597
469 Karjalainen J et al, N. Engl. J. Med. 1992/327/S.302
470 Gerstein HC, Diabetes Care 1994/17/S.13
471 Scott FW, Am. J. Clin. Nutr. 1990/51/S.489
472 Riedel-arom, ZFL 1988/H.1/S.47
473 Leatherhead Food RA, Firmenschrift, Surrey ohne Jahr
474 Pollmer U, Agro-Industry Hi-Tech 1991/H.6/S.43
475 Friedman MI, Dragoco Bericht 1991/36/S.73
476 Tettweiler P, Dragoco Bericht 1984/29/S.80
477 Brondegaard VJ, Naturwiss. Rundsch. 1985/38/S.483
478 Jellinek JS, Dragoco Bericht 1984/29/S.86

479 Pollmer U, Natur 1992/H.3/S.83
480 Müller H, Dragoco Bericht 1981/26/S.3
481 Vickers ZM, J. Texture Stud. 1980/11/S.291
482 Pollmer U, Wirtz W, Chancen 1987/H.10/S.20
483 Szczesniak AS, J. Texture Stud. 1984/15/S.285
484 Dietrich M, Stern 5.12.1991/H.50/S.180
485 Askar A, Bielig HJ, Alimenta 1976/15/S.3
486 Witherly S in: Solms J et al, Food Acceptance and Nutrition. London 1987/S.403
487 Pollmer U, Natur 1993/H.4/S.90
488 Wright P in: Shepherd R, Handbook of the Psychophysiology of Human Eating. Chichester 1989/S.157
489 Dietzel M, Die Lichttherapie der endogenen Depression. Berlin 1990
490 Profet M in: Barkow JH et al, The Adapted Mind. New York 1992/S.327
491 Uvnäs-Moberg K, Spektrum Wissensch. 1989/Sept/S.13
492 Weigand G, Mücke W, Verunreinigungen der Humanmilch mit Organohalogenverbindungen. GSF Bericht, November 1980
493 Schmidt E in Stillen und Muttermilchernährung. Schriftenreihe des BMJFFG, Stuttgart 1986/185/S.13
494 Renner E et al in: Renner E, Micronutrients in Milk and Milk-based Food Products. London 1989/S.1
495 Myung-Sook CP, Subbiah MTR, Am. J. Clin. Nutr. 1988/48/S.963
496 Woodbury RM, Am. J. Hyg. 1922/2/S.668
497 Grulee CG et al, J. Am. Med. Assoc. 1934/103/S.735
498 Chandra RK, Acta Paediatr. Scand. 1979/68/S.691
499 Wiedemann W et al, Dtsch. Zahnärztl. Z. 1979/34/S.427
500 McBride Rl, The Bliss Point Factor. Melbourne 1990
501 Glatzel H, Die Gewürze. Herford 1968
502 Brillat-Savarin, Physiologie des Geschmacks. München 1976
503 Nutzinger DO et al, Nervenarzt 1991/62/S.198
504 Topel H, Naturwiss. Rundsch. 1984/37/S.178
505 Davis VE, Walsh M, Science 1970/167/S.1005
506 Globus, Südd. Ztg. 1.12.1993, »Deutscher Kaffee-Durst«
507 Meisel H et al, Z. Ernährungswiss. 1989/28/S.267
508 Grossman ER, J. Am. Med. Assoc. 1988/259/S.1016
509 Meisel H, Ernährung Nutr. 1989/13/S.667
510 Boublik JH et al, Nature 1983/301/S.246
511 Hoffmann H et al, Zucker und Zuckerwaren. Berlin 1985
512 Merzenich B, Gewürze - Konsequenzen des Geschmacks. St. Gallen 1986
513 Rogers PJ, Richardson NJ, Trends Food Sci. Techn. 1993/4/S.108
514 Burdach KJ, Geschmack und Geruch. Bern 1988
515 Steiner JE in: Thomson DMH, Food Acceptability. London 1988/S.157

516 Bringmann G et al, Nachr. Chem. Tech. Lab. 1986/34/S.222
517 Bringmann G, Naturwiss. 1979/66/S.22
518 Greden JF, Walters A in: Lowinson JH et al, Substance Abuse: A Comprehensive Textbook. Baltimore 1992/S.357
519 Wohlfahrt R et al, Planta Medica 1983/48/S.120
520 Rosenblum ER, Alcoholism: Clin. Exp. Res. 1992/16/S.843 zit nach BIBRA Bull. 1993/32/S.69
521 Willfort R, Gesundheit durch Heilkräuter. Linz 1979
522 Hölzl J, Zeitschr. Phytother. 1992/13/S.155
523 Kolata G, Science 1984/225/S.913
524 Feldman D et al, Science 1984/224/S.1109
525 Yokogoshi H, Kato Y, Biosci. Biotech. Biochem. 1992/56/S.2083
526 Steinegger E, Hänsel R, Lehrbuch der Pharmakognosie und Phytopharmazie. Berlin 1988
527 International Flavors & Fragrances Inc, US-PS 4670463. 2.6.1987
528 Randerath K et al, Biochem. Biophys. Res. Communic. 1993/192/S.61
529 Randall W, Int. J. Biometeorol. 1990/34/S.42
530 Reiter RJ, Richardson BA, FASEB J. 1992/6/S.2283
531 Hui YH, Encyclopedia of Food Science and Technology. New York 1992
532 Verzele M, De Keukeleire D, Chemistry and Analysis of Hop and Beer Bitter Acids. Amsterdam 1991
533 Madaus G, Lehrbuch der Biologischen Heilmittel. Leipzig 1938
534 Friedmann H, Die Sonne. Heidelberg 1987
535 Dayton L, New Scientist, 18.4.1992/S.14
536 Alleíjos, T'u Ch'uan Grüne Wunderdroge Tee. Wien 1977
537 Prescott J, Food Australia 1994/46/S.74
538 Rehm S, Espig G, Die Kulturpflanzen der Tropen und Subtropen. Stuttgart 1976
539 Bringmann G et al, Planta Med. 1991/57, Suppl 1/S.73
540 Rommelspacher H et al, Planta Med. 1991/57, Suppl 1/S.85
541 Ashton H, Brain Function and Psychotrophic Drugs. Oxford 1992
542 Goedde HW, Agarwal DP, Forschung Mitt. DFG 1988/H.4/S.23
543 Askar A, Treptow H, Biogene Amine in Lebensmitteln. Stuttgart 1986
544 FN-Aktuell, Kraftfutter 1988/71/S.179
545 Sandermann W, Brauwelt 1980/120/S.1872
546 Wurtman RJ, Wurtman JJ, Scientific American 1989/Jan/S.50
547 Rosenthal NE et al, Ann. N. Y. Acad. Sci. 1985/453/S.260
548 Müller RK, Prokop O in: Amberger-Lahrmann M, Schmähl D, Gifte - Geschichte der Toxikologie. Berlin 1988/S.253
549 Schivelbusch W, Das Paradies, der Geschmack und die Vernunft. Frankfurt 1983
550 Snyder SH, Chemie der Psyche. Heidelberg 1988
551 Hartwich C, Die menschlichen Genußmittel. Leipzig 1911

552 Bundesverband der Deutschen Süßwarenindustrie eV, Schokolade und Kakao. Bonn 1991
553 Bundesverband der Deutschen Süßwarenindustrie eV, persönliche Mitteilung vom 6.5.1993
554 Gehri B, Südd. Ztg. 12.11.1992/S.34
555 Franke W, persönliche Mitteilung vom 11.6.1993
556 Svedberg J et al, Peptides 1985/6/S.825
557 Henschen A et al, Hoppe-Seylers Z. Physiol. Chem. 1979/360/S.1217
558 Chang K-J et al, J. Biol. Chem. 1985/260/S.9706
559 Zioudrou C et al, J. Biol. Chem. 1979/254/S.2446
560 Meisel H, Schlimme E, Trends Food Sci. Technol. 1990/1/S.41
561 Teschemacher H in: Herz A, Handbook of Experimental Pharmacology. 1993, Vol 104 I, Opioids I/S.499
562 Paroli E, Wld. Rev. Nutr. Diet. 1988/55/S.58
563 Teschemacher H, Adv. Biosci. 1987/65/S.41
564 Panksepp J et al, Peptides 1984/5/S.829
565 Huxtable R (Max B), Trends Pharmacol. Sci. 1992/13/S.341
566 Morley JE, J. Am. Med. Assoc. 1982/247/S.2379
567 Dohan FC, Grasberger JC, Am. J. Psychiatry 1973/130/S.685
568 Hazum E et al, Science 1981/213/S.1010
569 Le Magnen J, Neurobiology of Feeding and Nutrition. San Diego 1992
570 Schuman M et al, J. Nerv. Ment. Dis. 1987/175/S.491
571 Rice ER, Allelopathy. Orlando 1984
572 Nathanson JA, Science 1984/226/S.184
573 Hamilton S, New Scientist 19/26.12.1992/S.26
574 Rizvi SJH, Rizvi V in: Rizvi SJH, Rizvi H, Allelopathy. London 1992/S.443
575 Hartmann T in: (313) S.79
576 Karg JE, Riechst. Aromen Kosm. 1978/28/S.146
577 von Bingen H, Heilmittel. Übersetzt von Portmann LM, Buch 1 Von den Pflanzen. Basel 1982
578 Küster H, Wo der Pfeffer wächst. München 1987
579 Wurtman RJ, J. Appl. Nutr. 1987/39/S.7
580 Lyons PM, Truswell AS, Am. J. Clin. Nutr. 1988/47/S.433
581 Lincoln G, Nature 1983/302/S.755
582 Beasley JD, J. Appl. Nutr. 1988/40/S.1
583 Sabelli HC et al, Biochem. Pharmacol. 1978/27/S.1707
584 Leathwood P in: Solms J et al, Food Acceptance and Nutrition. London 1987/S.245
585 Lorenz K, Adv. Cereal Sci. Technol. 1990/10/S.435
586 Yokogoshi H et al, Biosci. Biotech. Biochem. 1993/57/S.181
587 Blass EM in: Friedman MI et al, Chemical Senses Vol 4, Appetite and Nutrition. New York 1991/S.283

588 Lowinger P in: Lowinson JH et al, Substance Abuse: A Comprehensive Textbook. Baltimore 1992/S.138
589 Concar D, New Scientist 12.3.1994/S.22
590 Schlimme E et al in: Lebensmittelchemische Gesellschaft, Milchproteine. Hamburg 1991/4/S.213
591 Teschemacher H et al in: Nyberg F, Brantl V, ß-Casomorphins and Related Peptides. Uppsala 1990/S.9
592 Hahn A et al in: Brantl V, Teschemacher H, ß-Casomorphins and Related Peptides: Recent Developments. Weinheim 1994/S.220
593 Hanson LA et al in: Walker WA et al, Immunophysiology of the Gut. San Diego 1993/S.247
594 Birch LL in: Friedman MI et al, Chemical Senses, Appetite and Nutrition, Vol. 4. New York 1991/S.303
595 Schoknecht PA et al, J. Nutr. 1994/124/S.305
596 Kolsto A-B, Skaug MA in: Atkinson S et al, Breastfeeding, Nutrition, Infection and Infant Growth in Developed and Emerging Countries. St. John's 1990/S.175
597 Fillion TJ, Blass EM, Science 1986/231/S.729
598 Kersting M et al, Monatsschr. Kinderheilkd. 1987/135/S.314
599 Davis CM, Am. J. Diseas. Child. 1928/36/S.651
600 Davis CM, Can. Med. Assoc. J. 1939/41/S.257
601 Avery D, Dahl K in: Schulkin J, Hormonally Induced Changes in Mind and Brain. San Diego 1993/S.357
602 Morley JE et al, Gastroenterol. 1983/84/S.1517
603 Schiffman SS, Warwick ZS in: Bray GA, Ryan DH, Pennington Center Nutrition Series 1992/2/S.293
604 Popp F-A, Die Botschaft der Nahrung. Frankfurt/Main 1993
605 Smith CW in: Popp F-A et al, Electromagnetic Bio-Information. München 1989/S.1
606 Lucas A et al, Lancet 1992/339/S.261
607 Erbersdobler HF et al in: Schlemmer U, Bioavailability '93. Karlsruhe 1993/1/S.13
608 Kabus K, Ther. Umsch. 1978/35/S.667
609 Isaacs CE, Thormar H in: Atkinson SA et al, Breastfeeding, Nutrition, Infection and Infant Growth in Developed and Emerging Countries. St. John's 1990/S.161
610 Pedersen PE et al, Science 1983/221/S.478
611 Dewey KG et al, Am. J. Clin. Nutr. 1993/57/S.140
612 Rossi J, Fortschritte Tierphysiol. 1980/H.11/S.133
613 Pfizer Corp, DE-PS 2632415. 4.3.1982
614 National Starch and Chemical Corp, EP-OS 149258. 24.7.1985
615 NutraSweet Comp, US-PS 5153020. 6.10.1992
616 VO über Milcherzeugnisse. zuletzt geändert am 18.12.1992, BGBl I/S.2423

617 Käse-VO. zuletzt geändert am 26.2.1993, BGBl I/S.278
618 Procter & Gamble Comp, EP-PS 271963. 16.12.1987
619 Aust L et al, Nahrung 1988/32/S.49
620 Lewerenz H-J et al, Nahrung 1991/35/S.513
621 Mattes R in: Bray GA, Ryan DH, Pennington Center Nutrition Series 1992/2/S.313
622 Rolls BJ et al, Am. J. Clin. Nutr. 1992/56/S.84
623 Roberts SB et al in: Bray GA, Ryan DH, Pennington Center Nutrition Series 1992/2/S.37
624 International Additives Ltd, Merseyside, Prospekt ohne Jahr
625 Thompson MM, Mayer J, Am. J. Clin. Nutr. 1959/7/S.80
626 Cooper SJ, Pharmacol. Biochem. Behav. 1983/18/S.825
627 Weingarten HP, Appetite 1984/5/S.147
628 Fd. Chem. News 1992/34/S.65 zit. nach BIBRA Bull. 1992/31/S.261
629 Tollefson LT et al in: Wurtman RJ, Ritter-Walker E, Dietary Phenylalanine and Brain Function. Boston 1988/S.317
630 Kolata G, Science 1984/225/S.302
631 Karlsson K-A, Trends Pharmacol. Sci. 1991/12/S.265
632 Revillard JP, Annales Nestlé 1988/46/S.135
633 Hurrell RF et al in: Renner E, Micronutrients in Milk and Milk-based Food Products. London 1989/S.239
634 Kussendrager K, Intern. Fd. Ingred. 1993/H.6/S.17
635 Proctor VA, Cunningham FE, Crit. Rev. Fd. Sci. Nutr. 1988/26/S.359
636 Fairweather SJ et al, Pediat. Res. 1987/22/S.651
637 Goldman AS, Goldblum RM, Ann. N. Y. Acad. Sci. 1990/587/S.236
638 Loew W, Z. Allgemeinmed. 1976/52/S.197
639 Birch LL in: Shepherd R, Handbook of the Psychophysiology of Human Eating. Chichester 1989/S.179
640 Philpott WH et al, J. Appl. Nutr. 1980/32/S.20
641 Holtmeier H-J in: Holtmeier H-J, Bedeutung von Natrium und Chlorid für den Menschen. Berlin 1992/S.160
642 Cruickshank JM et al, Lancet 1987/I/S.581
643 Coope J, Lancet 1987/I/S.865
644 Weinberger MH, Drugs 1990/39/S.809
645 The Treatment of Mild Hyptertension Research Group, Arch. Intern. Med. 1991/151/S.1413
646 Anon, Für die Beratungspraxis, DGE-Info, Januar/Februar 1994/S.1
647 Pittelkow C in: Holtmeier H-J, Bedeutung von Natrium und Chlorid für den Menschen. Berlin 1992/S.182
648 Ruppert M et al, Klin. Wochenschr. 1991/69/Suppl 25/S.51
649 Hense H-W, Klin. Wochenschr. 1991/69/Suppl 25/S.11
650 Kummerow F et al, Am. J. Clin. Nutr. 1976/29/S.579
651 Takeuchi A et al, J. Nutr. 1989/119/S.1639

652 Tichelli A et al, Schweiz. Med. Wschr. 1992/122/S.461
653 Siegers C-P, Cancer Lett. 1992/65/S.245
654 Eaton JW et al, Science 1982/215/S.691
655 Kieffer F, Mitt. Gebiete Lebensm. Hyg. 1993/84/S.48
656 Murray MJ et al, Brit. Med. J. 1978/2/S.1113
657 Stevens RG et al, N. Engl. J. Med. 1988/319/S.1047
658 Obst G, Naturwiss. Rundsch. 1993/46/S.441
659 Weinberg ED, J. Am. Med. Assoc. 1975/231/S.39
660 Brock JH, Mainou-Fowler T, Proc. Nutr. Soc. 1986/45/S.305
661 Weinberg ED, J. Infect. Diseases 1971/124/S.401
662 Weinberg ED, Microbiol. Rev. 1978/42/S.45
663 Weinberg ED, Science 1974/184/S.952
664 Oppenheimer SJ, Acta Paed. Scand. 1989/361 Suppl/S.53
665 Becroft DMO et al, Arch. Dis. Childhd. 1977/52/S.778
666 Murray MJ et al, Brit. Med. J. 7.6.1980/S.1351
667 McFarlane H et al, Brit. Med. J. 31.10.1970/S.268
668 Klaassen CD et al, Casarett and Doull's Toxicology. New York 1986
669 Eijkman C, Polyneuritis in chickens, or the origin of vitamin research. Hoffmann-La Roche (Hrsg), ohne Ort, 1990
670 Reiß J in: Reiß J, Mykotoxine in Lebensmitteln. Stuttgart 1981/S.199
671 DGE, Ernährungsbericht 1988. Frankfurt 1988
672 Kohlmeier M et al, Verbreitung von klinisch-chemischen Risikoindikatoren in der Bundesrepublik Deutschland. Kübler W et al (Hrsg), VERA-Schriftenreihe Bd.7 Niederkleen 1993
673 Grafe E, Ernährungs- und Stoffwechselkrankheiten und ihre Behandlung. Berlin 1958
674 Ben-David A, Am. J. Int. Med. 1989/15/S.719
675 Kluthe R, Vortrag vom 4./5./11./1988, DGE Arbeitstagung Kohlenhydrate
676 Bomio M, Intern. Fd. Ingred. 1994/H.3/S.37
677 Ohloff G, Irdische Düfte - himmlische Lust: eine Kulturgeschichte der Duftstoffe. Basel 1992
678 Braun U, Kalbhen DA, Dt. Med. Wschr. 1972/97/S.1614
679 Hardt P, Chancen 1989/H.4/S.22
680 Steinhoff J, Obertreis D, Stern 1991/H.8/S.54
681 Dahm A, McDonald's: Die gepflegte Gier. Berlin 1989
682 Haas GJ, Barsoumian R, J. Food Protec. 1994/57/S.59
683 Scott FW et al, Trends Food Sci. Technol. 1994/5/S.111
684 Muntoni S et al, Diabetes Care 1994/17/S.347
685 Lorenzen PC, Reimerdes EH in: Lebensmittelchemische Gesellschaft (Hrsg), Milchproteine. Hamburg 1991/14/S.63
686 Klupsch HJ, Saure Milcherzeugnisse, Milchmischgetränke und Desserts. Gelsenkirchen-Buer 1992

687 Braun U, Kalbhen DA, Pharmacol. 1973/9/S.312
688 Shulgin AT, Nature 1966/210/S.380
689 VO über die Kennzeichnung von Lebensmitteln. zuletzt geändert am 18.12.1992, BGBl I/S.2423
690 Medawar C, Nature 1994/368/S.369
691 Lands WEM, Zakhari S, Am. J. Clin. Nutr. 1991/54/S.47
692 Hellerstedt WL et al, Am. J. Epidemiol. 1990/132/S.594
693 Williamson DF et al, Am. J. Public Health 1987/77/S.1324
694 Colditz GA et al, Am. J. Clin. Nutr. 1991/54/S.49
695 Lieber CS, Am. J. Clin. Nutr. 1991/54/S.976
696 Klesges RC et al, Am. J. Clin. Nutr. 1994/59/S.805
697 Schulz R, Tierärtzl. Umsch. 1994/49/S.280
698 Burger A, Wachter H, Hunnius Pharmazeutisches Wörterbuch. Berlin 1993
699 Schmitz M et al in: Barth CA, Schlimme E, Milk Proteins: Nutritional, Clinical, Functional and Technological Aspects. Darmstadt 1988/S.103
700 Dunnigan MG, Brit. Med. J. 1992/305/S.379
701 Akasaka K et al, Biosci. Biotech. Biochem. 1994/58/S.396
702 Wolfram G in: Lebensmittelchemische Gesellschaft (Hrsg) Aktuelle Fragen der Ernährung. Hamburg 1989/15/S.11
703 Schuphan W, Zur Qualität der Nahrungspflanzen. München 1961
704 Großklaus, Scherz H in: Lebensmittelchemische Gesellschaft (Hrsg) Aktuelle Fragen der Ernährung. Hamburg 1989/15/S.109
705 Anon, Arzneimittel-Telegramm 1993/H.1/S.18
706 Agranoff BW et al, Basic Neurochemistry: Molecular, Cellular, and Medical Aspects. New York 1994
707 Center for Science in the Public Interest, Festschrift 1971-1991. Washington ohne Jahr
708 Adam CL, Robinson JJ, Proceed. Nutr. Soc. 1994/53/S.89
709 Hanson LA, Ann. Nestlé 1993/51/S.8
710 Baintner K, Intestinal Absorption if Macromolecules and Immune Transmission from the Mother to Young. Boca Raton 1986
711 Schmidt HJ in: Van Toller S, Dodd GH, Fragrance: The Psychology and Biology of Perfume. London 1992/S.27
712 Bernstein IL, Proceed. Nutr. Soc. 1994/53/S.131
713 Robbins CT, Wildlife Feeding and Nutrition. San Diego 1993
714 Chang K-J et al, Science 1981/212/S.75
715 Schlimme et al in: Barth CA, Schlimme E, Milk Proteins: Nutritional, Clinical, Functional and Technological Aspects. Darmstadt 1988/S.143
716 Meisel H, Frister H in: Barth CA, Schlimme E, Milk Proteins: Nutritional, Clinical, Functional and Technological Aspects. Darmstadt 1988/S.150
717 Davson H et al, An Introduction to the Blood-Brain Barrier. Hampshire 1993

718 Keil H, Back J. 1994/H.5/S.55
719 Brümmer J-M, Morgenstern G, Brot Backw. 1982/H.10/S.216
720 Bomio M, Schaedeli M, Lebensmittel Ztg. Nr 15, 10.4.1992/S.J30
721 Riedel LA, Bäckermeister Nr. 38, 23.9.83/S.6
722 Enderstein H, Back J. 1990/H.7/S.4
723 Anon, Back J. 1990/H.5/S.26
724 Bookwalter G, J. Food Sci. 1985/50/S.245
725 Bano A, Majumdar SK, invert. Pathol. 1965/7/S.384
726 Rao MR et al, Life Sci. 1971/10/S.1187
727 Majumder SK, Bano A, Nature 1964/202/S.1359
728 Weidner H, Z. PflKrankh. PflSchutz 1987/94/S.100
729 Stauffer CE, Functional Additives for Bakery Foods. New York 1990
730 Suomen Kokeri Oy, US-PS 4915959. 10.4.1990
731 Ruttloff H, Lebensmittelbiotechnologie: Entwicklungen und Aspekte. Berlin 1991
732 Russell I, Stewart GG, Food Technology 192/H.11/S.146
733 Kroll BJ, Food Technology 1990/H.11/S.78
734 McDermott BJ, Food Technology 1990/H.11/S.154
735 AFRC, Annual Report 1989. Reading 1990
736 Moskowitz HR, Food Texture. New York 1987
737 Arbeitsgemeinschaft für Wirkstoffe in der Tierernährung e.V., Tierernährung und Verbraucher. Bonn ohne Jahr
738 Mollenhauer HP, Alimenta 1979/18/S.125
739 Dow Corning Corp, US-PS 4925692. 15.5.1990
740 Procter & Gamble Comp, EP-PS 69412. 18.9.1985
741 Rogers PJ et al, Physiol. Behav. 1990/47/S.1239
742 Arbesman H, N. Engl. J. Med. 1990/322/S.558
743 Roberts C, N. Engl. J. Med. 1990/322/S.558
744 Blundell JE et al in: Wurtman RJ, Ritter-Walker E, Dietary Phenylalanine and Brain Function. Boston 1988
745 Modlin IM, Tang LH, Trends Endocrinol. Metabol. 1993/4/S.51
746 Schmid A et al, Wien. Tierärztl. Mschr. 1983/70/S.77
747 Cerutti PA, Science 1985/227/S.375
748 Rolls BJ, Shide DJ in: ISA Annual Conference: Sweeteners, Appetite, Nutrition: An European Perspective. Newbury 1988/S.35
749 Shulgin AT, Nature 1964/201/S.1120
750 Teraguchi S, Biosci. Biotech. Biochem. 1994/58/S.482
751 DGE, Der Mensch ist, was er ißt. Frankfurt/M 1979
752 Bartels H et al in: DFG, Anwendung von Thyreostatika bei Tieren, die der Gewinnung von Lebensmitteln dienen. Bonn-Bad Godesberg 1977/S.7
753 Oettel M in: Hennig A, Mineralstoffe, Vitamine, Ergotropika. Berlin 1972/S.388

754 Europäische Kommission, Berichte des Wissenschaftlichen Lebensmittelausschusses (31. Folge). Luxemburg 1994
755 Macholz R, Lewerenz HJ, Lebensmitteltoxikologie. Berlin 1989
756 Ueno Y, CRC Crit. Rev. Toxicol. 1985/14/S.99
757 Pollmer U, Natur 1994/H.4/S.68
758 Fleischer Michaelsen K et al, Am. J. Clin. Nutr. 1994/59/S.600
759 Specker BL, Am. J. Clin. Nutr. 1994/59 Suppl/S.484
760 Gregory JF, Ann. N. Y. Acad. Sci. 1990/585/S.86
761 Herbert V, Am. J. Clin. Nutr. 1994/59 Suppl/S.1213
762 Blanc B, Von der Mühl M, Intern. J. Vitamin Res. 1967/37/S.156
763 Schrauzer GN, Rhead WJ, Intern. J. Vitamin Res. 1973/43/S.201
764 Rhead WJ, Schrauzer GN, Nutr. Rev. 1971/29/S.262
765 WHO, Bundesgesundhbl. 1994/37/S.36
766 Drüeke TB, Lancet 1994/343/S.1157
767 Shackelford ME et al, Fd. Chem. Toxic. 1994/32/S.255
768 Bender AE in: Southgate D et al, Nutrient Availability: Chemical & Biological Aspects. Cambridge 1989/S.3
769 van Beresteijn E in: Schlemmer U, Bioavailabilty '93. Karlsruhe 1993/2/S.1
770 Hazum E, Trends Endocrinol. Metabol. 1991/2/S.25
771 Fukudome S et al in: Suzuki A, Peptide Chemistry 1991. Osaka 1992
772 Fukudome S et al, FEBS Lett. 1992/296/S.107
773 Singh MM et al, Science 1976/191/S.401
774 Hamel U et al, Endocrine Regul. 1991/25/S.147
775 Teschemacher H et al, J. Dairy Res. 1985/52/S.139
776 Heseker H, Zur Bewertung von Vitaminversorgungsmeßgrößen. Kübler W et al (Hrsg), VERA-Schriftenreihe Bd.9 Niederkleen 1993
777 Hapke HJ in: Wolfram G, Kirchgeßner M, Spurenelemente und Ernährung. Stuttgart 1990/S.197
778 Rozen R et al, Am. J. Clin. Nutr. 1994/59/S.560
779 Samuelsson O et al, J. Am. Med. Assoc. 1987/258/S.1768
780 Cravioto A et al, J. Inf. Dis. 1991/163/S.1247
781 Oren DA, Rosenthal NE in (439) S.424
782 Oram JD, Reiter B, Biochim. Biophys. Acta 1968/170/S.351
783 Weinberg ED, Physiol. Rev. 1984/64/S.65
784 Kromer W, Pharmacol. Rev. 1988/40/S.123
785 Biesalski HK, Z. Ernährungswiss. 1989/28/S.181
786 Phinney SD, Am. J. Clin. Nutr. 1992/56/S.781
787 Wurtman RJ, Ann. N. Y. Acad. Sci. 1987/499/S.179
788 Rosso P, Ann. N. Y. Acad. Sci. 1987/499/S.191
789 Wurtman JJ, Ann. N. Y. Acad. Sci. 1987/499/S.197
790 Rosenthal NE et al, Ann. N. Y. Acad. Sci 1987/499/S.216
791 Kral J in: Frankle RT, Yang M-U, Obesity and Weight Control. Rockville 1988/S.297

792 Dalton S in: Frankle RT, Yang M-U, Obesity and Weight Control. Rockville 1988/S.165
793 Morton CJ in: Frankle RT, Yang M-U, Obesity and Weight Control. Rockville 1988/S.315
794 Rogers PJ, Blundell JE, Ann. N. Y. Acad. Sci. 1989/575/S.569
795 Lissner L et al, N. Engl. J. Med. 1991/324/S.1839
796 Stunkard AJ, Psychosom. Med. 1974/37/S.195
797 Krueger JM et al in: Lehnert et al, Endocrine and Nutritional Control of Basic Biological Functions. Seattle 1993/S.347
798 Stanier MW et al, Energy Balance and Temperature Regulation. Cambridge 1984
799 Lucarini N et al, Experientia 1990/46/S.90
800 Venzmer G, Kosmos 1953/H.1/S.10
801 Tuschl RJ, Appetite 1990/14/S.105
802 Rogers PJ, Blundell JE, Neurosci. Biobehav. Rev. 1984/8/S.441
803 Scalfani A, Springer D, Physiol. Behav. 1976/17/S.461
804 Kanarek RB, Hirsch E, Federation Proc. 1977/36/S.154
805 Rogers PJ, Blundell JE in: Grenby TH, Progress in Sweeteners. London 1989/S.267
806 Anon, Science 1992/257/S.743
807 Dethlefsen T, Dahlke R, Krankheit als Weg. München 1983
808 Beer JH et al, Lancet 1994/343/S.1302
809 Gniech G in: Nagel GA et al, Aktuelle Onkologie. München 1990/58/S.73
810 Gniech G in: Frey D, Köhnken G, 37. Kongreß der Deutschen Gesellschaft für Psychologie. Göttingen 1991/2/S.563
811 Mann GV, Lancet 1994/343/S.1268
812 Dahlquist G in: Leslie RDG, Causes of Diabetes. Chichester 1993/S.125
813 Bellisle F, Perez C, Neurosci. Behav. Rev. 1994/18/S.197
814 Boisset M et al, Fd. Chem. Toxic. 1994/32/S.349
815 Fink-Gremmels J, Ernähr. Umsch. 1994/41/S.226
816 Vogt TF, Ernährungsindustrie 1994/H.6/S.56
817 Hoffmann-La Roche AG, Vitamin-Compendium. Grenzach-Wyhlen 1980

10 Sachverzeichnis

Eva Kapfelsperger / Udo Pollmer
Iss und stirb

Chemie in unserer Nahrung
Mit Ratschlägen für den Verbraucher
Aktualisiert und neu bearbeitet

KiWi 270

»Der Report liefert hier endlich eine flüssig formulierte, auch dem Laien verständliche Zusammenfassung der ganzen Einzelbefunde, übersichtlich aufgegliedert in die Bereiche Fleisch, Wurst, Fisch, Milch und Geflügel.«

Johannes Kaiser, NDR

»Das Buch macht allen Mut, die angesichts der ständigen Schreckensmeldungen über Hormone im Fleisch, Gift in der Muttermilch oder Schwermetalle im Fisch nur noch resigniert fragen: Was soll man eigentlich essen? Die Lebensmittelchemiker setzen die Aufklärung über chemische Rückstände schonungslos fort. Aber sie zeigen dem Verbraucher auch Auswege aus seiner vermeintlichen Ohnmacht.«

Südfunk Stuttgart

KiWi Paperbackreihe bei Kiepenheuer & Witsch

Katalyse e. V.
Institut für angewandte Umweltforschung

Das Ernährungsbuch

Lebensmittel und Gesundheit

KiWi 187

Das »Ernährungsbuch« vermittelt kurz und bündig Kenntnisse und Überblick über das, was man braucht, um sich richtig zu ernähren und gesund zu bleiben.

»Das Ernährungsbuch ist ein empfehlenswertes Buch, das animiert, die Umstellung auf gesunde Ernährung zu wagen.«
WDR

Katalyse e. V.
Institut für
angewandte Umweltforschung

Kinderernährung

KiWi 387

Ein unentberhlicher Ratgeber für alle, die mit Kinderernährung befaßt sind – aktualisiert, überarbeitet und ergänzt durch wichtige neue Themenbereiche, praktische Tips, Adressen und Hinweise auf weiterführende Literatur.

KiWi Paperbackreihe bei Kiepenheuer & Witsch

Katalyse e. V.
Institut für angewandte Umweltforschung

Zimmerluft – Dicke Luft

Schadstoffe in Innenräumen und was man dagegen tun kann

KiWi 284

Die Luft in unseren Wohnungen ist in den meisten Fällen schlechter als die Luft unter freiem Himmel. Die KATALYSE nimmt die wichtigsten Gefahrenquellen unter die Lupe, hilft sie einzuschätzen und zeigt, wie man Belastungen einschränken oder beseitigen kann und wie man mit dem Unvermeidlichen umgeht. Ein kritischer Ratgeber und ein übersichtliches Nachschlagewerk für jeden Haushalt.

KiWi Paperbackreihe bei Kiepenheuer & Witsch

Katalyse e. V.
Institut für angewandte Umweltforschung

Das Wasserbuch

KiWi 297
Aktualisierte Neuausgabe

Der 1990 erschienene und erfolgreiche Ratgeber zum Thema Trinkwasser *jetzt in aktualisierter Fassung* in der preiswerten KiWi-Ausgabe.

KiWi Paperbackreihe bei Kiepenheuer & Witsch

Kursbuch Gesundheit

Beschwerden und Symptome / Krankheiten / Untersuchung und Behandlung / Selbsthilfe

Gebunden

Auf tausend Seiten erhält der Leser Antwort auf alle Gesundheitsfragen. Welche Beschwerden habe ich? Auf welche Krankheit kann ich schließen? Kann ich mir selbst helfen und wie? Suche ich den Arzt auf, und wie wird er mich behandeln? Welche alternativen Behandlungsmethoden gibt es für meinen Fall? Wie schütze ich mich wirkungsvoll vor Gefahren aus der Umwelt und am Arbeitsplatz?

Hunderte von vierfarbigen, einfarbigen und schwarz-weißen Illustrationen unterstützen den Text und weisen den Weg durch das *Kursbuch Gesundheit.*

Die Autorinnen und Autoren des *Kursbuch Gesundheit* sind das erweiterte Team des kritischen Arzneimittel-Ratgebers BITTERE PILLEN, der bei seinem Erscheinen »eine Bibel für Laien« genannt wurde:
Verena Corazza / Renate Daimler / Andrea Ernst / Krista Federspiel / Vera Herbst / Kurt Langbein / Hans-Peter Martin / Hans Weiss.